Tú puedes Vencer El Cáncer

**Tu Guía Hacia una Curación Suave y No-tóxica
[Traducción de la 4a. Edición del Inglés]**

Por

Bill Henderson
y
por el Dr. Carlos M. García

**Traducción al español
por Abelardo González García**

de salud, o cambie su estilo de vida en forma alguna, deberá consultar con su médico u otro especialista certificado en cuidados de la salud, para asegurar que se encuentra saludable, y que los ejemplos contenidos en este libro no le harán daño.

Este libro ofrece contenido relacionado con tópicos de la salud física y/o mental. Como tal, el uso de este libro implica la aceptación de su parte a éstas exenciones o limitaciones de responsabilidad.

MUCHAS GRACIAS A...

Ésta maravillosa traducción al español del libro TÚ PUEDES VENCER EL CÁNCER (4a. Edición) es el resultado de la insistencia de mi esposa Terry. Terry es de Barcelona y por al menos 12 años me ha estado insistiendo en publicar una versión de éste libro en el idioma español para muchos de sus seres queridos que ella sabe que tienen problemas con cáncer. Ella también, por supuesto, habiendo sido enfermera en España con 24 años de experiencia, está muy interesada en ayudar a todas las personas a tratar o a evitar el cáncer.

Bien Terry, estamos finalmente llegando a ello. Te quiero agradecer desde el fondo de mi corazón por tu empeño. Te has estado dedicando a conciencia a ayudarme con nuestros actuales clientes de habla inglesa, pero también has hecho una magnífica labor en ayudar a Abelardo González a lograr que la traducción de éste libro tenga el más alto nivel de calidad en comunicación posible para todas las personas de habla hispana. Lo has ayudado con tus antecedentes médicos así como con tu capacidad en el idioma español, en el que no estoy en lo absoluto capacitado.

Bill Henderson, Autor

Agradecimiento a...

La traducción de este maravilloso libro ha sido toda una experiencia enriquecedora en muchos sentidos. He podido aprender muchas cosas que todos deberíamos de tener en cuenta cuando tratamos con enfermedades crónico-degenerativas y nuestra relación con los médicos a quienes confiamos nuestra salud y nuestras vidas. Por ello, quiero agradecer profundamente a Bill Henderson y al Dr. Carlos García por haberme permitido hacer la traducción de éste libro para hacerlo accesible a las personas de habla hispana. También agradezco a Terry, esposa de Bill, por su valioso apoyo durante todo el tiempo que duré haciendo la traducción. Reconozco y agradezco de manera especial a diversas personas en las que me apoyé para llevar a cabo ésta traducción, tanto en la traducción en si como en la revisión en español; a ellas mi reconocimiento y agradecimiento.

Agradezco también de manera muy particular a mis padres, por haber sembrado en mí las primeras semillas del conocimiento y haberme dado las oportunidades que me permitieron llegar a este punto en mi vida que me hizo posible emprender éste proyecto.

Y finalmente, quiero dar un agradecimiento muy especial a mi muy queridas, Mariana, mi niña, y a Tete, mi gran compañera de vida, por haber sido siempre el impulso que requería para llevar a cabo éste proyecto ya que, sin ellas, tal vez nunca hubiese logrado terminar esta traducción.

Abelardo González

San Luis Potosí, S.L.P. a 21 de junio de 2015.

RESPUESTAS DE NUESTROS LECTORES

Si a todo paciente de cáncer en los E.U.A se le diera este libro al momento de su diagnóstico, la fraudulenta "Guerra Contra el Cáncer" llegaría a un fin repentino. Millones de vidas serían salvadas y el miedo al cáncer como un asesino imparable podría finalmente ser olvidado. No puedo recomendar lo suficiente el libro del Sr. Henderson. ¡Compre el libro! Léalo e ilumínese – compártalo con sus seres queridos, impida un diagnóstico personal de cáncer, o derrótelo naturalmente usted mismo.

Dr. Bradley Nelson
Quiropráctico
St. Georges, Utah
Autor, "El Código de las Emociones" y "El Código del Cuerpo"

Como un médico proactivo, es muy importante para mí el que mis pacientes estén informados e involucrados. El libro de Bill es ahora un requerimiento para todos mis pacientes con cáncer. Necesitan leer este libro y practicar sus principios durante el curso de su tratamiento conmigo.

Dr. Richard A. DiCenso, Doctor en Medicina.
Virginia Beach, Virginia

Encontrar al Dr. García fue lo mejor que me ha pasado. Encontré que todo el entorno es profesional, a conciencia y sensitivo. La clínica ha tenido un gran impacto en mi salud y bienestar. El Dr. García tiene una actitud compasiva. Somos tratados como seres humanos inteligentes y nos ilustra con sus comentarios para un mejor entendimiento y conocimiento de los problemas médicos que pudiéramos tener o estemos afrontando.

Mary
Septiembre, 2010

GRACIAS, Dr. García: Primero y antes que nada, Dag y yo estamos muy impresionados con usted y con su clínica. Como he escrito a toda mi familia y amigos después de esta primera semana, como lo prometió usted en su folleto de información, todo sobre la clínica ha excedido nuestras expectativas. El nivel de cuidado personal, la atmósfera íntima de esperanza, xi, positiva, las risas y alegría son maravillosas. Muchas gracias por todo lo que usted está haciendo, incluyendo a su personal.

Tine T. – Paciente con cáncer.
Septiembre, 2010

Hola Bill, quiero en primer lugar darle las gracias por su libro ¡Libre de Cáncer! Me siento mucho mejor, he recobrado 10 libras y planeo mantener este peso. Una vez más le doy gracias a Dios nuestro señor por usted, su libro, y por toda la ayuda que me ha dado a mí y a tantos otros en su lucha contra el cáncer. Usted es una bendición. Que Dios le bendiga y le conserve y ¡Muchas gracias por sus maravillosos boletines!

Su amigo en Massachusetts,
Dan Skapinsky
Marzo, 2011

Hola Bill: Después de 3 años, ya no tengo cáncer.

En primer lugar seguí los consejos de mis Doctores en Medicina Naturista en Chile. Después de leer su libro dos veces y conseguir las píldoras para seguir su protocolo, lo añadí a los tés herbales, dieta, inmunoterapia y fitoterapia. Finalmente seguí su consejo y me deshice de mis toxinas dentales hace un año.

Desafortunadamente, no pude obtener un resultado de 48 unidades internacionales o menos en el examen de HGC (Gonadotropina Coriónica Humana, por sus siglas en inglés) en orina de la Clínica Navarro en Manila

Por lo tanto, fui a visitar al Dr. Carlos García de Utopia Wellness para obtener un tratamiento adicional. El Dr. García ordenó otra tomografía por emisión de positrones para mí. Y el examen ya no muestra cáncer activo. De acuerdo al Dr. García, mis exámenes de GCH de 52 y 53 U.I. fueron falsos positivos. Dice que la medicina es un arte, no una ciencia. El rango de 52-53, que puede significar cáncer para otros pacientes significa "Libre de Cáncer" para mí.

¡Estoy feliz! Gracias por su maravilloso libro, boletines, entrevistas y discusiones en Web Talk Radio y su guía.

Un fuerte abrazo,

Arnulf Becker
Santiago, Chile
Mayo, 2011

Estimado Sr. Henderson, compré y realmente aprecié su libro, seguí su plan después de haber sido diagnosticado con cáncer de próstata por biopsia. Ha pasado un año y me he realizado el tercer examen Navarro. El primero dio más de 53 y el último menos de 50, indicando que el cáncer se ha ido. ¡Gracias!

William Byler
Abril, 2011

Sólo quiero decir muchas gracias por su ayuda en sanar a mi papá de cáncer en los huesos (mieloma múltiple). Compré su libro en noviembre de 2010. El cáncer de mi papá fue diagnosticado en enero de 2010 y le dieron aproximadamente 6 meses de vida. Intentó de todo, incluyendo la quimioterapia en el Sloan-Kettering (hospital muy reconocido para tratamiento del cáncer en Nueva York, en los Estados Unidos. [N. del traductor]) hasta que me encontré su libro. Lo leí, se lo di a él y compró todos los productos y comenzó a usarlos aproximadamente a finales del año (2010). Para acortar la historia, le preguntaron sus doctores en marzo del 2011. "¿Qué está haciendo en casa?" Finalmente se los dijo y le contestaron que era muy inteligente. Le dijeron que no podían encontrar el cáncer y que sus revisiones médicas ahora serán cada 6 semanas en lugar de cada mes. Doy gracias a Dios por haber curado a mi papá y le doy las gracias a usted por compartir su conocimiento que salva vidas. Mi mamá también fue diagnosticada con el mismo tipo de cáncer en diciembre de 2010 en Trinidad, Indias Occidentales.

Desafortunadamente, falleció 3 semanas después por complicaciones con la diabetes, debido a los esteroides que le dieron junto con la radiación. Había ordenado los productos para ella, pero no tuvo oportunidad de usarlos. La extraño terriblemente, pero sin embargo, ¡Estoy feliz de tener a mi papá! ¡Muchísimas gracias!

Kathy Davis
Nueva York,
Mayo 2011

Estimado Dr. García, hoy es mi cumpleaños y cumplo ¡64! Esto se debe en gran medida a haberlo conocido y haber sido tratado por usted de este molesto cáncer. Me parece el momento más que apropiado para agradecer su destreza y su apoyo emocional y financiero. Para ahora estaría muerta si no lo hubiera conocido. La mejor cosa que me pudo pasar el año pasado fue conocerlo. Muchas gracias por estar ahí.

Diane G.
Septiembre, 2010

Soy una sobreviviente de cáncer de seno etapa cuatro. Recurrí a Bill Henderson como mi Guía Instructor en 2007 y seguí su protocolo, junto con algunas terapias alternativas adicionales como Rife, calor profundo infrarrojo y acupuntura. Los doctores me habían dado sólo tres meses de vida en enero de 2007. Hoy me estoy sintiendo excelente. La gente me dice que me veo más saludable *que casi cualquier otra persona que ellos conocen de mi edad. Mis análisis de sangre resultan perfectos y me los hago cuatro veces al año. Mi oncólogo está sorprendido con este giro radical. Gracias Bill y para cualquiera que busque respuestas a la condición que llamo cáncer, su libro es una lectura obligada. No le hará falsas promesas ni le dará falsas esperanzas. Le dirá la verdad sobre los cambios que tendrá que hacer para ayudarse a sí mismo. Estoy eternamente agradecida con este hombre y su arduo trabajo a favor de los que padecen de cáncer alrededor del mundo.*

Robin Drumm

Mi madre tuvo cáncer de hígado metastatizado. Había leído y aplicado las teorías de Bill Henderson encontradas en este libro. Los resultados de seguir la dieta y hacer los cambios en su estilo de vida la llevaron a tener una mejor calidad de vida de la que todos creemos que hubiese tenido de otra forma. Le dieron una muy pobre prognosis de 6 meses de vida después de haber sido diagnosticada. Tristemente, murió. Hizo su mejor esfuerzo y después de una lucha de dos años lamentablemente falleció. Le hemos dado su copia de este libro a una maravillosa amiga de la familia que recientemente fue diagnosticada con cáncer de mama. Se siente saludable y animada. Ya sea a causa del régimen o no, está mejor. Todos estamos muy optimistas por ella. Gracias, Bill Henderson.

Cathy Brennan

He comprado dos de sus libros, Libre de Cáncer y encuentro que son unos libros espectaculares. No hay otro libro o ayuda en el tema del cáncer que se le iguale, o siquiera se acerque al suyo. Realmente disfruto de sus boletines y los he enviado a mucha, mucha gente. Que Dios lo bendiga.

J. M. Larmer, Doctor Naturópata.
Nueva Jersey

Hola, Bill, soy una enfermera... Encontré su página por casualidad, cuando un amigo de toda la vida me llamó hace

más de un año, para decirme que tenía cáncer de hígado. El índice de supervivencia para este tipo de cáncer es muy bajo. Fue usted la respuesta a una plegaria.

Comenzó con el MGN-3 de inmediato y compartió su libro con su oncólogo. Su cáncer entró en remisión en un par de meses y ahora está libre de cáncer. Gracias.

Yo comparto la información de su investigación. Mi padre murió hace dos años de cáncer esofágico que hizo metástasis a sus pulmones. Desde que su cáncer fue diagnosticado hasta que murió pasaron menos de dos meses. Sólo deseo haber sabido de usted y su libro antes.

No quiero que otros pierdan a sus seres queridos antes de tiempo si yo puedo ayudar comentándoles sobre su libro. Que Dios lo bendiga Bill. Gracias.

Faye Maier
Carolina del Norte

Hola Bill, regresé para una tomografía el 25 de septiembre – exactamente un año y un día después que me dijeron que tenía cáncer de estómago, pulmón y glándula adrenal. ¡Qué creen! ¡El del pulmón se ha ido, y los otros dos no han crecido! ¡Gracias a Dios! Y todo porque mi nieta encontró su página web buscando ayuda. Dios trabaja de maneras misteriosas. Y yo sigo sin dolor ¡Gracias a Dios! Estoy bien. Y tengo que agradecérselo. ¡Desearía que hubiera una forma de decírselo al mundo! Otra vez, gracias.

Libby

Soy hermana de Joanne y no puedo decirles que tan agradecida estoy de haber encontrado el libro de Bill para ella. Cuando lo mandé pedir, pensé, si sólo pudiera obtener algo de este libro que le ayudara o le diera esperanza, valdría la pena. Estoy tan agradecida y orgullosa de ella al día de hoy, por

como ha luchado esta batalla. Se ve genial. Se siente bien y es una inspiración para todo el que la conoce.

Sinceramente,
Barb Barton

¡Fenomenal!

Soy amigo de Joanne y conozco la historia desde el principio hasta hoy, creo que la historia de hecho está minimizada, de la puerta de la muerte a un futuro brillante y saludable en realidad.

Habiendo visto los resultados de su recuperación desde el principio hasta ahora, es una inspiración increíble. Más allá de esto, sin embargo, está el conocimiento de dejar que su cuerpo se cure así mismo, nutriéndolo con los ingredientes correctos. Esto es más valioso que todas las riquezas del mundo.

Nunca ha sido más claro para mí que lo que ponemos en nuestros cuerpos tiene un efecto inmenso en nuestra salud y calidad de vida.

Eric King

Querido Bill, gracias por su excelente libro. Es muy informativo y me ayudará en mi búsqueda por la mejor combinación de tratamientos que existen… El libro es maravilloso, informativo y muy preciso.

Dra. Dana Flavin (Doctora en Cáncer)
Connecticut, USA

Estimado Sr. Henderson y lectores:

Mi nombre es Dr. Tom. He observado a mi pareja seguir los consejos de los oncólogos por más de un año solo para encontrar que sus consejos están mal fundamentados. He observado a los doctores en medicina residentes en oncología, seguir a su mentor, un oncólogo en jefe, hacia el enfoque equivocado del tratamiento de quimioterapia para los pacientes con cáncer. Ver esto es una revelación muy clara de cómo se ha lavado el cerebro a los doctores en medicina. Como títeres manejados por un titiritero en el escenario. La terrible verdad de todo esto es que la gente confía y cree en estos traficantes de medicinas de patente.

Para entender el trasfondo de que tan corrupto está el sistema oncológico, uno debe tener una idea de lo corrupto del entorno del establecimiento médico. El libro "Politics in Healing" (Políticas en la Sanación) es una buena lectura para iniciar a comprenderlo. Los centros de tratamiento para el cáncer de más auge y tradición son también los más criminales; y los jóvenes doctores son ignorantes de esta situación, dado que sólo se les instruye en lo que necesitan saber para poder presionarlos luego para utilizar los agentes quimioterapéuticos para los pacientes con cáncer, quienes más tarde se convierten en las víctimas de los oncólogos. Ahora que los medios se están percatando de esto, podré hablar con más libertad.

Lo que el público no sabe es la razón por la que algunas personas se curan del cáncer mientras están en quimioterapia y no es porque ésta funcione, sino porque funciona el tratamiento alternativo y la quimioterapia frena el proceso de curación y hace más difícil que funcione el tratamiento alternativo. Lo que quiero transmitir es que el tratamiento médico tradicional para el cáncer es peor que inefectivo y que cualquier cambio en su estilo de vida **sin** quimioterapia sería más efectivo para reducir el cáncer que la quimioterapia por sí misma.

Atentamente,
Dr. T.
Virginia, USA

Este libro ayudó a salvar la vida de mi madre.

Con todo un mundo de información allá afuera en el internet sobre el cáncer, puedes confundirte y sentir que corres por un laberinto sin saber a dónde voltear o en qué creer. Este libro me ayudó a informarme y estar listo para ayudar a mi madre en tan sólo unas horas.

Encontré en el libro de Bill Henderson un excelente panorama general de los numerosos tratamientos naturales para el cáncer. No está vendiendo un producto o promoviendo ningún método de tratamiento. En su lugar encontré un libro extremadamente bien escrito, inteligente, conciso y al grano, al revisar muchos excelentes tratamientos naturales para el cáncer. También incluye tratamientos que ayudarán a la gente que actualmente está en quimioterapia.

El libro le permite rastrear más información sobre su tratamiento favorito mediante la provisión de direcciones en línea y sugiere dónde puede encontrar productos naturales a los precios más bajos (en los E.U.A.). Realmente ayuda al lector a estar completamente informado sobre TODAS sus opciones aparte de la cirugía, radiación o quimioterapia.

Los testimonios son muy convincentes y me ayudaron a tener la confianza para ayudar a mi madre, quien estaba cerca de la muerte (sufriendo de una metástasis avanzada de cáncer de seno que se había extendido al hígado, pulmones, ovarios y huesos) para seguir tomando cebada verde seca. En dos días sus niveles de dolor agudo habían disminuido. Después de 9 días estaba COMPLETAMENTE alejada de todas las medicinas para el dolor y la náusea y SIN DOLOR de ningún tipo. Estoy muy agradecido de que leí este libro y llegué a estar más informado sobre los muchos, muy conocidos, usados y comprobados tratamientos naturales que existen. Gracias, Bill Henderson.

Peter Mita
Melbourne, Australia

Si ama usted al enfermo, esta es su "Biblia".

Denzel Koh
Brisbane, Australia

Hola, Bill: Muchas gracias por tu guía y consejo. Estás haciendo una gran obra para la humanidad. Como reconocimiento, debo reportarte los grandes resultados que hemos obtenido a través de tus recomendaciones. Hoy estoy feliz de reportar que hicimos una tomografía por emisión de positrones. Los resultados llegaron: Completa resolución en el seno izquierdo, sin involucramiento linfático, una reducción del 80% en la afectación en el manubrium (La parte más alta del esternón. N. del Traductor). Muy dramático, para sorpresa de mi oncólogo, quien me dijo que recomendó este régimen a otros pacientes, incluso a miembros de su familia. Asimismo, ayudó a minimizar los efectos secundarios de la quimio. Durante todo este tiempo, nunca falto a un día de trabajo, excepto el día del tratamiento.

Un millón de gracias.
Simon

Querido Bill, ¡Quiero DARTE las gracias por todo tu arduo trabajo y la dedicación que pusiste en esta labor de amor! Realmente aprecio toda esta información Bill, y sinceramente considero una bendición de Dios el haberme encontrado por casualidad con el enlace a tu página. Mi mamá tiene Leucemia Linfocítica aguda, pero ahora está en remisión ¡Quiero agradecerte desde el fondo de mi corazón!

Natasha

Dios te tomará en la Palma de Su mano, Bill. Eres una persona increíble. Y en tu próxima vida se reflejará todo lo que has hecho en esta.

Bendiciones y gracias.

Anne Mozdzanowski
Dinamarca

¡Hola Bill! Recibí una copia de tu libro no hace más de una semana. He estado trabajando en una disertación para un segundo doctorado en terapias alternativas para el cáncer. Estoy seguro que estaré citándote (y dándote crédito donde lo merezcas, por supuesto) en mi investigación. Tu libro está bien escrito, no hace

promesas absurdas, y ciertamente brinda esperanza. Como enfermero registrado, me encuentro cada vez más desilusionado con el "milagro de la medicina moderna" en conexión con el tratamiento del cáncer. NO hemos mejorado la vida de nadie. Los pacientes de quimio y radiación casi siempre sucumben a otra enfermedad devastadora por falta de respuesta de su sistema inmunológico. La comunidad médica se calla estos detalles cuando informa a los pacientes.

Dr. Randy Walden, Enfermero Registrado (N. del traductor: Cursó un Doctorado en Enfermería)

Querido Bill,

Dios recientemente me bendijo cuando te encontré. Sin ti como recurso, yo hubiera confiadamente seguido el camino por el que nuestra fiable Clínica de Cleveland me había enviado: a la muerte segura. Seguiré todas y cada una de tus indicaciones sobre el test de la vitamina D, veré a Diane Meyer, caminaré, me desintoxicaré, etc. Para mí, esto hace el mayor de los sentidos. Me encontré involucrado con una actividad sin fin en las últimas dos semanas, porque primero tuve que parar el sangrado como me lo había advertido el Dr. García. Ahora tengo que ayudar a mi cuerpo a curarse a sí mismo. Creo en ti y lo que has dicho porque es sentido común. Gracias por pasar tanto tiempo hablando conmigo. Te mantendré informado de mis progresos.

¡Muchas, gracias, amigo mío!

Wade Werner, Beachwood, Ohio

PREFACIO

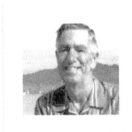

Hola. Me llamo Bill Henderson. En noviembre de 1990, mi difunta esposa, Marjorie, comenzó su cuarto año de lucha contra el cáncer. Murió el 1° de noviembre de 1994. Sus muchas cirugías, tratamientos de quimioterapia e intenso dolor la hicieron desear, muchas veces en sus últimos dos años, una muerte rápida o "transición" como ella lo llamaba.

Después de ver eso, fue difícil para mí el creer que millones de personas tienen que soportar la misma tortura cada año. He leído mucho desde 1994, buscando opciones que ignorábamos entonces. ¡He encontrado más de cuatrocientas!

Dándome cuenta de que millones de pacientes con cáncer necesitan esta información para sobrevivir, empecé lo que ha sido mi cruzada de tiempo completo. En libros, boletines, talleres, consejos telefónicos y un programa de radio semanal, he tratado de llegar a tanta gente como he podido con este mensaje que está salvando vidas.

Yo hablo por teléfono y me comunico por correo electrónico todos los días con pacientes de cáncer. No soy un doctor. Sólo soy un "reportero". Sin embargo, con la información que he reunido, he podido ayudar a miles de personas alrededor del mundo a curarse a sí mismas del cáncer. Lo único que vendo es este libro y mi servicio de consejo por teléfono. Mi boletín y programas de radio son gratis.

Si no se ha inscrito a mi boletín, por favor hágalo ahora. Sólo vaya a mi página en línea: http://www.Beating-Cancer-Gently.com e ingrese su nombre y dirección de correo electrónico. Mis boletines, que publico una vez al mes, están diseñados para actualizar la información en este libro. Más de 34,000 lectores en 88 países reciben mi boletín ahora. Mientras esté en mi página, tal vez quiera leer algunos de los artículos en los boletines. Sólo de clic en "Newsletter Archive" para verlos.

En un libro previo, titulado "Cure Su Cáncer" y las versiones anteriores de este libro, he llegado a aproximadamente 100,000 pacientes con cáncer y a quien los cuida en 94 países. Este libro ha sido traducido al español, griego, rumano, húngaro, checo y holandés. Se está trabajando en las traducciones de esta 4ª edición al japonés y al chino.

La mayor diferencia entre ahora y 1990 -1994, cuando buscaba más información para ayudar a Marjorie, es el Internet. Ahora los pacientes con cáncer tienen una gran cantidad de información sobre 400 tratamientos suaves y no tóxicos. Nuestro régimen recomendado en el capítulo 5 de este libro son 7 de esos 400- y funcionan para la mayoría de la gente. Le explicamos por qué en el capítulo 5. No es un accidente.

Para aquellos a quienes este camino de auto-ayuda hacia la curación no funcione, una de sus mejores opciones es el Centro Utopía Wellness del Dr. García en Clearwater, Florida. El Dr. García ha ayudado a muchos pacientes con cáncer a curarse a sí mismos con una amplia gama de opciones de tratamiento. Puede explorar su enfoque al problema del cáncer, y escuchar una gran cantidad de testimonios en su página web, que es http://UtopiaWellness.com. Puede contactarlo para una consulta telefónica al (727) 7999060 (Tiempo del Este).

En este libro, comparto el beneficio de once años de retroalimentación que he recibido de una vibrante red de médicos, dentistas, nutriólogos, sobrevivientes del cáncer e investigadores como yo. La gente como el Dr. Carlos García, el Dr. John Lubecki, el Dr. Hal Huggins, el Dr. Chris Hussar, Bob Davis, George Freaner, Art Brown, Gavin Phillips, Tony Preston, Webster Kehr, Michael Vrentas, Paul Winter, el Dr. Mike Thompson, el Dr. Ron Wheeler, Herb Horky, Ed VanOverloop, el Dr. John Tate, Roger DeLong, el Dr. Ralph Moss, Fred Eichhorn, el Dr. Joseph Mercola, el Dr. David Gregg, el Dr. Richard Kinsolving, la Dra. Loretta Lanphier, Ann Fonfa, el Dr. Vincent Gammill, la Dra. Dana Flavin y muchos más, han todos ayudado a aumentar mi conocimiento con su asistencia personal.

Algunos autores que he descubierto desde la publicación de mi primer libro incluyen a Daniel Haley y su maravilloso libro "Politics in Healing" (Políticas en la Sanación), Dr. T. Colin Campbell, y su interesante libro en nutrición "The China Study" (El estudio "China"), el de Jon Barron "Lessons from the Miracle Doctors" (Lecciones de los Doctores Milagrosos"); el de Les Winick "The Reference Guide for Prostate Cancer" (La Guía de Referencia para Cáncer de Próstata), el de Roger Mason "The Natural Prostate Cure" (La Cura Natural para la Próstata), el del Dr. Matthias Rath, un libro único llamado "Cáncer"; el Dr. Ralph Moss y sus 13 libros sobre cáncer, el libro de Anne Frahm "A Cancer Battle Plan" (Un Plan de Batalla Contra el Cáncer), El libro de Ty Bollinger "Cancer-Step Outside The Box" (Cáncer-Sálgase de lo Convencional), el libro de Tanya Harter Pierce "Oustsmart Your Cancer" (Sea Más Listo que Su Cáncer) el del Dr. Simon Yu "Accidental Cure" (Cura Accidental) y el de Connie Strasheim "Defeat Cancer" (Derrote al Cáncer). Hay muchos más que serán mencionados en este libro, pero les da una idea. Los recursos disponibles para usted son increíblemente abundantes.

Finalmente, ahora abundan las organizaciones y páginas no comerciales para ayudarle en su búsqueda de la salud perfecta. Estas incluyen: CancerTutor.com; AlternativeMedicine.us; The American College for Advancement in Medicine (El Colegio Americano para el Avance en Medicina); The Life Extension Foundation (La Fundación para la Extensión de la Vida); The National Foundation For Alternative Medicine (La Fundación Nacional para la Medicina Alternativa); The Cancer Control Society

(La Sociedad de Control del Cáncer); The Health Sciences Institute (El Instituto de Ciencias de la Salud); The National Cancer Research Foundation (La Fundación Nacional de Investigación en Cáncer); The Cancer Cure Foundation (La Fundación de Cura para el Cáncer); People Against Cancer (Gente contra el Cáncer); The Foundation For The Advancement of Innovative Medicine (La Fundación para el Avance de la Medicina Innovadora); The International Academy of Biological Dentistry and Medicine (La Academia Internacional para Odontología y Medicina Biológica) y The American Biological Dentist Association (La Asociación Americana de Dentistas Biológicos).

Mencionamos todos estos únicamente para que le quede claro la basta gama de apoyo disponible para usted hoy en día. Nada como esto estaba disponible en 1994 cuando Marge y yo lo necesitamos. La mayoría de esta gente y organizaciones, tienen páginas de internet y boletines que son extremadamente útiles para encontrar los productos y gente indicada para ayudarle. Tal y como lo es para nosotros, es el compromiso y no el dinero lo que los motiva.

Mi experiencia es en software para computadores y mercadotecnia. Me retiré como Coronel en 1977, después de 25 de servicio en la Fuerza Aérea de los E.U.A., y fundé una compañía de edición de software que vendía software especializado para arquitectos e ingenieros. Fue la primera de su tipo en el mundo. Teníamos clientes en 42 estados y 4 provincias canadienses. Vendí la compañía en 1995.

Adicionalmente a mi investigación sobre el cáncer y mis publicaciones, he intentado otros negocios en línea. Tengo una maestría en Administración de Empresas de la Universidad George Washington. Soy un emprendedor de corazón.

Este libro, sin embargo, es una verdadera labor de amor. Sabemos cuánto puede ayudarle, si confía en nosotros y mantiene una mente abierta. Cumplí 79 años en enero de 2011. Mi familia y yo hemos lidiado con más de 200 doctores y cuando menos 10 de ellos han sido amigos cercanos. Cuando viví en San Antonio, jugaba golf dos veces a la semana con un pediatra. Uno de mis mejores amigos es dentista y doctor. En los últimos años, he tenido algunos encuentros con el sistema médico.

En 1992, conocí al Dr. Joe Davis. Me inició en un plan de ejercicios que he llevado desde entonces. También me convenció de la importancia de una nutrición apropiada. Fundó varios "Centros de entrenamiento" llamados Ultra-Fit en San Antonio. El folleto de regalo #2 "Detenga su Envejecimiento con Ejercicio" resumirá la contribución del Dr. Davis a mi salud actual.

En 1996 me hicieron una queratotomía radial en un ojo y corrección láser en el otro, lo que me ha permitido abandonar los lentes que había usado toda mi vida. Ahora sólo los uso para leer y trabajar en la computadora. En 1997 me repararon retinas rotas en ambos ojos. Mi visión es ahora mejor que nunca en mi vida. Tuve una operación de una hernia inguinal y fue hecha de manera muy profesional en 1998. Me limpiaron los senos paranasales en 1999, lo que curó completamente mi sinusitis crónica. La doctora me dijo que había dejado de contar cuando llegó a 104 pólipos extirpados.

Como muchos hombres de mi edad, tengo una próstata agrandada. Como explicaré en el capítulo 7, un maravilloso producto llamado Prostabel, ha logrado finalmente aliviarme de los síntomas causados por esta afección. Varios urólogos me trataron en los últimos 25 años. En un lapso de 14 años, hicieron cuatro biopsias a mi próstata. Todas ellas negativas. Si hubiera sabido lo que sé ahora, no me hubiera sometido a esas biopsias.

Me siento mejor físicamente ahora en todos los sentidos que lo que me sentía hace cuarenta años. Menciono mi reciente experiencia médica para enfatizarle a usted que soy todo menos anti-médicos. Los doctores en medicina cumplen un gran propósito en nuestra sociedad. Si tuviera un traumatismo u otra crisis médica, confiaría en la mayoría de los doctores americanos para proveerme del mejor cuidado posible. Sin embargo, su visión del tratamiento de cáncer y otras condiciones degenerativas crónicas está empañada por el sesgo en nuestra sociedad, causado por el increíble monto de dinero e influencia manejada por las compañías farmacéuticas ("Big Pharma"). Muy pocos doctores en medicina entrenados formalmente como el Dr. García han roto el molde del "Doctor en Medicina" convencional y se han convertidos en verdaderos sanadores. Búsquelos.

Ha recibido con este libro "Libre de Cáncer" cuatro "folletos" adicionales. Están al final de este libro bajo la misma cubierta. Sus títulos son:

"Detenga su Envejecimiento con Dieta"
"Detenga su Envejecimiento con Ejercicio"
"Derrotando a la Diabetes" y
"Cure Su Dolor de Espalda"

Hemos evitado las notas al pie de página en este libro. No es un trabajo académico para investigadores. Es una guía de "cómo hacer" para gente con cáncer o que tiene parientes o amigos con cáncer. Las fuentes que hemos usado pueden encontrarse en el Apéndice A, junto con una lista de muchos otros recursos.

Antes de leer este libro, debemos darle la siguiente advertencia y limitación de responsabilidad:

Los autores de este libro son un investigador y escritor y un médico. De cualquier forma, los hechos y opiniones presentadas en las páginas siguientes se ofrecen únicamente con propósitos informativos, no como consejo médico. Su propósito es crear la base para un consentimiento informado. Aunque hay mucho que cada uno de ustedes puede hacer en el área de prevención, el auto-tratamiento para el cáncer clínico, la diabetes y problemas de espalda no se aconseja. La terapia para estos males, incluyendo terapia de nutrición, deberá estar bajo la supervisión de profesionales de la salud que sean especialistas en sus respectivos campos.

Bill Henderson
Investigador y autor.

PRÓLOGO por el
Dr. Carlos M. García

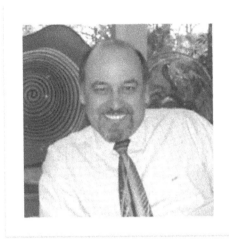

Bill y yo estábamos hablando un día y me hizo una pregunta muy simple: "¿Cuál es tu filosofía sobre la medicina?" Conforme avanzó la conversación, se volvió obvio que lo que realmente estaba preguntando era: "¿Cómo podemos ayudar a la gente común y corriente para capacitarse y cuestionar su zona de confort?" Su zona de confort es aquella creencia de que la medicina tradicional occidental o alopática, es su única opción en lo que se refiere a cuidar su salud.

Con esto en mente, permítanme compartir mi evolución de doctor a médico. Fui educado en la escuela de medicina de la Universidad de Massachusetts y por tanto entrené en la Universidad Hahnemann en Filadelfia, Pennsylvania. Tuve una práctica muy exitosa como anestesiólogo. Unos meses después de mi accidente, un doctor amigo me llamó y me recomendó que considerara hacerme cargo de una clínica de quelación. Le pregunté: "¿Qué es la quelación?" Su respuesta fue: "No tengo idea." Fui a la clínica, me presenté, y para el fin de nuestra conversación tenía el puesto. Todavía no sabía lo que estaba haciendo, pero estaba a cargo de la clínica médica.

Para el día siguiente, entendí la naturaleza de la práctica. Estaba a cargo de una práctica médica "alternativa". ¡Hablando del dogma, encontrándose al karma! Yo sabía que la "medicina alternativa" era pura charlatanería. Estaba desconcertado porque todos mis pacientes eran gente muy bien educada. ¿Por qué – me pregunté – se someterían a tal charlatanería? Yo estaba mal preparado para hacerme cargo de esta clínica. Uno de los aspectos más fascinantes de mi curva de aprendizaje fue que los pacientes estaban mucho más instruidos en esta rama de la medicina que yo. Aunque había oído términos como: antioxidantes, nutrición y desintoxicación, no tenía experiencia clínica con ninguno de ellos.

En respuesta a mi falta de conocimiento, me sentí impulsado a buscar educarme. Inicialmente, traté de encontrar un programa de residencia en medicina alternativa. Esto es un claro ejemplo de como todos somos indoctrinados para pensar de una cierta manera. Rápidamente se volvió evidente para mí que estaba solo en esto y que tenía dos opciones: podía renunciar o educarme a mí mismo. Opté por lo segundo. Creo que el único concepto que me mantuvo cuerdo, mientras adquiría mis conocimientos, fue lo que aprendí durante mi residencia como anestesiólogo de que el cuerpo humano es muy resistente, especialmente el de los niños.

En mi búsqueda de nuevos conocimientos, usé el internet, que en ese entonces estaba limitado a un módem de 2600 baudios. Me comuniqué con numerosos doctores alrededor del mundo que compartieron información, misma que acumulé mientras me confundía cada vez más. Mi confusión no me molestaba dado que sabía que después del caos viene el entendimiento, cuando menos para mí. Así que mis días continuaron; leería de un tópico después de otro con la esperanza de que las preguntas de mis pacientes fueran sobre algo que hubiera leído recientemente. Estaba viviendo una historia que una vez me contó mi padre: cuando nos mudamos por primera vez a los Estados Unidos y decidió enseñar español, dijo que estaba estudiando y aprendiendo el siguiente capítulo mientras les enseñaba a sus amigos el anterior.

Conforme pasó el tiempo, me di cuenta de que la salud de mis pacientes mejoraba sin el uso de fármacos. Un jueves, estaba sentado en mi oficina cuando tres pacientes vinieron a visitarme. Ninguno estaba relacionado con el otro, pero todos tenían quejas similares. Al pararse se sentían mareados. ¡Finalmente algo de lo que yo sabía! Rápidamente saqué mi recetario y les disminuí la cantidad de su medicina para la hipertensión (alta presión sanguínea). Para el tercer paciente, sin embargo, tenía un presentimiento muy extraño que no podía identificar.

Continué luchando en contra de mi intuición hasta que finalmente aislé el problema. El dogma de la escuela de medicina me enseñó y aún enseña hoy que cuando un paciente está bajo medicamentos, especialmente medicamentos anti-hipertensión, el doctor puede cambiar los medicamentos o añadir más. Sin embargo, una vez que el paciente está medicado, él o ella siempre tendrán necesidad de dichos medicamentos. ¡Pero estos tres pacientes habían probado que el dogma era incorrecto! Mi interacción con estos tres pacientes no era un accidente. Revisando sus expedientes, me di cuenta de que habían sido correctamente diagnosticados y tratados con medicamento anti-hipertensión. Adicionalmente, los tres pacientes habían estado estables con sus medicinas. La única variable que había cambiado para ellos era la terapia de quelación intravenosa, que les había sido administrada en mi clínica.

La aceptación de la medicina occidental de la terapia de quelación está limitada a la intoxicación por metales pesados y niveles extremadamente elevados de calcio. La medicina alópata desprecia el uso de la terapia de quelación para cualquier otro propósito, incluida la hipertensión arterial. Sin embargo, yo sabía otra cosa diferente. ¿Cómo reconciliar esta nueva realidad, especialmente el que mi educación en la escuela de medicina había sido incompleta? Dada mi personalidad, empecé a cuestionar todo lo que me habían enseñado. Permití que mi instinto tomara el control de mi camino educativo. Donde antes de este incidente había hecho un trabajo razonable en adquirir información, ahora era un hombre con una sola misión. Empecé a leer y aprender sobre medicina alternativa y sus asociaciones profesionales. Leí todo lo que pude hasta que finalmente llegué a mi nivel de caos. Una vez allí, yo sabía que podía armar el rompecabezas, así que empecé y continué haciéndolo.

Mi primera lección fue que podemos hacer todo lo que nos propongamos, más a menudo de lo que creemos. Aprendí que la ignorancia abunda. La ignorancia incluye a aquellos que tienen títulos antes o después de sus nombres. Así que comencé a leer trabajos de investigación hechos por desconocidos, algunos con títulos y otros no: Hoxsey, Rife, Kelley, Gerson, Koch, etc. Una de las cosas interesantes que aprendí es que la investigación realizada entre 1910 y los años 30´s es excepcional y todavía válida hoy día. Sin embargo, la educación médica moderna, por razones que desconozco, continúa viendo este maravilloso acervo de sabiduría como indigno de ser expuesto. Sólo porque la investigación es antigua no quiere decir que es inútil o está mal hecha.

Me pregunté a mí mismo: ¿Cómo quiero vivir mi vida? La primera opción era hacerme el ciego, seguir como siempre, retirarme y seguir adelante. Mi segunda opción era aprender tanto como pudiera y tratar de hacer una diferencia, justo como muchos otros lo han intentado en el pasado. Para 2005, ya era el director de la clínica de quelación más grande del mundo. Administrábamos aproximadamente 20,000 tratamientos intravenosos por año y teníamos un crecimiento del 20% anual.

Durante el período de tiempo de 1995 a 2005, enfoqué mi atención en la arterioesclerosis vascular y sus complicaciones. En ese tiempo era la enfermedad principal prevaleciente en el país y líder como causa de muerte. Adicionalmente, empecé a explorar remedios para otra serie de enfermedades de las llamadas "incurables" como el mal de Crohn, colitis ulcerante, hepatitis, herpes, SIDA, VIH y enfermedades autoinmunes. También comencé a explorar la relación entre otras despreciadas terapias médicas, como la manipulación quiropráctica, irrigación del colon, desintoxicación y terapia de masaje. Mi caja de herramientas médicas creció. Lo más difícil para mí eran los cambios en la dieta y la nutrición en general.

Los pacientes presentan una plétora de obstáculos cuando se trata de la nutrición. La joya de la corona llegó alrededor de 2006 cuando finalmente me metí en mi gran cabezota que la mente, localizada en el cerebro, presente en todos los pacientes también necesitaba que se ocuparan de ella si es que iban a tener una oportunidad de estar "Libres de enfermedad". Después de 2005 enfoqué mi atención en el nuevo y resurgente "Más Terrible Mal" de los E.U.A.: El cáncer. Mientras más investigaba, más me convencía de que la alopatía estaba en el camino equivocado. De tal forma que forjé uno nuevo. Fundé el "Utopía Wellness Center" (Centro de Bienestar Utopía).

En Utopía aceptamos a todos los pacientes que vienen, no "filtramos" pacientes. Sin embargo, hay algunos pacientes a los que les aconsejamos no venir, basándonos en nuestra consulta telefónica. Pero, si un paciente quiere venir, me siendo comprometido a aceptarlo(a). Mi sentir es que yo no tengo derecho a condenar a alguien a la desesperanza, así que todos son bienvenidos.

Para mí todo se reduce a esto: Tomé un juramento de tratar de no hacer el mal y ayudar a mis hermanos los hombres. He tratado de hacer esto de la mejor forma posible y hasta el límite de mi habilidad. No me disculpo por lo que hago. Funciona para algunos, pero de cualquier forma, la medicina es un arte, no una ciencia.

Cuando hablo con gente que sigue bajo el embrujo del dogma que dice que la medicina alópata es la "única medicina real" y que la medicina alternativa es pura charlatanería, buscan justificar su posición exigiendo éxitos. Sin embargo, lo que la mayoría de ustedes no entiende es que a la mayor parte de mis pacientes, la alopatía les ha fallado y se les ha dicho que pongan sus asuntos en orden. Aparentemente cuando se les da la opción entre rendirse y morir, cualquier alternativa se toma con facilidad. Sin embargo, cuando les pregunté a estos mismos individuos si alguna vez se atreverían a preguntarle a su oncólogo las mismas preguntas que me hacen a mí, normalmente evitaron contestarme. El dogma de no cuestionar a la "autoridad" tradicional prevalece.

Así que déjenme tratar de nivelar el campo de juego. Los E.U.A. se están convirtiendo en un **pueblo más enfermo** cada año. Todos están de acuerdo en que no tenemos sistema de salud, pero casi todos aceptan el sistema de enfermedad, que es medicina mediocre en el mejor de los casos. Puesto que creo que el cáncer es la principal enfermedad en los Estados Unidos hoy en día, por favor dennos la oportunidad de educarlos. La mayoría de los estadounidenses nunca han estado expuestos a un programa de cuidado de la salud. Un dogma sin bases en hechos ha devastado a la medicina "alternativa". La medicina alópata está conformada mayormente por seguidores, no líderes. Sin embargo, los hechos son los hechos. A continuación vienen los hechos que la alopatía **debe** ocultar.

La quimioterapia como opción de tratamiento y cura para el cáncer tiene una tasa de fracaso del 97%. La remisión espontánea probablemente tiene una tasa de éxito mayor. Esto puede ser un shock para ustedes y hacerles preguntarse: "Si este es el caso, ¿Por qué no nos lo informan los oncólogos?" Todo lo que puedo hacer es recomendarles que busquen la respuesta con su oncólogo.

Para aquellos que declaran que esto debe ser un total disparate, los refiero a mi página: http://www.UtopiaWellness.com. Encuentren la pestaña de búsqueda y escriban "cura por quimioterapia".

Esto les dará acceso al estudio original de 1985, que hace la declaratoria de la "tasa de fracaso del 97%". Yo también dije: "Bueno, eso fue en 1985, la tasa de curación debe ser mucho mayor hoy día, 26 años después". Me equivoqué. En 2004, un estudio fue publicado por oncólogos en Australia, por la publicación Oncología Clínica, volumen 16, pág. 449-560. La conclusión del estudio de 2004 fue que la tasa de supervivencia a cinco años –que no la tasa de curación-, ha ayudado solamente al 2.3% de los pacientes australianos con cáncer que optan por la quimioterapia, mientras que sólo ayuda al 2.1% de los pacientes americanos que eligen quimioterapia. ¿Es esta la primera vez que oyen esto?

Personalmente, me conmocioné por sus hallazgos que ¡Confirman que la quimioterapia es únicamente efectiva en el 1.4% de las mujeres americanas con cáncer de mama! ¿Fue usted o su ser amado informado de esta situación? ¿En qué han gastado sus fondos todas estas fundaciones de investigación en cáncer? Es indignante que en 20 años hayamos sido capaces de tener una regresión, del mísero 3% de éxito, ¡A menos de eso! Pero pocos doctores en medicina están al tanto de estos estudios. Y los que lo saben rara vez comparten esta información con los confiados y dóciles pacientes de cáncer que lamentablemente sufren las consecuencias de esta mentira por omisión.

Estoy motivado para traer cuidados de salud a los E.U.A., dado que aparentemente muy pocos en el ramo de la medicina son lo suficientemente atrevidos para hacerlo. Entiendo su nerviosismo; tengo conocimiento de primera mano de lo que puede suceder. Estoy motivado para educarlo a usted, a que nos ayude a todos nosotros a obtener lo que contratamos: cuidado de la SALUD y dejar de lado nuestro cuidado de la enfermedad.

Una definición de locura es el repetir un proceso una y otra vez esperando un resultado diferente. La quimioterapia, radiación y cirugía como medidas curativas para el cáncer han fallado consistentemente durante los últimos 70 años y siguen haciéndolo. Fallan miserablemente, aun y cuando el estándar se limite únicamente a la supervivencia por cinco años con una muerte horrible a continuación y sin ninguna atención a la calidad de vida durante el tratamiento. Sin embargo, yo creo que habrá una presión creciente para persuadir a los pacientes a que escojan esta locura – llevados por la ilusión de que ésta es su única fuente para curarse.

Si yo fuera a definir mi filosofía de lo que debería ser la medicina, sería como sigue: Los médicos y los pacientes deben trabajar juntos. Como médico mi trabajo es educar a mi paciente y guiarlo lejos del peligro. Debo de ser tan transparente como me sea posible, y al mismo tiempo reconocer mis fallas.

Mis pacientes me han enseñado que solamente el paciente puede curarse a sí mismo(a). Todos debemos nutrir, apoyar y respetar al sistema inmune. Como médico soy un simple mortal. Contrario al dogma médico, el cáncer no es el precursor de la muerte. Somos "nosotros". Abracemos la vida y vivámosla al máximo.

Espero que este libro le sea de ayuda a algunos de ustedes para abrir los ojos, ampliar sus horizontes y capacitarlos para poder cuestionar. Esto los ayudará a alcanzar el remedio que verdaderamente necesitan.

Por favor recuerden, ésta es su vida; ésta es su salud; y ésta es su decisión. Decidan con sabiduría.

Que la iluminación comience…

CONTENIDO

CAPÍTULO 1: INTRODUCCIÓN – GANÁNDOLE LA GUERRA AL CÁNCER

"La naturaleza hace la cura; la tarea del médico es ayudar a la naturaleza". Hipócrates (400 A.C.)

Nos sentimos honrados con la posibilidad de poder ayudarle a tratar su cáncer o aquel de su ser querido. En los muchos años que hemos estado aconsejando a la gente en cómo hacerle frente al cáncer, ellos nos han enseñado que las únicas tres razones por las cuales la gente muere de cáncer en estos días son: 1] falta de información; 2] falta de disciplina una vez que tienen la información y; 3] confianza ciega en sus doctores en cáncer.

La palabra cáncer en su diagnóstico siempre produce miedo. Esto es parte de la cultura en la que vivimos. El miedo a la discapacidad y al dolor es en realidad mayor que el miedo a la muerte. Déjenos decirle algo en lo que puede confiar absolutamente. Un diagnóstico de cáncer no es una sentencia de muerte.

¿Por qué Escucharnos?

Usted tiene dos opciones: Investigar por sí mismo información como la de este libro o escuchar a sus doctores en cáncer. Le invitamos a leer de 10 a 20 horas (incluyendo el resto de este libro) para "volverse más listo que su oncólogo" con respecto al cáncer. De verdad. Es todo lo que se necesita.

El cáncer es la condición degenerativa más fácil de revertir. Más sencilla que la diabetes, por ejemplo. Una vez que usted comprenda lo que es el cáncer, la manera en la que es tratado por los doctores en cáncer, no tiene sentido.

Por ejemplo, si usted ha sido diagnosticado con cáncer, ¿Han explorado sus doctores en cáncer la causa de su cáncer con usted? Sí así ha sido, usted es único. Hemos hecho esta pregunta a muchos miles de pacientes con cáncer y la respuesta siempre ha sido: "No". ¿Qué tanto sentido hace eso? ¿Usted es un doctor en cáncer y está tratando de curar algo pero no tiene interés en explorar su causa?

Como usted verá, pasaremos mucho tiempo en este libro explorando las causas comunes de su cáncer y "lo que haríamos en su lugar" para revertirlas. Esta es la mejor información que podemos ofrecerle. Ha sido suficiente para curar a miles de personas en todo el mundo.

"¿Qué Hay Acerca de Mi Doctor?"

Una pregunta sensata en este punto es: "Pero, ¿No necesito yo un doctor?" Por supuesto. Todos necesitamos uno. Si necesitamos ser ingresados a un hospital por un trauma u otra enfermedad de emergencia, necesitamos un doctor. La pregunta que necesitará responder después de tomar cerca de 20 horas de lectura es "¿Necesito un doctor en cáncer?".

Nuestra respuesta personal a esto para la mayor parte de ustedes es: "No". No después de que él o ella han usado sus herramientas de diagnóstico para confirmar que usted tiene algún tipo de cáncer. Recuerde también que un doctor no necesita ser un oncólogo para ordenar exámenes de cáncer.

Más adelante en este capítulo, usted encontrará diversos directorios de Internet sobre médicos "holísticos" como el Dr. García. La mayor parte de estos directorios le permiten ingresar su código postal y encontrar los más cercanos a usted. El doctor que usted escoja para ayudarle con su recuperación del cáncer es una decisión muy personal. Él o ella ciertamente no necesitan ser especialistas en cáncer (oncólogos). Le alentamos a buscar ese médico "perfecto". Ellos están allí.

Sin embargo, como verá, no debería esperar para comenzar con su régimen de recuperación. Usted debería comenzar con éste ahora. Utilice la guía del Capítulo 5 de este libro y los otros recursos que le daremos para comenzar a revertir la condición que causó el cáncer.

No Despida a Su Doctor –Todavía...

Como consumidor informado de servicios médicos, usted se sentirá capacitado. Cuando el consejo del doctor concuerde con su conocimiento, aceptará con confianza su tratamiento. Cuando lo necesite, usted optará, con inteligencia, por buscar una segunda, tercera o cuarta opinión.

Salvo que su doctor esté continuamente estudiando microbiología, neurología, endocrinología, nutrición, inmunología, quelación, medicina funcional y muchas más disciplinas, él/ella no está completamente calificado para aconsejarle en cómo superar su cáncer. Ningún ser humano puede leer o evaluar toda la información disponible actualmente.

Póngase usted en los zapatos de su doctor. Los doctores han sido entrenados en un ambiente de escuela médica, donde compañías farmacéuticas proveen la mayor parte de becas para investigación y materiales curriculares. La medicina convencional (alopática) se enseña para tratar la "enfermedad" y los síntomas, con medicamentos sintéticos y procedimientos (por ejemplo, cirugía y radiación). Ni en la escuela ni en su entrenamiento existe el concepto de que nuestros cuerpos son capaces de curarse a sí mismos con excelentes atenciones y cuidados.

Una vez en la práctica, "representantes" de compañías farmacéuticas convencen a doctores todos los días, cada uno dejando muestras gratuitas. Organizaciones para el Mantenimiento de la Salud (HMO, Health Maintenance Organization, por sus siglas en inglés), compañías aseguradoras y el gobierno, ven por encima de sus hombros, escrutando cada diagnóstico, cada prueba. Los abogados esperan el menor paso en falso del doctor, una recomendación de tratamiento "inusual", el diagnóstico erróneo o la receta con el medicamento equivocado. Los médicos buscan protección en campos estrechamente especializados. Es virtualmente imposible, aún en estudios de su propio campo de especialidad, estar al tanto y al día, por todo el papeleo administrativo que poco tiene que ver con la atención al paciente. Casi toda la nueva información que reciben los doctores viene de sesiones de "educación continua" patrocinadas por compañías farmacéuticas.

Con las compañías aseguradoras y Medicare/Medicaid (seguro federal en E.U.A. para personas mayores de 65 años. N. del traductor) pagando solamente una fracción de lo que cobran los doctores, éstos se encuentran bajo una presión económica extrema para mantener el tiempo de las consultas "cara a cara" con el paciente al mínimo. Un estudio mostró que el paciente promedio pasa únicamente dos minutos con el doctor durante cada visita. Por otro lado, el Dr. García pasa alrededor de una hora con cada paciente en la entrevista inicial.

¿Es de sorprenderse que el 51% de los doctores en una gran encuesta reciente dijeran que no volverían a estudiar medicina nuevamente y el 65% mencionara que no la recomendarían **a sus hijos como carrera**?

Hay muy pocos doctores que **entienden** la relación entre estilo de vida, medio ambiente y enfermedad. El médico promedio recibe **dos horas** (horas de reloj, no horas de crédito académico) en nutrición **y medicina preventiva** en sus seis a diez años en la escuela de medicina y entrenamiento hospitalario. La nutrición es una ciencia **al menos tan compleja** como la medicina convencional.

Usted tiene la fortuna de que miles de profesionales médicos como el Dr. García hayan roto el molde de "tratar síntomas con medicamentos y procedimientos". Pronto le mostraremos como encontrar una de estas maravillosas personas cerca de usted.

Cuatro Factores Esenciales

Hemos observado a miles de personas enfrentar el cáncer en los últimos veinte años. Aquellos que han sido exitosos comparten cuatro factores esenciales. Nosotros les llamamos las "4 A's". Memorice éstos y úselos como referencia frecuentemente.

Factor Esencial # 1: Actitud

El cáncer puede ser superado. No importa la "etapa" o tipo de cáncer. Todos los pacientes con cáncer pueden superarlo y vivir normal el resto de su esperanza xi, 5de vida. Las personas que creen esto con todo su corazón y alma, mejoran. Aquellos que lo dudan, no lo hacen. Es así de simple.

Dos cosas parecen describir a los pacientes con cáncer que hemos visto mejorar: primero, ellos han decidido hacerse cargo del cuidado de su propia salud y segundo, ellos se han comprometido 100% con algún régimen involucrando hábitos alimenticios, suplementos y además (súper importante) identificando y revirtiendo la(s) causa(s) de su cáncer.

¿Cómo se obtiene y mantiene este compromiso y actitud positiva? **Adquiera conocimiento** acerca de la gran variedad de sobrevivientes de cáncer y de cómo han sobrevivido. Lo que causó su cáncer y cómo lo superaron. Búsquelos y hábleles. Esto **no** es una búsqueda de la **"panacea"** que cura todos los cánceres. No hay tal cosa.

Existen, sin embargo, literalmente **cientos** de substancias naturales que no son tóxicas. Cada una por sí sola o combinada con otras, ha ayudado a miles de pacientes con cáncer a verse libre de ésta enfermedad Hay **cambios sencillos en el estilo de vida** (dieta, suplementos, ejercicio, luz del sol y paz emocional) que restauran la salud de pacientes con cáncer. Muchos de ellos son bastante económicos o incluso gratis.

Haciéndose Cargo del Cuidado de Su Propia Salud

Usted no obtendrá este tipo de consejo de su doctor en cáncer. Generalmente se le **instará** a comenzar quimioterapia y/o radiación inmediatamente, **de lo contrario** ¡Morirá! La realidad es que para el momento en el que el cáncer es detectado, el paciente ha tenido cáncer por meses si no es que por años. Para tener una mejor oportunidad de recuperación, debe estar preparado para resistir este discurso de ventas de alta presión. Usted, después de todo, **se encuentra al mando.**

Debería postergar cualquier decisión acerca de intervenciones (cirugía, quimio, radiación, etc.) hasta que se encuentre lo suficientemente bien informado para tomar una decisión inteligente. El "consentimiento informado" que su oncólogo provee es incompleto en el mejor de los casos. Está diseñado para acorralarlo en la idea de que sus únicas opciones están limitadas a cirugía, quimioterapia, y/o radiación. Ellos minimizan cualquier beneficio de una nutrición apropiada u otras "alternativas".

Crea usted el último párrafo y nosotros podemos ayudarle a mejorar. Dúdelo y quizás no podamos. Su educación de la infancia en la que **los doctores tienen las respuestas** puede hacer difícil que lo acepte. Se necesita **valor.**

Mientras que hemos sido capaces de ayudar a miles de personas alrededor del mundo a superar su cáncer, varios amigos y familiares han sucumbido al cáncer durante los mismos años. Existe un dicho que dice **"Nadie es profeta en su propia tierra".** Cuando las personas que amamos y valoramos no siguen nuestro consejo, es doloroso y difícil para nosotros de aceptar a pesar de que respetamos sus decisiones. Sin embargo, la alegría de escuchar a un sobreviviente de cáncer que se ha beneficiado de nuestra información y métodos de curación nos inspira a continuar.

Mantenga una mente abierta. Acepte la controversia como una parte normal de cualquier plan de tratamiento. Sea fuerte. Los amigos y familiares son bien intencionados, pero después de unas horas de la investigación que ahora ha comenzado, usted sabrá mucho más acerca de su cáncer que lo que ellos saben.

Factor Esencial # 2: Ayudante (Persona de Confianza)

Si le han diagnosticado cáncer, necesita encontrar a su amigo más cercano o a un familiar y pedirle que sea su persona de confianza. El cáncer provoca en casi todos, emociones difíciles de lidiar. El miedo puede paralizarle. Usted es rápidamente expuesto a términos confusos y consejos de todos los tipos de fuentes bien intencionadas.

Al leer este libro, usted se está preparando a sí mismo para luchar en contra del "sistema" del cáncer. Esta lucha es muchas veces difícil y estresante. La medicina alopática está diseñada para inculcar miedo en aquellos diagnosticados con cáncer. El camino que ha escogido es polémico. Usted necesita ayuda y apoyo moral.

Va a necesitar investigar para encontrar la información y los recursos (doctores, clínicas, suplementos, etcétera) que necesita. Esta investigación no requiere de mucho tiempo, usando este libro como una guía a la información disponible en internet. Estamos hablando de un equivalente a diez horas durante 1 a 2 días para volverse "más listo que su oncólogo". La mayoría de los pacientes con cáncer, debido al miedo y/o a la conmoción, no tienen ni la energía ni la paciencia para dedicarle todo ese tiempo para "ponerse al día".

Su persona de confianza necesita acompañarlo a todas las citas con los doctores. Él o ella debe estar comprometido(a) con su recuperación y tener un buen sentido del humor. Él o ella deben estar dispuestos(a) a cuestionar a cualquier profesional de la salud cuando la información provista requiera ser clarificada. Él o ella deben de estar dispuestos a discutir las opciones junto con su doctor y ayudarle a escoger un segundo, tercero o cuarto doctor que dé su opinión, en caso de ser necesario.

En resumen, cuando su amigo o ser querido que sea un paciente con cáncer le pida ser su persona de confianza, acepte con gratitud. No hay ningún otro rol que sea más gratificante espiritualmente en este mundo. Su servicio podrá posiblemente salvar la vida de su familiar o ser querido. Seguramente le ayudará a evitar el daño drástico que el "sistema" del cáncer haría a su estilo de vida y bienestar.

Factor Esencial # 3: Asistencia (El Médico Profesional Adecuado)

Este libro presentará los conocimientos de muchos Doctores en Medicina y otros profesionales médicos como el Dr. García. Todos ellos han roto el molde del doctor que sólo se preocupa por tratar los síntomas e ignorar la causa, que es la verdadera enfermedad. Ellos han hecho investigaciones únicas resultando en conocimientos avanzados e innovadores al entender las causas del cáncer y tratamientos que sirven para revertirlo a nivel celular. Ellos también se preocupan por la prevención.

Para ayudarlo a entender lo que queremos decir, le daremos dos ejemplos.

Esta es una cita del prólogo escrito por el Doctor Richard M. Linchitz, de Glen Cove, Nueva York, al libro "Vence al Cáncer" de Connie Strasheim, publicado en 2011. Es un escrito sobre los quince médicos holísticos que describen el tratamiento del cáncer en este libro, el Dr. Linchitz dice:

"Al leer 'Vence al Cáncer' me sorprendió el hecho de que todos los doctores demostraban una valentía increíble al encarar la desaprobación y algunas veces, ataques directos de la corriente principal de medicina... intenté imaginar lo que podría motivar a un doctor inteligente, bien capacitado, que podía haber triunfado fácilmente en la práctica convencional, el separarse de la corriente principal de medicina y encarar la crítica y hasta sanciones en su trabajo, para poder seguir otro camino. ¡Lo que lo motivo a él y a otros doctores en este libro es una pasión por la verdad!... Sin excepción, debido a su pasión, dedicación, inteligencia y valentía, los doctores presentados en este libro son todos sanadores".

Como segundo ejemplo, escuchen al Dr. Harold W. Harper, en una cita de su libro "Como puedes vencer a las enfermedades letales":

"¿Y si el cáncer es una enfermedad sistemática, crónica, metabólica donde quistes y protuberancias constituyen sólo síntomas? ¿Acaso esto no significaría que billones de dólares han sido malgastados y que las premisas básicas sobre las que el tratamiento y la investigación del cáncer están fundadas, están mal? Por supuesto que sí y en las siguientes décadas, futuras generaciones perplejas mirarán atrás sorprendidas por la manera en que la medicina presente enfocó al cáncer con una máquina de cobalto, el cuchillo quirúrgico y la introducción de venenos al sistema y se preguntarán si tal brutalidad realmente ocurrió".

¿Cómo Puede USTED Encontrar a los Doctores Adecuados?

Usted no habría leído hasta aquí a menos de que estuviera interesado en la ayuda disponible de la medicina alternativa, complementaria, integrativa y funcional. Así que, ¿Cómo encuentra a un profesional médico competente en su región al que le simpatice este enfoque para ayudarlo a supervisar su recuperación? Afortunadamente, ya no es difícil. Hasta personas en áreas remotas pueden encontrar usualmente a alguien a menos de 160 km de su casa.

La Experiencia Personal de Bill Henderson

Hace cerca de ocho años, decidí comprobarlo. Por años estuve recomendando a cientos de pacientes con cáncer a que encontraran a un médico, profesional calificado, que simpatizara con la Medicina Complementaria y Alternativa (CAM Complementary and Alternative Medicine, por sus siglas en inglés). Decidí encontrar a uno en el que pudiera yo depositar mi confianza.

Llamé a un dentista "biológico" extraordinario de San Antonio (dónde vivía en ese tiempo), quien había tratado a mi esposa por problemas con sus endodoncias. Le pregunté a su esposa, a quien habíamos podido conocer ya que ella trabajaba en su oficina, "¿Con quién irías en San Francisco si estuvieras buscando a un 'sanador holístico'?". Ella me dio cuatro nombres. Dos eran osteópatas, uno era un naturópata y uno era un nutriólogo. Una amiga nuestra, quien también es nutrióloga, había recomendado a uno de éstos osteópatas cuando le hice la misma pregunta.

Entrevisté a los cuatro – tres por teléfono y correo electrónico y uno en persona. Entre las preguntas que les hice fueron:

"Si me diera cáncer de próstata, ¿Lo tratarías?" [Sustituya su tipo de cáncer.] La respuesta que quiere escuchar es "Sí".

"Tomo muchos suplementos. ¿Qué opinas al respecto?" La respuesta que quiere es "Está bien" y no "No gaste su dinero. Sólo coma una dieta equilibrada".

"Quiero su ayuda, pero creo que estoy a cargo del cuidado de mi propia salud. ¿Es eso consistente con su enfoque?" La respuesta que quiere es, un claro y **"Sí"** rotundo.

"¿Cuánto tiempo ha estado ejerciendo su profesión?" Escuche atentamente por el tipo de experiencia que él o ella tiene. Intente averiguar detalles sobre lugares de trabajo previos, etc. en su entrevista. La valoración de la experiencia de él o ella, es estrictamente una cuestión de criterio de su parte.

"¿Estaría dispuesto a darme los nombres de tres de sus pacientes que quisieran hablar conmigo?" La respuesta que usted quiere escuchar es algo así como "Si están de acuerdo luego de que los llame, será un placer darle sus nombres".

A la persona a la que entrevisté personalmente, como ya pudo usted haber adivinado, fue el osteópata recomendado por los dos amigos. Él acepta Medicare (seguro médico de los E.U.A. N. del traductor). Los otros no. Él no me cobró por la entrevista inicial, que duró 40 minutos. Me dio todas las respuestas correctas y encontramos que teníamos mucho en común (servicio militar, confianza en la medicina alternativa, etc.). Fue la primera vez en mi vida que había pasado tanto tiempo hablando con cualquier médico profesional sobre asuntos de salud.

Lo designé como mi médico de cabecera (de atención primaria). Él trata el cáncer, junto con todo tipo de problemas médicos, usando los métodos alternativos y convencionales. De hecho, él dice que "trata a la gente, no a la enfermedad".

Su búsqueda puede no ser tan fácil o gratificante como la mía. Pero empiece con su red personal de amigos y personas en la profesión médica –enfermeras, doctores, dentistas, nutriólogos, dueños de tiendas de comida, etc. Una vez que haya agotado ese recurso, vaya a una de las siguientes páginas web y **busque a personas en su región.** No le tomará mucho tiempo.

Usando el Internet

Tenga en cuenta, que algunos terapeutas **alternativos pueden tener prohibido el tratar el cáncer** dependiendo de las leyes y políticas de su país, región, estado, provincia, etc. No deje que eso lo desanime. Puede recuperarse completamente del cáncer sin ayuda de un médico profesional. Conocemos a miles de personas que lo han hecho.

Aquí hay algunas direcciones de páginas web de los que son llamados médicos "holísticos". Estas páginas pueden ayudarlo a encontrar a aquel en el que pueda confiar. Esta es una decisión muy personal que nadie puede tomar por usted.

www.acam.org. El Colegio Americano para el Avance en Medicina. Esta excelente organización merece atención especial. Use su "Link + Médico". Usted encontrará una base de datos en la que podrá buscar médicos alternativos y un número telefónico sin costo a donde puede llamar para solicitar ayuda. Llame a aquellos cerca de usted y discuta su situación. Ellos pueden conocer a otros terapeutas cercanos que ofrezcan un tratamiento específico – desintoxicación, por ejemplo, que usted puede querer.

http://www.lef.org/Health-Wellness/InnovativeDoctors/. Esta es una lista de doctores progresistas en todos los estados de E.U.A. y muchos otros países, recopilados por la Fundación para la Extensión de la Vida (LEF). Así como en el sitio web ACAM arriba mencionado, estos son generalmente individuos de mente abierta que entienden y creen en terapias alternativas.

www.naturopathic.org. Esta es la página de la Asociación Americana de Médicos Naturópatas. Tiene una base de datos, (explorable) con motores de búsqueda de sus miembros. Use el link de "encontrar un doctor". Esta disciplina del cuidado de la salud, de rápido crecimiento, busca descubrir la causa subyacente a la enfermedad y tratar eso en lugar de sólo eliminar los síntomas, el enfoque usado por el sistema médico convencional. Algunos estados hoy, específicamente Alaska, Arizona, Connecticut, Hawaii, Maine, Montana, New Hampshire, Oregon, Utah, Vermont y Washington, autorizan a doctores Naturópatas a la par que a Doctores en Medicina.

http://www.cancure.org/home.htm/. Esta fundación para curar el cáncer tiene un excelente sitio con muchos doctores alternativos, hospitales y clínicas alrededor del mundo. Ponga esta página web en su lista de "favoritos" y explore su abundante información.

http://homeopathic.org. Esta es la página web del Centro Nacional de Homeopatía. En este sitio encontrará buena orientación para elegir a un médico homeópata y una base de datos, con motor de búsqueda, donde encontrará listados de naturópatas, doctores en medicina, y otros profesionales que usan homeopatía. La homeopatía ha sido muy popular en Europa por décadas. La Reina Isabel II de Inglaterra utiliza los servicios de un doctor homeópata.

www.holsticmedicine.org. Esta es la página de la Asociación Médica Holística Americana. Use el botón de "Encontrar a un doctor/proveedor" para explorar la base de datos de los miembros de esta organización.

www.nfam.org. La Fundación Nacional para Medicina Alternativa. Esta es una organización dedicada a la información sobre el mejor tratamiento alternativo. Un ex-congresista americano llamado Berkley Bedell, quien fue curado de la enfermedad de Lyme y cáncer de próstata por medios alternativos luego de que sus doctores convencionales se rindieron con él, empezó este sitio web. Busque información en el link de "Recursos".

www.whale.to/cancer/doctors.htm. Esta es una lista de doctores y clínicas internacionales que pueden darle algunas guías.

Sobre todo, no se rinda. La verdad es que hay un médico profesional que puede tratarlo y respetar sus deseos. Sólo tiene que encontrarlo/a.

Factor Esencial # 4 – Acción

Ahora para el Factor Esencial # 4. Debe empezar a tratarse usted mismo. No espere hasta que encuentre al médico profesional perfecto. Mientras lo/la esté buscando, empiece por tomar suplementos que no son caros, ayudan a combatir cualquier cáncer y le hacen más fácil el poder recuperar su salud (Vea el capítulo 5). Cambie su dieta usando las indicaciones en el capítulo 5. El tiempo es más importante para usted ahora que en cualquier otro momento de su vida. El cáncer sin tratamiento no para de extenderse. Usted debe empezar su curación **AHORA**.

Nuestro régimen recomendado usualmente revierte el cáncer en unas semanas para aquellos que no han empezado el tratamiento convencional. Si tan solo pudieran evitar la "terapia" convencional – cirugía, radiación y quimioterapia –por esas semanas, probablemente logre estar "libre de cáncer". Estas próximas y pocas semanas son críticas para su recuperación. Mucha gente ha evitado la "banda sin fin del cáncer" de la medicina (convencional) alopática al convertirse ellos mismos en compañero integral de su equipo de asistencia médica y tomando decisiones inteligentes y bien informadas.

Si usted ya ha empezado con terapia convencional, no se desanime. Las personas se recuperan del cáncer en todas las etapas. Sólo se tarda mucho más (meses, no semanas) si ha dañado su sistema inmunológico con quimioterapia, radiación o cirugía.

En resumen, debe tener en mente las cuatro "A´s."

➢ Una **Actitud** Positiva

➢ Un(a) **Ayudante** (persona de confianza)

➢ **Asistencia** (de un médico competente)

➢ **Acción** (empiece a moverse)

En los capítulos 5 y 7, discutiremos a detalle muchos de los tratamientos disponibles suaves y no, tóxicos contra el cáncer. Por ahora, nos gustaría poder ayudarle a entender dos factores esenciales que le harán ganar su batalla: 1) El "ambiente" del cáncer en el que usted está y; 2) La(s) verdadera(s) causa(s) del cáncer.

CAPÍTULO 2:
EL ENTORNO DEL CÁNCER

"La mayoría de las personas preferirían morir antes que pensar. De hecho así sucede".
Ralph Waldo Emerson

"Curas No Demostradas"

El Congreso de los Estados Unidos alguna vez comisionó a su Oficina de Evaluación Tecnológica para que analizara toda investigación médica en base a su mérito científico. Después de una revisión cuidadosa de estudios de investigación de revistas médicas destacadas, ellos concluyeron que, *"...más del **75 por ciento** de toda investigación médica [tradicional] publicada tenía conclusiones inválidas o insostenibles, como resultado tan sólo de problemas estadísticos".* El reporte final presentado al Congreso declaraba, *"... Pocas pruebas clínicas publicadas están lo suficientemente bien diseñadas como para producir resultados valiosos".*

En los últimos 70 años, cientos de tratamientos exitosos para el cáncer han sido descubiertos. Encontrará alguna de esta información en los capítulos 5 y 7. ¿Le sorprendería creer que **cada uno de estos** métodos está actualmente en la lista de "Curas No Demostradas" publicada por la Sociedad Americana del Cáncer (ACS)?

¿No parecería lógico que **al menos uno** de estos tratamientos haya sido completamente investigado y encontrado ser de **cierta** ayuda para al menos **algunos** que sufren de cáncer? ¿Qué no es impactante que **cada uno de ellos** haya sido etiquetado como "No

Demostrado", a pesar del lapso de **décadas** desde su descubrimiento?

Pero es peor. No solamente nuestro **"sistema" de cáncer** ha fallado en probar y apoyar estas curas. Los descubridores (la mayoría de ellos respetables Doctores en Medicina e Investigadores) han sido **acosados** con demandas, suspensión de la cédula profesional para la práctica médica y hasta con sentencias de cárcel por tratar exitosamente a pacientes de cáncer. Muchos han sido obligados a salir del país, o al aislamiento, o incluso hasta el suicido.

¿Qué tienen éstos tratamientos en común? Que éstos no están aprobados por la Administración de Alimentos y Medicamentos (FDA por sus siglas en inglés) para **tratar ninguna "enfermedad"** y no pueden ser vendidos como tales. Todos contienen substancias **naturales**, no sintéticas. Algunos han sido patentados tal y como las medicinas farmacéuticas, pero no han pasado por el proceso de pruebas "clínicas", las cuales, como podremos ver, son en su mayoría fraudulentas.

Y sin embargo, los Estados Unidos de América por si solos han gastado **miles** de años-hombre y más de **varios miles de billones de dólares** del gobierno (nuestros) en investigación del cáncer justo desde que la "Guerra Contra el Cáncer" empezó en 1971. Las muertes por cáncer por cada 100,000 personas en los E.U.A., ajustados por edad y crecimiento de la población, son más altas ahora que en 1971.

Compañía Farmacéutica $$$$

Usted sólo puede entender el "sistema" de tratamiento contra el cáncer en E.U.A. y en mayor o menor medida en otros países, si entiende cuánto **poder** ejercen las compañías farmacéuticas en nuestra cultura. Las medicinas usadas para tratar el cáncer son **todas** producidas y vendidas como **"quimioterapia".** Esto significa que las medicinas sintéticas deben ser elaboradas y sometidas a años (típicamente alrededor de **10 años**) de prueba. Este proceso cuesta entre **$ 200 y $ 500 millones de dólares.**

16

La terapia genética y vacunas para el sistema inmunológico han sido investigadas por muchos años. Estas también deben de ser probadas bajo este **costosísimo sistema.** Hay muchos **potencializadores naturales del sistema inmunológico** que son efectivos para combatir el cáncer. Las leyes de los E.U.A. prohíben que sean promocionadas como tratamiento para cáncer o para cualquier otra "enfermedad".

¿Por qué no permitir que las curas "naturales" **coexistan** para que las personas puedan tomar sus propias decisiones? Eso sería lo lógico, pero hay leyes Federales y Estatales en los E.U.A. y otros países que prohíben esto. Actualmente, bajo la ley Federal de los Estados Unidos, **no hay substancia natural** que pueda ser promocionada como cura para **ninguna** enfermedad –punto. Las compañías que se vuelven muy exitosas tratando el cáncer son cerradas, clausuradas por demandas de la Administración de Alimentos y Medicamentos (FDA) que son apoyadas secretamente por las compañías farmacéuticas. Este es el ambiente en el que usted debe aprender a prosperar (o **¡A pesar de él!**)

Un Ejemplo Detestable

El 12 de Julio de 2004, la Compañía Laboratorios Lane (Distribuidor en los E.U.A. de MGN-3, SkinAnswer y Cartílago de Tiburón) no solamente fue clausurada, sino sentenciada a **reembolsar a todos los compradores** de sus productos – desde 1999 - por un juez Federal de Nueva Jersey. Los laboratorios Lane, en los cinco años desde que la Administración de Alimentos y Medicamentos comenzó a acosarlos, habían crecido hasta llegar a ser una compañía de $30 millones de ventas al año. Sus productos habían curado todos los tipos de cáncer de **docenas** de lectores de este libro.

El Cartel Farmacéutico Toma Europa

El 13 de Marzo de 2002, el Parlamento Europeo –Una legislatura de 626 miembros representando a 15 países de la Unión Europea– aprobó la **"Directiva Europea en Suplementos Dietéticos",** basada en una Comisión de las Naciones Unidas llamada "Codex Alimentarius Comission" (Comisión Codex para la Alimentación) formada en 1963.

Esta Comisión de las Naciones Unidas tuvo la inofensiva meta de estandarizar la producción de comida en todos los países miembro de las Naciones Unidas. En 1995, **Big Pharma (el Cartel de los fabricantes de medicamentos que es como se le conoce en E.U.A.)** logró expandir la cobertura de esta Comisión de las Naciones Unidas para incluir los suplementos alimenticios. Ahora, con varios ejecutivos de compañías farmacéuticas en posiciones **de influencia** en el Parlamento de la Unión Europea, éste, ha esencialmente **"pasado una ley en contra de la prevención"**.

Esto ha logrado que la venta de **300 suplementos alimenticios** – incluyendo picolinato de cromo, levadura, lisina, selenio e incluso estevia (un endulzante a base de hierbas) – sea **ilegal sin receta médica.** Los suplementos que quedan en las tiendas contienen una muy baja dosis. Por ejemplo, la máxima dosis de Vitamina C disponible sin receta es de **100 mg.**

¿Vendrá a los Estados Unidos?

La Administración de Alimentos y Medicamentos (FDA), el perro faldero de Big Pharma, ha intentado varias veces en los últimos 9 años el implementar las **mismas restricciones en los Estados Unidos.** Esto a pesar de que el Acta de Suplementos Dietéticos y Educación para la Salud (DSHEA por sus siglas en inglés) que el Congreso aprobó en 1994 para detener el último intento de esta naturaleza de adquirir poder por parte de la Administración de Alimentos y Medicamentos (FDA). El DSHEA clasifica los suplementos como comida y permite que los fabricantes expliquen al público cómo los suplementos afectan la "estructura y funcionamiento" del cuerpo. La Asociación de Alimentos y Medicamentos, por supuesto, ha impuesto muchas **restricciones** en los años subsiguientes. De hecho, los laboratorios Lane (lea el párrafo anterior) sintieron que estaban siguiendo estrictamente los lineamientos de esta ley. Obviamente, se volvieron demasiado exitosos y **Big Pharma** presionó a la Asociación de Alimentos y Medicamentos (FDA) para que los clausurara.

La Mercadotecnia de los Medicamentos

La mercadotecnia de medicamentos tóxicos yace en el corazón de "La Guerra Contra el Cáncer". Por ejemplo, en un estudio, el **costo de las medicinas** fue de tan solo el 55% del total del costo del tratamiento para el cáncer de pulmón de células pequeñas.

Un artículo de la revista de la Asociación Médica Americana (JAMA por sus siglas en inglés) recientemente declaró que los **oncólogos** (Doctores en cáncer) ganan aproximadamente **$253,000 cada año**, de los cuales **75% son ganancias de la quimioterapia** administrada en sus oficinas. Este suministro y administración de los medicamentos recetados en sus oficinas es único para los oncólogos y, obviamente, muy lucrativo.

Si tiene dudas sobre la omnipresencia de las compañías farmacéuticas en nuestras vidas, todo lo que tiene que hacer estos días es **encender su televisor.** Parece ser que uno de cada dos comerciales es de medicamentos de patente. ¿Qué está pasando?

En 1997, se volvió legal **por primera vez** en los Estados Unidos que las compañías farmacéuticas anunciaran sus mercancías **directamente al consumidor** (Usted y Yo). Desde entonces, los gastos en la televisión y la publicidad en prensa de Big Pharma (Cartel de la industria farmacéutica) en los E.U.A. ha aumentado exponencialmente. Este mismo tipo de publicidad es aún ilegal en países europeos, Australia y Nueva Zelanda.

¿Creería usted qué tan sólo en 2001, las compañías farmacéuticas gastaron $15.7 billones (con "b") en anuncios publicitarios en prensa y TV para medicamentos de patente? Esto es más de lo que ninguna otra industria gasta en publicidad. Más que la industria automotriz, vivienda, gigantes minoristas como Wal-Mart, etc.

¿Por qué? Bien, es muy obvio. El **lavado de cerebro** del público estadounidense continúa. ¿Algún problema? Lo único que necesita es una receta de su doctor para arreglarlo. No necesita preocuparse por todos esos sanadores que le dicen que coma sanamente y se ejercite. Sólo anote el medicamento más reciente (cuando esté viendo o escuchando alguna publicidad directa de algún medicamento. N. del traductor) que le cuesta a una de las compañías farmacéuticas, por ejemplo. Bristol-Myers-Squibb, Merck, etc. $500 millones para traer al mercado y entonces **hostigue a su doctor para que se lo recete.** 12% de las recetas en los Estados Unidos se dan así.

Tan importante como el poder que la publicidad directa les da a sus productos con el público en general, es la increíble influencia que este gigantesco gasto les da a las compañías farmacéuticas con los medios. ¿Por qué otra razón los medios aceptarían evitar publicitar los desagradables o **hasta letales** efectos secundarios de los medicamentos de patente? Estos efectos secundarios son la **cuarta causa principal de muerte** en los Estados Unidos –justo detrás del cáncer, las cardiopatías y el derrame cerebral. 10,000 americanos mueren cada mes por tomar medicamentos exactamente como fueron recetados. Esto se ha tolerado por más de 30 años.

Los Estados Unidos gastaron **1.8 TRILLONES DE DÓLARES** por asistencia médica en el 2005. Uno pensaría que la mayor parte de este dinero se gastó en asistencia hospitalaria.

¡No es cierto!

Los estadounidenses han gastado **más en medicamentos de patente** que en asistencia hospitalaria en los últimos años. Alrededor de dos tercios de esto se desperdicia en medicamentos que **sólo tratan los síntomas** y dejan a la persona deteriorarse sin atacar la **causa subyacente** de su enfermedad.

Ganancias Descomunales

¿Están las compañías farmacéuticas locas para gastar $500 millones en desarrollar un medicamento? **¡Locas de remate!** Aquí les presento solo un ejemplo. **AstraZeneca** es una compañía farmacéutica de la que probablemente nunca ha escuchado. De acuerdo a la revista Forbes (Marzo 18 del 2002), ellos son la cuarta compañía farmacéutica más grande del mundo.

SOLAMENTE EN 2001, AstraZeneca generó **$630 millones** de dólares por las ventas de **Nolvadex** (tamoxifen). Esto es un medicamento para el cáncer de seno, con el potencial efecto secundario de causar cáncer uterino. Esta droga ha estado en el mercado **desde 1973**. Han generado **$728 millones** por las ventas de **Zoladex**, un medicamento para el cáncer de próstata/seno. Fue **lanzado en 198**7. Generaron otros **$569 millones** en **Casodex**, otro medicamento para el cáncer de próstata presentado en 1995.

En tan solo dos años, según Forbes, las ventas de la compañía, únicamente por **los medicamentos contra el cáncer**, alcanzarán los **$2.5 billones de dólares** al año.

Una compañía, Bristol-Myers-Squibb, gasta más de **un billón de dólares** (1000 millones de dólares, N. del traductor) por año en investigación y emplea a 4,000 científicos y personal de apoyo. Posee patentes en **más de una docena de medicamentos** aprobados por la Administración de Alimentos y Medicamentos (FDA) para el tratamiento del cáncer; esto representa **casi la mitad** de las ventas de quimioterapia en el mundo.

Influencia – A lo Largo y Ancho

Bristol-Myers-Squibb también **influye creativamente** en la investigación del cáncer. Da muchos premios, conferencias y becas de muchos tipos. Paga por actualizaciones a los libros de texto ortodoxos sobre el cáncer y **apoya la investigación** y "la administración de datos" de estudios clínicos que utilizan a sus medicamentos patentados. Otras compañías de medicamentos contra el cáncer hacen lo mismo.

El Memorial Sloan-Kettering Cancer Center (MSKCC) (Centro Médico Oncológico, N. del traductor) en la Ciudad de Nueva York está a la vanguardia en la investigación del cáncer y lo ha hecho por **al menos los últimos 40 años**. Las compañías farmacéuticas, de nuevo con Bristol-Myers-Squibb a la cabeza, ocupan una **posición sólida** en el Sloan-Kettering. Alguna vez, en 1995, por ejemplo:

➢ James D. Robinson III, el **Presidente** del **Consejo de Administradores y Supervisores** de la MSKCC, fue **Director de Bristol-Myers Squibb.**

➢ Richard L. Gelb, **Vice-Presidente** del Consejo de la MSKCC, fue **Presidente del Consejo de Bristol-Myers Squibb.**

➢ Richard M. Furland, **Miembro del Consejo** de la MSKCC, se retiró en 1994 como el **Presidente de Bristol-Myers Squibb.** Él también ha sido Director de la Asociación de Fabricante de Fármacos.

➢ Benno C. Schmidt, **Co-Presidente Honorario** de MKSCC, fue el **fundador y Miembro del Consejo del Instituto de Genética**, una compañía ubicada en Massachusetts que fabrica medicamentos para el mercado del cáncer. Fue también **director en Gilead Sciences (que hace medicamentos relacionados con el cáncer); Farmacéuticos Matrix y Vertex.** Él recibió el premio de Bristol-Myers Squibb por su servicio destacado en la investigación del cáncer en 1979.

➢ El Dr. Paul A. Marks, el **Presidente y Oficial Ejecutivo en Jefe** de MSKCC fue un **Director de Pfizer**, que fabrica medicamentos relacionados con el cáncer. También estuvo en el Consejo de la compañía National Health Labs (Laboratorios de Salud Nacional) y en el Consejo de Life Technologies (Tecnologías de Vida).

FDA - ¿El Perro Guardián Federal?

Bien, ¿Qué hay de la burocracia del gobierno federal estadounidense, responsable de protegernos de estos negocios avariciosos: la FDA? Lo sentimos. Esta agencia está mucho más

corrompida por el dinero de los fabricantes de medicamentos que el Parlamento de la Unión Europea.

Un estudio mostró recientemente que el **55% de los ejecutivos de la FDA** acaban trabajando para compañías farmacéuticas cuando dejan la FDA. 20% de los empleados que trabajan en el proceso de aprobación de medicamentos **en realidad** reciben su paga de las compañías de medicamentos. ¿Pensarían ustedes qué son completamente objetivos? Hmmmm.

En mayo de 2001, el diario Los Ángeles Times publicó un artículo escrito por David Willman titulado **"La Nueva Política de la FDA Da Como Resultado Siete Medicamentos Letales".** Él describió cómo los estándares de la FDA para la aprobación de medicamentos se relajaron en comparación con aquellos prescritos por el Congreso en 1993. Luego de una investigación de dos años, el diario Los Ángeles Times reportó que en informes de "eventos adversos" levantados con la FDA, los **siete medicamentos** fueron citados como sospechosos de **1,002 muertes.** Dado que las muertes son reportadas por médicos, hospitales y otros de **forma voluntaria**, el verdadero número de muertes **podría ser mucho más alto**, en la opinión de epidemiólogos.

Los siete medicamentos –Lotronex, Rezulin, Posicor, Redux, Rotashield, Propulsid y Raxar –están entre los **cientos de nuevos medicamentos** aprobados por la FDA desde 1993. Una estadística reveladora: estos siete medicamentos generaron **$5 billones** de ventas en los Estados Unidos **antes de ser retirados del mercado** por la FDA. Otra interesante estadística: en 1988, **sólo el 4%** de los nuevos medicamentos presentados al mercando mundial fueron aprobados primero por la FDA. ¡En 1998, las aprobaciones de la FDA "primeras-en-el-mundo" **se dispararon al 66%**!

Quien una vez fuera el líder mundial en seguridad: la FDA, fue la **última en retirar** varios nuevos medicamentos hacia finales de los años noventa, mismos que fueron prohibidos por autoridades de salud en Europa.

Los Doctores Comentan Sobre la FDA

"Este historial es totalmente inaceptable", dijo el Dr. Curt Furberg, un profesor de Ciencias de la Salud Pública de la Universidad Wake Forest. *"Los pacientes son los que pagan el precio. Ellos son los que manifiestan **todos los efectos secundarios**, fatales y no fatales. Alguien tiene que hablar por ellos"*.

No es que los doctores no hayan dicho nada en contra de las medicinas. *"Han perdido su dirección y han olvidado a quien sirven en realidad"*, dijo el **Dr. Lemuel Moye**, un doctor de la Universidad de la Escuela de Texas de Salud Pública, quien sirvió de 1995 a 1999 en un **comité de asesoramiento de la FDA**. *"Desafortunadamente, el público es quien paga por esto, porque cree que la FDA está vigilando la puerta, que son los centinela"*.

El cambio en la FDA se percibe directamente en la práctica privada de medicina, dijo el Dr. William Isley, un especialista en diabetes de la ciudad de Kansas, Missouri. Le imploró a la agencia que **re-examinara el Rezulin**, luego de que un paciente al que el trataba sufrió de **fallo hepático** al tomar la píldora.

"La FDA solía servir un propósito", dijo Isley. *"Uno como doctor podía sentirse a salvo de que el medicamento que recetaba **era lo más seguro posible**. Ahora uno debe preguntarse qué clase de evaluación se hizo y qué se ha **ocultado bajo la alfombra"***.

"La Verdad Acerca de las Compañías Farmacéuticas"

En Agosto de 2004, la Dra. Marcia Angell publicó un libro muy interesante. Se titula "La Verdad Acerca de las Compañías Farmacéuticas: Cómo nos engañan y qué hacer al respecto". La perspectiva de la Dra. Angell es particularmente interesante, ya que por 20 años antes de su retiro en el 2000, ella fue **Editora Ejecutiva y Editora en Jefe del New England Journal of Medicine (Diario de Medicina de Nueva Inglaterra)**, una de las revistas más prestigiosas del mundo. Durante su Gestión como Editora en Jefe de la Revista, el diario publicó **cientos de estudios** sobre nuevos medicamentos. También publicó editoriales crudos, críticos y severos de la industria farmacéutica y la manera en que los medicamentos son probados y aprobados en los Estados Unidos. Ella da varios puntos importantes en una entrevista publicada en el diario Los Ángeles Times, que son de vital importancia que entienda usted:

> ➤ *"Los medicamentos son caros, pero no por los costos de la investigación. El dinero que las grandes compañías farmacéuticas invierten en mercadeo y el monto de su ganancia, vuelve ridículos sus costos de investigación. En el 2002, por ejemplo, estas compañías sólo gastaban alrededor del 14% de las ventas en investigación y desarrollo y hasta el 31% en lo que la mayoría de ellos llama 'mercadeo y administración'. Consistentemente ganan mucho más de lo que gastan en investigación y desarrollo. Y sus ganancias son inmensas. En el 2002, las ganancias de las 10 compañías farmacéuticas combinadas, según la revista Fortune 500 fueron de $35.9 billones. Eso es más que las ganancias de los otros 490 negocios que siguen en ésa lista sumados, si sustraemos las pérdidas de las ganancias".*

> ➤ *"...el número de medicamentos nuevos verdaderamente innovadores es bastante pequeño. Cierto, muchos medicamentos están saliendo al mercado. Pero la mayoría de ellos en realidad no son de ninguna forma, nuevos. Son pequeñas variaciones a los medicamentos más vendidos que ya están en el mercado".*

> ➤ *A los fabricantes de medicamentos sólo se les pide mostrar que un medicamento nuevo es más efectivo que un placebo o píldora de azúcar. Si un medicamento funciona mejor que un placebo y es seguro, la FDA lo aprueba y puede entrar en el mercado. El resultado es que los doctores no saben si un nuevo medicamento es mejor o peor que los medicamentos que ya están usando".*

➢ *"...las patentes se caducan para medicamentos viejos y pueden ser entonces vendidos como genéricos hasta por un 20% de su precio original (el precio que tenían bajo la patente). Los fabricantes de fármacos necesitan una oferta constante de nuevas medicinas que tengan protección de marcas y patentes para poder cobrar lo que les dé la gana".*

➢ *"... ¿Por qué gastan tanto las farmacéuticas en mercadeo? La razón es que tienen que convencernos de que sus medicamentos son mejores que los de la competencia. Y eso normalmente lleva mucha publicidad, porque en realidad no tienen bases científicas que respalden sus afirmaciones".*

La FDA Responde

La respuesta de la FDA: *"Todos las medicamentos tienen riesgos; **la mayoría de ellos tienen riesgos serios**",* dijo la Dra. Janet Woodcock, directora del Centro de Revisión de Medicamentos de la FDA. *"Una vez que un medicamento es probado efectivo y seguro"* [¡En el caso de medicamentos de quimioterapia esto quiere decir que la mitad de los sujetos de prueba sobrevive a su utilización!], la Dra. Woodcok dice, *"La FDA depende de que los doctores tomen en cuenta los riesgos, que **lean la etiqueta**... tenemos que confiar en la comunidad profesional para ser el **intermediario capacitado**. Es por eso que los medicamentos son medicamentos de patente".*

La Dra. Woodcock aludió en una entrevista reciente, a la dificultad que siente al rechazar un medicamento propuesto, que pudo haberle costado a la compañía hasta **$150 millones de dólares o más** en desarrollar.

La Conclusión

Dra. Woodcock: ¿De cuántas personas ha escuchado que hayan muerto por una sobredosis de Vitamina C o por comer demasiados vegetales?

Cuestione Todos los Medicamentos

¿Ve lo importante qué es el "cuestionar" a su doctor? Cuestione todo. Si a usted o a su ser querido le están recetando un medicamento [en especial de quimioterapia], SIEMPRE pida ver los estudios estadísticos y etiquetas de advertencia **que tienen que ser leídas por el médico como requisito**. Obviamente, los médicos no tienen el tiempo de estudiarlas todas. Usted DEBE tomarse el tiempo. Su vida o la vida de su ser querido está en riesgo.

La Eliminación de la Competencia

La pregunta lógica es "¿Por qué la FDA, la Unión Europea y las autoridades gubernamentales en Australia van a tales extremos para **suprimir** tratamientos no tóxicos para el cáncer y otras enfermedades? La única respuesta es que nuestros sistemas médicos en los Estados Unidos, Europa, Australia y otros países han llegado a ser dominados por el **dinero de las compañías farmacéuticas** y la competencia de productos naturales necesita ser suprimida.

¿Conspiración?

La verdadera naturaleza de la influencia de Big Pharma en las agencias privadas y gubernamentales puede ser apreciada sólo con **muchos más detalles** de los que podemos darle aquí. La mejor manera que sabemos de apreciar este problema, es leyendo un libro llamado **"Políticas en la Curación –La Supresión y Manipulación de la Medicina Americana" por Daniel Haley.** Fue publicado en el año 2000 y está disponible en amazon.com.

Después de 10 años de investigación, Haley ha documentado **12 estudios** de supresión sistemática de **curas demostradas – mayormente para el cáncer.** Substancias como Glyoxilide, Krebiozen, DMSO, Calostro, Sulfato de Hidrazina, 714X, Aloe Vera y Cloruro de Cesio son abarcadas en gran detalle junto con nombres como Royal Rife, Harry Hoxsey, Dr. William Koch, Dr.

Andrew Ivy, Gaston Naessens, Dr. Robert Becker y el Dr. Stanislaw Burzynski.

He aquí lo que el Dr. Julian Whitaker, líder prominente en medicina alternativa dice de este libro:

"Daniel Haley ha escrito un libro muy importante sobre la profesión médica, detallando las luchas entre el bien y el mal mejor de lo que nadie ha hecho antes. ¡Tan increíbles como parecen ser éstas historias, son verdad!

La supresión que Daniel Haley documenta ha sido una **obvia conspiración** entre la Asociación Médica Americana (AMA), la Sociedad Americana del Cáncer (ACS), los Institutos Nacionales de Salud (NIH), la FDA y la Comisión Federal de Comercio (FTC) para servir a Big Pharma **(Cartel Farmacéutico).**

Este no es un libro sencillo de leer. Sin embargo, debería ser una **lectura obligada** para el mundo.

Si está bajo presión por descubrir las mejores maneras para tratar su cáncer o el de su ser querido, le perdonaremos que lea ese libro después. No obstante, cuando tenga tiempo, por favor **hágalo.** Nunca volverá a ver a nuestro sistema médico o político de la misma manera. Mientras tanto, si debe proseguir, por favor tome nuestra palabra de que necesita tener **mucho cuidado** al aceptar cualquier cosa que escuche del sistema "convencional" (o "alópata") de medicina, sin la confirmación de diversas fuentes externas al mismo.

¿Deberíamos Culpar a los Doctores?

¿Su doctor es parte de esta conspiración? **No.** La mayoría de los doctores son dedicados, saturados por su trabajo y hasta unos campeones **heroicos** en la restauración de la salud de sus pacientes. Desafortunadamente para usted, son **producto de un sistema médico** que está cerrado a la innovación en formas muy importantes. Muchos ni siquiera consideran tratamientos que no entren en el molde de lo que les han **enseñado en la escuela de**

medicina y en toda la "educación continua" desde entonces. De hecho, la mayor parte de ésta "educación continua" de los doctores está hecha en viajes pagados a destinos exóticos **patrocinados por compañías farmacéuticas.**

¿Cuál es el **dogma médico** actual sobre el cáncer por el cual viven los oncólogos? Primero, que el cáncer es un **enemigo externo al cuerpo** el cual debe ser **atacado.** Los únicos tratamientos aceptables son cortarlo, envenenarlo o quemarlo. Segundo, que todos los **medicamentos sintéticos de patente** (quimioterapia, etcétera) que han sido aprobados para que ellos los receten, **son superiores a cualquier substancia natural no tóxica** para el tratamiento del cáncer. Tercero, los suplementos alimenticios son una **pérdida de dinero** para aquellos que comen una "dieta equilibrada". Y finalmente, que las **toxinas dentales** no tienen nada que ver con la salud. Estos cuatro "paradigmas erróneos" casi aseguran que deberá cuestionar sus juicios.

Por favor no sólo acepte o rechace nuestros puntos de vista al respecto. Vea más información de **verdaderos expertos.** Un ejemplo es el siguiente artículo. Los autores, Nicholas Regush, un experimentado reportero de la salud para el canal de Noticias ABC y el Dr. Joseph Mercola, uno de los médicos mejor calificados que nos hemos encontrado, ciertamente **no son revolucionarios radicales.** Sin embargo, sus puntos de vista son importantes para usted porque debe entender **a lo que se enfrenta** en el uso de nuestro sistema médico convencional. Por favor lea este artículo.

http://www.mercola.com/2002/feb/27/death_of_medicine.htm

La Industria del Cáncer

En su interesante libro *"Un Mundo Sin Cáncer –La Historia de la Vitamina B17"* G. Edward Griffin lo expone de esta manera:

"Con billones de dólares siendo gastados anualmente en investigación, con billones adicionales tomados de las ventas de medicamentos contra el cáncer y los políticos hambrientos por el voto, prometiendo numerosos y crecientes programas

gubernamentales, encontramos que hoy hay más personas que se ganan la vida con el cáncer que las que mueren por éste. Si el enigma fuera resuelto por una simple vitamina, esta gigantesca industria comercial y política sería erradicada de la noche a la mañana. El resultado es que la <u>ciencia</u> del tratamiento del cáncer no es nada complicada comparada con las <u>políticas</u> del tratamiento del cáncer".

La legislación que afirma proteger al consumidor de medicamentos es usualmente **escrita** por las compañías farmacéuticas. Los políticos agradecidos por el apoyo financiero de estas compañías, están deseosos de poner sus nombres en la legislación y apoyar su promulgación. Una vez que se convierte en ley, sólo sirve para **proteger** a las compañías farmacéuticas patrocinadoras en contra de la competencia –tratamientos naturales contra el cáncer, por ejemplo. El consumidor es la **víctima** de esta legislación, no el beneficiario.

En el mercadeo y en la etapa de pruebas clínicas, a diferencia de otras industrias que ejercen presión en el Congreso, hay la necesidad adicional de pretender que todo está siendo hecho científicamente. Por lo tanto, además de contratar la ayuda de políticos, también deben enrolar **científicos** –una proeza que es fácilmente cumplida mediante una acertada asignación de financiamiento para investigación.

Algo de Historia

Este proceso no es nada nuevo. El antiguo comisionado de la FDA (La Administración de Alimentos y Medicamentos por sus sigla en inglés) James L. Goddard, en un discurso de **1966** ante la Asociación de Fabricantes Farmacéuticos expresó preocupación por la **deshonestidad al probar** nuevos medicamentos. Él dijo:

"Me han impresionado algunos de los materiales que presentan. Además del problema de calidad, hay un problema de deshonestidad en la utilización de medicamentos nuevos que aún están en etapa de investigación. Debo admitir que hay áreas grises en la situación de la Investigación de Nuevos Medicamentos (INM),

pero el consciente ocultamiento de datos clínicos desfavorables en animales no es un área gris. La decisión deliberada de los investigadores clínicos, de preocuparse más por las amistades en la industria farmacéutica que por obtener buenos datos, no es un área gris".

El sucesor de Goddard en la FDA fue el Dr. Herbert Ley. En 1969, testificó ante el comité del Senado y describió varios casos de **descarada deshonestidad** en las pruebas clínicas de medicamentos. Un caso involucró a un profesor asistente de medicina que había probado **24 medicamentos para 9 compañías diferentes.** El Dr. Ley dijo:

"Los pacientes que murieron en las pruebas clínicas no fueron reportados a la compañía farmacéutica patrocinadora... Personas muertas fueron registradas como sujetos de prueba. Estas personas ni siquiera estaban en el hospital a la hora de los estudios clínicos. Los formularios de consentimiento de los pacientes tenían fechas indicando que fueron firmadas luego de que los pacientes murieran".

Otro caso involucró a una **compañía comercial de prueba de medicamentos** que había llevado a cabo estudios clínicos para 82 medicinas de 28 compañías. El Dr. Ley continuó:

"Aquellos pacientes que murieron, dejaron el hospital o se salieron del estudio, fueron reemplazados por otros pacientes en las pruebas, sin ningún registro de notificación. Cuarenta y un pacientes reportados como participantes en los estudios estaban muertos o no estaban en el hospital durante los estudios... Los registros, la supervisión y la observación de los pacientes eran realmente inadecuados..."

El dinero corrompe. ¡¡Muchísimo dinero **corrompe completamente!!**

"The Lancet" Golpea a la Investigación Farmacéutica

Para un vistazo acerca de este tema de una **fuente impecable**, le sugerimos que lea el artículo reciente de **"The Lancet"**, el estimado diario médico Británico. Cubre investigación financiada por compañías farmacéuticas y fue publicado por el Dr. Joseph Mercola en su gran boletín informativo. Puede leer el artículo y los comentarios del Dr. Mercola en:

http://www.mercola.com/2002/nov/20/drug_companies.htm

Una vez allí, subscríbase al boletín del Dr. Mercola. Es un tesoro de información médica enviado dos veces por semana a su correo electrónico. Es gratuito.

Anécdota Personal de Bill Henderson

En 1996, mi urólogo me recetó Hytrin, un medicamento fabricado por los Laboratorios Abbott, para mi hipertrofia de la próstata (próstata agrandada, N. del traductor). Fue realmente efectiva en reducir mis idas y vueltas nocturnas. Relaja la próstata y los músculos de la vejiga. El Hytrin también se usa para tratar la presión alta, la cual no tengo.

Por los primeros tres años y medio, mis deducibles por el uso del seguro médico por la compra de Hytrin fueron de **$60 dólares**. Necesitaba resurtir una vez al mes. Cuando le pregunté al farmacéutico si tenía un genérico, él dijo -no, que los Laboratorios Abbott lo tenían **patentado** y solo el medicamento antes mencionado podía ser vendido.

Pero, ¿Qué cree? A mediados del año 2000, afortunadamente me di cuenta de que la patente de los Laboratorios Abbott había **expirado**. Caí en la cuenta únicamente porque mi farmacéutico surtió la receta con el genérico (Clorhidrato de Terazosina) y mi deducible fue de **$5**, en lugar de $60 dólares.

Y la trama se complica. En septiembre de 2000, recibí una carta de la oficina de mi urólogo. Estaban llevando a cabo una **prueba clínica** de un "nuevo" medicamento para tratar las próstatas agrandadas y quería **voluntarios** para esta prueba. Tenía curiosidad, así que llamé. Resultó ser que esta oficina, la **clínica de urología más grande de San Antonio**, tenía personal especializado en probar medicamentos.

Me hicieron algunas preguntas. Aparentemente, yo calificaba y me pidieron que participara en la prueba –lo que se llama una **Prueba Clínica Aleatoria.** Requiere que los participantes no tomen medicamentos (dejar la terazosina) por un mes y entonces prueben la "nueva" medicina por tres meses –A menos, claro, de que le toque el **placebo** (píldora de azúcar), lo cual ni usted ni los doctores sabrían. A la mitad de las personas les tocaría la "nueva" medicina y a **la otra mitad el placebo.**

¿Cuál cree que fue el "nuevo" medicamento? No es difícil, ¿Cierto? Era **Hytrin II.** Un "nuevo" y claro, **nuevamente patentado,** medicamento. Se supone que "mejoraría la calidad del tratamiento" de BPH (Hiperplasia Prostática Benigna), que es lo que yo y la mayoría de los hombres de mi edad tienen, una próstata agrandada. Yo cortésmente rechacé el participar en la prueba clínica.

¿Qué es lo que está **mal** con esto? Bien, varias cosas:

1) ¿De verdad cree que es **coincidencia** que los Laboratorios Abbott hayan terminado de desarrollar el Hytrin II justo cuando la patente del Hytrin I había expirado **hacía sólo algunos meses?**

2) ¿Usted piensa que es **ético** que una clínica de urología tan grande actúe como agente de un fabricante farmacéutico en una prueba clínica? ¿Qué no es esto un **conflicto de interés**? El rumor dice que obtienen $8,000.00 dólares por recluta, por parte de la compañía farmacéutica.

3) ¿Usted cree que Abbott Labs o mi doctor pensaron en el **impacto financiero** de este "nuevo" medicamento en mi o en otras personas adultos mayores?

4) ¿Por qué cree que la campaña presidencial de 2000 le dio TANTA IMPORTANCIA a un **"subsidio en medicinas de patente"** para adultos mayores? ¿Por qué el Congreso pasó una ley promulgando esto en el 2003? ¿Podría ser por las **contribuciones políticas** de las compañías farmacéuticas? Recuerde, los subsidios para los medicamentos de patente vienen directamente **de los bolsillos de los que pagamos impuestos.** ¿Y por qué la factura resultante de este nuevo "subsidio" no permitió al gobierno federal el negociar el precio de los medicamentos, justo como lo hacen en el programa de medicinas de la Administración para Veteranos? ¿Podría ser que el hecho de que Big Pharma tenga 1.430 cabilderos de tiempo completo en Washington, D.C. tenga algo que ver?

5) ¿Por qué no estamos debatiendo acerca de cómo evitar que las compañías farmacéuticas **extorsionen** a los ciudadanos estadounidenses mientras venden el mismo medicamento a **una quinta parte del costo** en Europa y Canadá?

Alivio Desde Canadá

En septiembre de 2000, William Raspberry escribió una columna en el Washington Post sobre "Una Cura de Larga Duración para los Costos Elevados de los Medicamentos". Aquí hay unos párrafos de su artículo:

"Hay al menos dos piezas del problema del costo elevado de las medicinas de patente", dice el representante Bernie Sanders, un congresista independiente de Vermont, que lo ha venido diciendo desde hace algún tiempo.

Pero la mayor parte de la atención política y periodística ha sido puesta en sólo una parte: el 'costo extravagante' de los medicamentos. Él quisiera llamar la atención hacia la otra mitad del problema: El hecho de que los estadounidenses 'estén pagando los precios más altos del mundo por exactamente la misma medicina – no un genérico, sino exactamente el mismo medicamento'.

La solución, según él, es simplísima. Permitir que las farmacias registradas y distribuidores de medicamentos compren medicamentos aprobados por la FDA en cualquier lugar del mundo para reventa aquí. Lo llama "Reimportación", en la propuesta que espera sea aprobada por el Congreso antes del receso de campaña".

[NOTA: La propuesta de Ley ya fue aprobada y hecha Ley al ser firmada por el Presidente Clinton. El Departamento de Salud y Servicios Humanos nunca escribió las regulaciones para implementarlas, porque estaban preocupados por la "seguridad" de sus consumidores…. Hmmmm].

"Esto es algo importante", dijo Sanders en una entrevista telefónica desde su oficina en Burlington. 'Viajé a Canadá junto con un grupo de mujeres con cáncer de seno y revisamos el precio del tamoxifeno, un medicamento ampliamente recetado para el tratamiento del cáncer de seno. Podías obtenerlo en Canadá por una décima parte del precio que tiene al que se vende en Estados Unidos".

"Si esta propuesta fuera a entrar en vigor mañana, las farmacias de los Estados Unidos estarían comprando tamoxifeno en Canadá y vendiéndolo al menudeo aquí, por lo menos de un 30 a un 50 por ciento menos que lo que ahora cobran".

Sanders dice que lo mismo aplica para cualquier medicamento – todos aprobados por la FDA y originalmente fabricados en o exportados desde los Estados Unidos.

'Las farmacias deberían ser capaces de comprar estos medicamentos de la misma forma que otras empresas compran zapatos, pantalones o lavadoras', dijo él.

...El obstáculo más grande para su implementación es la industria farmacéutica, dice Sanders 'Son la fuerza de cabildeo más poderosa en el Capitolio', agregó. 'Han gastado decenas de millones en oposición a esta ley".

¿Y Luego?

¿En dónde lo deja a usted, el paciente de cáncer o al profesional de la salud? Bien, con suerte, lo deja **algo escéptico** ante las declaraciones de la "industria" del cáncer sobre los tratamientos que no son vendidos por Bristol-Myers-Squibb, Merck o Abbott Labs o quien quiera que sea que vendan tratamientos que **"no estén demostrados"** y por tanto sean pura **"charlatanería"**.

Como mínimo, para evitar ser dañado por este sistema, usted **debe** educarse a sí mismo. Debe estar preparado para obtener más de una opinión. Entonces, cuando haya encontrado al Doctor (u homeópata, o naturópata) de su confianza, **debe estar preparado para ser doctor junto con él o ella** durante todo su tratamiento. Mejor aún, obtenga el conocimiento que necesita y cúrese a sí mismo.

Este libro está diseñado para acabar con su fe **ciega** y confianza en nuestro sistema de "tratamiento" del cáncer y armarlo a usted con el poder de buscar más allá de este sistema y curarse a usted mismo. La fe está bien, si se deriva del poder del conocimiento.

Usted Tiene el Poder – Úselo

Vamos a armarlo con información – de libros, Internet, boletines, revistas y cualquier otra fuente. Será capaz de **hacerse cargo** de su salud. **Esperamos que no esté satisfecho únicamente con tratar síntomas.** Usted querrá **tratar las causas**.

Pero antes de que pueda tratar las causas, necesita entenderlas.

Bill Henderson dice: "Hace veinte años, uno de los cirujanos oncólogos de mi esposa me dijo '80% de esto es todavía un misterio

36

para nosotros.' En aquel momento no supe a qué se refería. Ahora creo que lo sé".

Lo que él quiso decir fue que lo que pasa en su cuerpo **a nivel celular** es, de hecho, un misterio para casi todos los doctores.

> ➤ Interacciones entre su **cerebro** y su **sistema inmunológico.**
> ➤ Lo que el **estrés** emocional y de otro tipo le hace a su sistema inmunológico.
> ➤ Cómo sus **dientes y mandíbulas** pueden afectar al resto de su cuerpo.
> ➤ Lo que la **quimioterapia** le hace exactamente a su sistema inmunológico.
> ➤ Cómo los efectos secundarios de la quimioterapia pueden ser **contrarrestados con substancias naturales.**
> ➤ Cuáles son los efectos a **largo plazo** de la quimioterapia.
> ➤ Qué otros tratamientos están disponibles para **recuperarse del cáncer.**
> ➤ Cómo pueden **substancias no tóxicas** potenciar su sistema inmunológico.
> ➤ Qué órganos son afectados por deficiencias **nutricionales.**
> ➤ Cómo **reaccionan las células** a los alimentos y medicamentos.
> ➤ Cómo el ejercicio y la nutrición afectan enfermedades como la **diabetes.**
> ➤ Lo que los **"radicales libres"** le hacen a su salud.
> ➤ Qué **antioxidantes** son los más efectivos contra los radicales libres.
> ➤ Qué **substancias naturales** proveen a su cuerpo con antioxidantes.
> ➤ ...y muchas, muchas otras.

DEBE Tener Cuidado

Usted **no debe** confiar en todo lo que le diga una persona con un "Doctor" antes de su nombre. Debe **controlar** todo lo que se le haga a su ser querido en el hospital. Eso significa que debe pasar la noche en su cuarto con él/ella. Nos hemos dado cuenta de que es muy difícil de convencer a mucha gente de esos **dos simples**

hechos. Si ha tenido la misma frustrante experiencia, aquí hay algunas estadísticas que pueden ayudarlo la próxima vez.

Los doctores son oficialmente la tercera causa de muerte en los Estados Unidos. Ellos vienen solo después del cáncer y la enfermedad cardíaca como causa de muerte. Actualmente hay más de (probablemente mucho más) 250,000 muertes anuales por **causas iatrogénicas** en los Estados Unidos. Esa palabra extraña significa **"causado en un paciente por las palabras de un médico o sus actos"**.

Aquí el desglose publicado para el año de 1999:

12,000 cirugías innecesarias
7,000 errores de medicación en hospitales
20,000 errores de otro tipo en hospitales
80,000 infecciones en hospitales
106,000 efectos negativos de medicamentos, no por error.

Esta información es de un artículo de la Dra. Bárbara Starfield de la Escuela de Higiene y Salud Pública John Hopkins en el diario de la Asociación Médica Americana (JAMA Vol. 284, Julio 26 de 2000). Las estadísticas arriba mencionadas vienen de un proceso de revisión que ocurre después de cada muerte en un hospital para determinar la verdadera causa de cada deceso para propósitos de seguros y volverse **más inteligentes en cuanto al tratamiento.**

Desafortunadamente, los hospitales parecen estar **perdiendo esta última batalla.** Si cree que esos números se han ido disminuyendo en los años subsiguientes, es usted más optimista de lo que somos nosotros.

¿De verdad cree que los hospitales reportan con exactitud que el **tratamiento** de quimioterapia fue lo que **mató al paciente**? Una buena estimación que hemos visto es que **al menos el 80%** de las 570,000 muertes cada año atribuidas al cáncer en los Estados Unidos fueron realmente **causadas por el "tratamiento" del cáncer.** Además, cuando un paciente de cáncer tratado con quimioterapia o radiación muere de infecciones como neumonía causada por el daño a su sistema inmunológico, sus muertes no son "muertes por cáncer".

En Canadá, donde tienen medicina "socializada", parece que los doctores pueden ser más francos que lo que pueden ser los doctores en los E.U.A. El Centro Oncológico McGill en Montreal, Quebec, uno de los centros más grandes y prestigiados de tratamiento de cáncer en el mundo, hizo un estudio de oncólogos para determinar como responderían a un diagnóstico de cáncer. En el cuestionario confidencial, 58 de 64 oncólogos (91%) dijo que **TODOS los programas de quimioterapia eran inaceptables para ellos y los miembros de su familia.** Las razones predominantes que dieron para esta decisión fue que los medicamentos no eran **efectivos** y tienen un **grado inaceptable de toxicidad.** ¡Estos son los mismos doctores que le dirán que sus tratamientos de quimioterapia reducirán su tumor y prolongarán su vida!

Un estudio similar y más reciente dirigido por el diario Los Ángeles Times encontró que el **75%** de los oncólogos declararon que la quimioterapia y la radiación eran **tratamientos inaceptables para ellos y sus familias.** Y aun así, actualmente, 75% de los pacientes con cáncer reciben la quimioterapia. ¡Quién lo hubiera dicho!

¿Es suficientemente escéptico acerca de tomar asesoramiento médico? ¡Bien! Empecemos con el negocio de hacerlo "más inteligente que su oncólogo". Primero hay que dar un vistazo a lo que es el cáncer y qué lo causa.

CAPÍTULO 3:
¿QUÉ ES EL CÁNCER?

"Las Filosofías de una época se han convertido en los absurdos de la siguiente y las locuras de ayer se han convertido en la sabiduría del mañana".
Sir William Osler (1902)

El Cáncer es Simplemente…

La medicina alopática tiene que atemorizarnos con sus diagnósticos de cáncer ya que su tratamiento tortura pacientes. Bill Henderson dice *"No tengo un recuerdo más vivido que cuando vi el cuerpo de mi difunta esposa destruido por cuatro años de cáncer, quimioterapia, operaciones y analgésicos.*

Su pelea contra el cáncer me llevó a mi búsqueda por respuestas. ¿Cómo podemos lidiar con él de manera firme y fácil? ¿Cómo podemos prevenirlo? Para poder hacer cualquiera de estas, primero debemos de entenderlo".

Algunas Estadísticas del Cáncer

Primero, permítanos que le demos algunos números. Desde 2004, el cáncer es la causa principal de muerte en los Estados Unidos. Cerca del 24% de las muertes son atribuidas al cáncer.

Nótese las palabras **"Cerca del"**. Bill dice, *"Como mencioné antes, mi difunta esposa, Marjorie, murió el 1° de noviembre de 1994 después de una pelea de cuatro años contra el cáncer. En su certificado de defunción, su doctor escribió 'falla cardíaca' como causa de muerte. Obviamente, toda estadística de la tasa de mortalidad debe ser tomada con cautela. Mis amigos doctores me* *han dicho que la ley requiere que pongan la causa final de muerte, no la causa* **precursora***, lo que sea que eso signifique".*

Más de un millón de estadounidenses son diagnosticados con cáncer cada año y más de medio millón de certificados de defunción citan al cáncer como la causa de muerte.

Otros 800,000 desarrollan **tipos de cáncer, pequeños, "no invasivos"** y varios tipos leves de cáncer de piel. Ambos tipos generalmente no se propagan y pueden ser removidos fácilmente. Estos tipos de cáncer no son incluidos en las estadísticas anuales de cáncer.

Para **mujeres de entre 35 y 74 años de edad**, el cáncer es la causa principal de muerte. Para los hombres del mismo rango de edad, el cáncer queda en segundo lugar sólo superado por las enfermedades cardiovasculares como causa principal de muerte.

A pesar de la alta incidencia del cáncer y la **"Guerra Contra el Cáncer"** de nuestro gobierno federal, empezado en 1971 y apoyado por muchos cientos de billones de dólares de investigación, virtualmente **no se ha hecho ningún progreso** en curar las formas más comunes del cáncer.

De acuerdo a la Organización Mundial de la Salud, **7.9 millones de muertes** en 2007 (13% de todas las muertes) fueron **causadas por el cáncer.** Las proyecciones estiman que esa cantidad se incrementará a **12 millones de muertes** para el año 2030. Estos números han seguido aumentando cada año. Son tan inmensos que el sufrimiento que esto implica es incomprensible.

En los Estados Unidos, para el año 2004, la tasa de mortalidad del cáncer había **aumentado un 8%** desde 1970, justo antes de que la "Guerra Contra el Cáncer" empezara. A pesar del gran número de personas que han **dejado de fumar** en años recientes, de acuerdo al Instituto Nacional del Cáncer, las incidencias para algunos de los cánceres más comunes –colon, seno, próstata, etcétera– se están **incrementando rápidamente.**

Para ponerlo de otra manera, **uno de cada dos hombres** y una de **cada tres mujeres** en los Estados Unidos desarrollarán cáncer –a menos de que lo entendamos mejor y hagamos los cambios en el estilo de vida que le enseñaremos.

Si un tumor es encontrado en sus etapas iniciales y es removido, **no crecerá de nuevo o aparecerá en otro lado el 50%** de las veces. Una vez que el cáncer se ha **metastatizado** (propagado a otros sitios del cuerpo), la quimioterapia y/o la radiación lo curarán permanentemente solo el **2% del tiempo.** A nosotros no nos agradan esas probabilidades y no las aceptaríamos. ¿Y a usted?

Otro vistazo interesante a la evidencia estadística del "éxito" del tratamiento convencional del cáncer fue hecho por un grupo de tres **investigadores profesionales** en Australia. Publicado en 2004 en el Journal of Oncology **(Diario de Oncología)**, éste estudio revisó los registros de más de 200,000 pacientes con cáncer en los Estados Unidos y Australia de 1990 al 2004. Encontraron que el incremento de supervivencia promedio a cinco años de aquellos tratados con una dosis alta de quimioterapia ha sido del **2.1%** en los Estados Unidos y **2.3%** en Australia.

Póngase usted en el lugar de los oncólogos. **Con un 98% en índice de fracaso** de la quimioterapia en extender la supervivencia del paciente, ¿No sería usted igual de **pesimista** que ellos sobre la perspectiva de vida?

¿De Dónde Viene el Cáncer?

Todos los tipos de cáncer se originan en nuestras células normales. Por lo tanto tiene sentido el ser gentil al tratarlo. La mayoría de los cánceres surgen de nuestra interacción con el mundo que nos rodea. Casi **un tercio** de todos los cánceres diagnosticados en Europa y Estados Unidos pueden ser relacionados con el uso del **tabaco.** Esta es la causa para más de 150,000 muertes en los Estados Unidos cada año.

El tipo de alimentación que decidimos consumir contribuye a otro tercio de los cánceres, especialmente cáncer de estómago y de colon.

Las personas más delgadas tienen **menor riesgo** de cáncer de seno, de próstata y de útero. Esto probablemente sea porque estos tipos de cáncer están relacionados con la alta exposición a hormonas sexuales, estrógeno y testosterona. Estas hormonas están **almacenadas en grasa.**

Las personas que toman **alcohol** excesivamente tienen mayores niveles de cáncer de **boca e hígado.**

Riesgos laborales tales como la exposición a **asbestos y formaldehído** forman parte del **5%** de todos los cánceres.

De manera sorprendente, solo el 3% de los cánceres son debido a factores hereditarios. Dónde ciertos tipos de cáncer ocurren repetidamente en una familia, la causa es por **elecciones** similares **de estilos de vida** – particularmente la dieta.

Probablemente lo más importante que hay que saber sobre las causas del cáncer es que en la mayoría de los casos ocurre como resultado de: 1) un **trauma emocional** como la pérdida de un hijo de una forma dramática, o **estrés emocional prolongado** como el causado por un divorcio problemático; o 2) **piezas dentales con endodoncia y/o cavidades o huecos**. Ambas reprimen al sistema inmunológico y permiten que el cáncer (una condición oportunista) crezca; y 3) **lo que nos metemos a la boca** –claro, cigarros y alcohol, pero también nuestra comida. Los alimentos cocinados no tienen enzimas y tienen pocos nutrientes.

Las enzimas son esenciales para digerir la comida. Nuestro páncreas tiene que producir todas las enzimas para digerir nuestra comida cocinada. Este proceso es mucho menos que 100% perfecto. Nuestras membranas celulares (el dispositivo de comunicación primario de la célula) se "obstruyen" con las moléculas no digeridas de la comida cocinada. La falta de nutrientes y enzimas y el inmenso número de químicos en toda la comida procesada o enlatada del supermercado es un problema muy serio y responsable de **millones de muertes** cada año.

Los alimentos crudos de todos los tipos poseen las enzimas que nuestro cuerpo necesita para digerirlo. ¿Es de sorprenderse que los pacientes diabéticos superen su problema luego de **unas semanas** después de adoptar una dieta de alimentos crudos?

La diabetes, como el cáncer, es el resultado de la desintegración en la comunicación celular. Al rehabilitar la membrana de la célula se cura la diabetes, así como el cáncer. Una de las grandes diferencias entre la dieta mediterránea, más saludable, y la dieta americana es que la primera es más alta en aceites Omega 3. La segunda es alta en aceites Omega 6. Los aceites Omega 3 son esenciales para el funcionamiento saludable de las membranas celulares. Para una excelente explicación de cómo nuestras células se comunican, escrito para que lo entienda la persona común, dele un vistazo al libro **"La Biología de la Creencia"** (Biology of Believe) por el Dr. Bruce Lipton.

¿Qué Es Exactamente el Cáncer?

El cáncer es el **crecimiento de tumores.** La mayoría de los cánceres (alrededor del 90%) involucra un tumor. Sin embargo, no todos los tumores son cancerosos. El cáncer también incluye un amplio rango de (lo que su doctor llama) **"enfermedades"** que no se presentan como tumores. Estos incluyen cánceres del sistema linfático llamados "linfoma", cánceres en sangre como "leucemia" y cánceres de la piel tal y como "melanoma".

Como verá, no creemos que el cáncer o cualquier condición degenerativa sea una "enfermedad". Más acertadamente, es una **"reacción"** o síntoma. Usualmente es una reacción a las **elecciones en el estilo de vida** que usted ha escogido y lo que le ha pasado a usted en el transcurso de los últimos años debido a ello. Más allá del fumar, beber y otras elecciones imprudentes que tomamos, donde el estrés emocional o problemas dentales no están involucrados, la causa directa casi siempre es la dieta. Usualmente, las tres están involucradas.

45

Alrededor del 3% y 4% de todos los cánceres vienen de genes hereditarios. El otro 96% a 97% son causados por el fallo en la comunicación celular, provocado por lo que ya hemos mencionado.

Los intentos para explicar este fallo en la comunicación celular **varían ampliamente.** Algunos dicen que los **"microbios"** dentro de las células crean las células cancerosas; otros dicen que los **"radicales libres"** dañan el ADN; otros dicen de una capa de **proteínas no digeribles** sobre la membrana celular; otros dicen de una caída en el **"voltaje"** celular; otros dicen **acidez.** Como usted puede ver, los expertos no están de acuerdo en cuál es la razón precisa de este "mal funcionamiento celular".

Una cosa sí es segura: Si su cuerpo (particularmente su sistema inmunológico) está lo **suficientemente saludable** para combatir a todas las toxinas que entran o que residen en él, usted no tendrá esta "reacción" llamada cáncer.

Una cosa que tienen en común todos los cánceres es el **daño al ADN** del núcleo de la célula. Este ADN es **duplicado con cada división celular.** El adulto promedio tiene 75 trillones de células en su cuerpo. Una vez más **–75, 000, 000, 000,000 de células.** 99% de las células en nuestros cuerpos son llamadas células "somáticas". Todas nuestras células, excepto por las células nerviosas y cerebrales, son reemplazadas miles o cientos de miles de veces en nuestra vida. En **siete años** el proceso de división y muerte celular reemplaza virtualmente **cada célula** en nuestros cuerpos.

Otra forma de ver esto es que **cada día** alrededor de **300 billones de células** son reemplazadas en nuestro organismo. ¿Por qué es esto importante? Porque inevitablemente ocurren "errores" durante este proceso, probablemente debido a una de las causas anteriormente mencionadas. Si estos errores en el ADN de la célula ocurren solo el 0.003% (tres milésimas de uno por ciento) del tiempo, producimos **diez millones de células cancerosas** cada día. Esto es probablemente conservador. Un billón (con "b") de células cancerosas son del tamaño de la goma de borrar de un lápiz.

Problemas de División

Cuando una célula se divide, el ADN en esa célula es copiado y pasado a la célula nueva. Pero el ADN de cualquiera puede resultar dañado. Porciones de las instrucciones genéticas pueden ser **destruidas o alteradas** –mutadas.

Si esta mutación ocurre en el lugar equivocado –en un gen activo, por ejemplo –puede **alterar el funcionamiento de la célula**, provocando que pierda su habilidad para sobrevivir con una "respiración" normal. Sí, cada célula requiere oxígeno para poder generar energía.

Su fantástico cuerpo incluye un **sistema regulador** que es impresionante. Por ejemplo, cuando usted sufre una pequeña cortada en el dedo, sus células van a trabajar para reparar el daño. Cuando suficientes células se juntan alrededor de la herida, éstas detienen su división. ¿Alguna vez se ha preguntado por qué? Porque hay un "gen suicida" en el ADN que dice "Ya basta".

No solo el número total de células es supervisado si no que los genes **"correctores"** en el ADN buscan anormalidades en la célula. Cuando encuentran una, entonces o arreglan la célula o la eliminan. Ellas están en funciones las 24 horas del día los siete días de la semana. ¿No es esto **asombroso**?

Su **sistema inmunológico** (alrededor de 20 trillones de los 75 trillones de células de su cuerpo) también elimina, por millones, estas células dañadas cada día. Es su **segunda línea de defensa** en contra de células anormales.

Las células cancerosas son vistas de manera diferente por su sistema inmunológico porque han perdido la habilidad de utilizar oxígeno. En lugar de ello, utilizan la **fermentación** de fructuosa y glucosa para su energía. De hecho, tienen alrededor de 17 veces más receptores de glucosa en sus membranas que la célula normal.

Así que, las células cancerosas (dividiéndose fuera de control) ocurren en nuestro cuerpo **todos los días**. Si las funciones o mecanismos de vigilancia de la célula fallan, el sistema inmunológico necesita **reconocer esta célula "rebelde"** y **erradicarla.** Pero el sistema inmunológico no es más que **células especializadas.** Los 130 tipos de células diferentes del sistema inmunológico viven en el mismo "medio ambiente" que el resto de las células de nuestro cuerpo. ¿Qué pasaría si son debilitadas con el mismo proceso que causó la anormalidad en la división celular? - ¿Entonces qué?

La célula ha **perdido su función "suicida".** Al gen **"corrector"** se le escapó el error. Su sistema inmunológico **es demasiado débil** como para proporcionar su segunda línea de defensa. Resultado: **La Gran C (en inglés La Gran C se refiere a un diagnóstico de Cáncer. N. del traductor).**

Las células cancerosas usualmente viajan al **órgano más débil y con mayor nivel de acidez** en su cuerpo y se gesta un tumor. El tumor canceroso crece porque las células **"hijas"** heredan el mismo conjunto de genes anormales.

Algunos tumores cancerosos crecen muy lentamente y no son finalmente diagnosticados sino de 5 a 15 años después. Otros crecen más rápido y se vuelven evidentes en unos meses o en un par de años. Y claro, algunos cánceres (leucemia, linfoma y melanoma) no desarrollan tumores nunca. Alrededor del 90% de los cánceres involucran tumores.

El Tumor Canceroso

Demos un vistazo al típico tumor canceroso. Por ejemplo, digamos que se encuentra en el colon. Un tumor (un síntoma del cáncer) es algún número (usualmente billones) de células cancerosas rodeadas por tejido. Las células cancerosas no son órganos. El tumor canceroso es la **"respuesta de emergencia"** de nuestro cuerpo a las células anormales que están fuera de control. Nuestro cuerpo decide "aislarlas" del resto de sus células para limitar el daño al envolverlas en tejido.

Claro, las células cancerosas continúan dividiéndose fuera de control y el tumor crece. En algún momento, el efecto del tumor es "reconocido" por usted o por su doctor, usualmente luego de meses o años de crecimiento no detectado. Por ejemplo, usted siente un quiste o experimenta un sangrado anormal o dolor. Típicamente, en este punto, su doctor en cáncer realizará algún tipo de **"procedimiento"** exploratorio. Esto es usualmente un estudio radiográfico o pruebas de sangre, seguido normalmente por una "biopsia". Una biopsia es literalmente perforar el tejido del tumor para remover una muestra de las células dentro del tumor y llevarlas a ser estudiadas al laboratorio.

¿Qué tan sano cree que esto es? Bien, usted tiene razón. **No es saludable.** Al romper la integridad del tejido alrededor del tumor frecuentemente resulta en que las células cancerosas se propaguen. Sin este "procedimiento", se hubieran quedado "contenidas" **dentro del tejido del tumor**. Siempre hay formas menos invasivas de diagnosticar el cáncer.

La extirpación del tumor usando cirugía siempre tiene el **mismo efecto**. El cirujano/a dice **"lo extirpamos todo"**, cuando en realidad, él o ella removieron la mayoría de las células cancerosas, pero otras escaparon a este "procedimiento". Así que, ¿Es siempre inteligente rechazar todas las veces las biopsias y la cirugía? Pocas cuestiones en la medicina se prestan para "siempre": biopsias sí, cirugías algunas veces. Hay raros casos en los que los procedimientos de cirugía o el de la utilización del "bisturí gama" (radiación) para **"eliminar"** el tumor son necesarios –por ejemplo algunos tumores cerebrales y de colon.

¿Usted quiere saber qué haríamos nosotros? Simplemente evite cualquier "procedimiento" que pueda causar la propagación (metástasis) de las células cancerosas a menos de que su vida esté en peligro inmediato. Sabemos que un tumor rara vez puede matarnos, ya sea maligno (canceroso) o no. Con un régimen (vea el capítulo 5) que **traerá bajo control a casi todos los cánceres en pocas semanas**, rara vez hay necesidad de un "procedimiento" invasivo.

Por favor sepa que esta perspectiva optimista de los tiempos de recuperación a corto plazo aplica sólo a pacientes con cáncer que **no han sido sometidos** a **quimioterapia** o **radiación**. Estos tratamientos dañan enormemente la habilidad del cuerpo para recuperarse. La recuperación entonces toma **meses, no semanas**.

¿Qué Son los Radicales Libres?

Los radicales libres, que son una de las causas más comunes de daño canceroso al ADN, **están** bajo su control. ¿Qué son los Radicales Libres? Cada día, producimos o ingerimos millones de ellos. Ellos son compuestos que tienen **un electrón no apareado** en su constitución atómica.

Intente lo que quiera, **no puede evitar** estos radicales libres. Ellos están en nuestro cuerpo y en la atmósfera. Son el resultado del proceso que nuestro cuerpo utiliza para descomponer la comida, entre **muchas otras causas**. Pero también son provocados, y pueden ser controlados, por las decisiones en el estilo de vida que tomamos todos los días. ¿Qué tipo de decisiones de estilos de vida? ¿Quiere algunos ejemplos?

➢ **El fumar cigarros** es el mayor generador de radicales libres, más que cualquier otra actividad en su estilo de vida. Eventualmente, el número de radicales libres que produce supera las complejas defensas de nuestro cuerpo y el fumador desarrolla cáncer de pulmón, enfisema, enfermedad cardíaca y muchas otras enfermedades.

➢ Los ácidos grasos trans son particularmente dañinos y son encontrados en abundancia en la "Dieta Estándar Americana" (SAD, por sus siglas en inglés). Las papas fritas de los restaurantes de comidas rápidas, por ejemplo, tienen una alta concentración de ácidos grasos trans, más que cualquier otra comida.

➢ Las vitaminas, comida y otros suplementos proveen **"antioxidantes"** que pueden eliminar a los radicales libres por **billones**.

> ➤ Todas estas opciones de estilo de vida que uno es**coge son acumulativas** –para bien o para mal.

Además de cáncer, **el daño** de los radicales libres también causa senilidad, artritis, endurecimiento de las arterias y el deterioro del funcionamiento del sistema inmunológico conforme envejecemos.

Deficiencias Alimenticias

La **falta de nutrientes** en nuestra alimentación y qué hacer con ello es el tema de muchos libros. Algunos de los mejores son mencionados en el Folleto # 1 (al final de este libro) y el Apéndice A. La **lixiviación del suelo,** por la pobre rotación de cultivos junto con **la forma en que la comida es procesada,** asegura que nuestras células carezcan de los nutrientes que necesitan para mantenerse sanas. De hecho, son atacadas por cientos de químicos usados en los alimentos procesados todos los días.

Los suplementos y los alimentos orgánicos pueden corregir estos problemas hasta cierto grado. Sin embargo, estas condiciones son la causa de **todas las "reacciones" degenerativas** (artritis, esclerosis múltiple, diabetes, cardiopatía, fibromialgia, síndrome de fatiga crónica –y seguramente el **cáncer** y muchas otras).

Ayudando a Su Sistema Inmunológico

Un sinnúmero de estudios en los años recientes confirman la función del sistema inmunológico en prevenir y **curar** el cáncer. Casi todos los días un nuevo estudio es publicado en la búsqueda de medicamentos y vacunas que incrementen la habilidad del sistema inmunológico para combatir el cáncer.

Como lo veremos en el Capítulo 5, estos medicamentos **no son necesarios**. Están siendo buscados para incrementar las ganancias de Big Pharma. Al menos tres substancias que **no son tóxicas y que son inofensivas** al tomarlas han sido probadas y se ha demostrado que sirven para incrementar la habilidad del sistema inmunológico para "limpiar" las células anormales cancerosas. Estas substancias son descritas en el Capítulo 5. No necesitamos medicamentos nuevos.

Aquí tenemos una cita de un libro interesante, "Edad Verdadera" (Real Age), por el Dr. Michael F. Roizen:

"Al envejecer, su segunda línea de defensa, su sistema inmunológico, tiende a ser menos vigilante y no detecta ni destruye estas anormalidades con facilidad. Entre más débil sea su sistema inmunológico, lo más probable será que no provea el apoyo necesario. Cuanto más tiempo viva usted, es más probable que tenga divisiones celulares anormales, es más probable que el ADN de una célula específica contenga una mutación y más probable será que su sistema inmunológico no estará ahí para atrapar tal error. Lo más importante que hay que recordar es esto: **Puede usted disminuir e incluso revertir, el ritmo de envejecimiento de su sistema inmunológico**".

El Dr. Roizen prosigue a explicar las causas y las medidas de prevención para varios tipos de cáncer. Si quiere leer más sobre su trabajo, su libro se titula **"EDAD VERDADERA – ¿Es Usted tan Joven como lo Puede Ser?** (¿Real Age-Are You as Young as You Can Be?) Copyright 1999 por el Dr. Michael F. Roizen. También diríjase a este sitio: http://www.realage.com/

El Dr. Roizen da una extensa explicación acerca de los antioxidantes (Vitamina C, E, etc.) y su rol controlando los **"radicales libres"** que dañan los genes en las células.

Es muy claro con toda la investigación que hemos hecho que la mayoría de los cánceres pueden ser prevenidos con **alimentación apropiada, suplementos y ejercicio**. Cada uno de estos tres puede ser visualizado como una de las patas de **un banquillo de tres patas**. Si cualquiera de estas tres es desatendida, el banquillo se cae –su cuerpo se degenera y entonces usted se enferma.

[NOTA: Muchas personas han señalado su perspectiva sobre que este "banquillo" en realidad tiene una cuarta pata. Dicen que es nuestra **naturaleza espiritual** que tiene un efecto positivo en nuestra salud. No trataremos de influenciarlo de una manera u otra sobre este tema.]

Tratando Su Cáncer

En resumen, EL CÁNCER NO ES UNA "ENFERMEDAD", ¡Es un síntoma de un desequilibrio en su cuerpo! Son simplemente las células de su propio cuerpo. El número de células anormales fermentadoras (células cancerosas) producidas por su metabolismo celular diario (proceso de división) ha excedido la habilidad de su sistema inmunológico para lidiar con ellas. Sus células madre se multiplican mucho más rápido que las células cancerosas... Por lo que las células cancerosas no son las más **rápidas dividiéndose** en su cuerpo. Sólo son células anormales que deben ser eliminadas o revertidas a sanas otra vez.

Nuestro cuerpo produce células cancerosas **todos los días**, por millones. Nuestro sistema o mecanismo de vigilancia celular se encarga de ellas –Hasta que ya no puede más. Entonces somos eventualmente diagnosticados con cáncer.

El cáncer probablemente **tomó años en desarrollarse** hasta el punto que pudo ser detectado. Si necesita una causa, culpe a su estilo de vida. Con ese conocimiento, debe saber que el tratamiento del cáncer es un **proceso largo**. Cuando el cáncer esté bajo control o en "remisión", debe de mantenerlo en ese estado al seguir con ese buen estilo de vida y apoyando a su sistema inmunológico por **el resto de su vida**.

Usted puede ver al cáncer como una **condición crónica**, algo como hipertensión (presión arterial alta), problemas del corazón o diabetes. Debe mantener su cuerpo en excelente condición para combatir el cáncer. **No puede** simplemente regresar a su viejo estilo de vida y esperar que el cáncer no vuelva.

¡Está de Vueltaaaaa!

Desafortunadamente, **cuando el cáncer regresa**, por no haber sido mantenido bajo control, tiende a metastatizarse más agresivamente. Pero no se preocupe. En el capítulo 5 y los Folletos 1 y 2 sobre la Dieta y Ejercicio, vamos a enseñarle exactamente cómo evitar esto.

El tratamiento de cáncer convencional (cirugía, quimioterapia y radiación) **destruye su sistema inmunológico**. Los Oncólogos le prestan poca atención a reconstruirlo o a cambiar su estilo de vida. Esta es la razón por la que los pacientes de cáncer tratados convencionalmente parecen mejorar, sólo para que el cáncer **vuelva** en pocos meses o años en una forma más agresiva. Adicionalmente, el cáncer que regresa es usualmente resistente a los agentes quimioterapéuticos previamente usados. Las células cancerosas débiles han sido erradicadas por el tratamiento y las células cancerosas más fuertes sobreviven y siguen reproduciéndose. Eventualmente, todas son fuertes y resistentes al tratamiento.

Los capítulos siguientes de este libro tratarán **a detalle**, con opciones específicas, los tratamientos disponibles para cada paciente con cáncer. La mayoría de estas alternativas son apoyadas por grandes proyectos de investigación. Muchas de estas opciones de tratamientos específicos, han provocado que se generen diversos **grupos de sobrevivientes** que se han formado para brindar información a otros que sufren de cáncer.

El **Apéndice "A" Resumen de Recursos Informativos**, es una lista completa de los recursos que también puede usar para encontrar más detalle del que podemos incluir en este libro. También, los sitios web lo ayudarán a mantenerse al día sobre los nuevos descubrimientos conforme vayan ocurriendo, al igual que los boletines mensuales que emitimos.

Prevención del Cáncer

Muchos de los antioxidantes que nuestro cuerpo necesita para eliminar los radicales libres y prevenir el cáncer debe venir de suplementos. Si ha conversado con su doctor recientemente sobre este tema, probablemente no le animó su respuesta. La mayoría de los médicos creen que los suplementos son innecesarios. Una "Dieta" apropiada proveerá todas las vitaminas, minerales, enzimas que necesita, dicen ellos. Sólo coma una dieta "equilibrada". ¡Algunos otros incluso le dicen que coma lo que quiera! Pregúntele a su doctor que significa una dieta "equilibrada" y no le dará importancia. No tiene idea sobre la nutrición. Es común que a los pacientes con cáncer se les ofrezca un dulce en el consultorio de un oncólogo.

Un autor prolífico sobre el cáncer –acerca de su tratamiento y prevención- es el Dr. **Ralph W. Moss**. El Dr. Moss ha escrito **13 libros** sobre la terapia de cáncer, sus causas, su prevención etcétera, incluyendo *Questioning Chemotherapy (Cuestionando la Quimioterapia), Herbs Against Cancer (Hierbas contra el Cáncer) y The Cancer Industry (La Industria del Cáncer)*. Este fragmento es de uno de sus libros, publicado en el año 2000, **llamado "Antioxidants Against Cancer"** (Antioxidantes Contra el Cáncer).

"Las Actitudes de los Doctores"

"Miles de artículos científicos apuntan hacia el poder de los antioxidantes, aún así a los doctores no se les enseña esto en la escuela de medicina. Otros puede que sepan de este emocionante desarrollo pero lo **evitan** por temor a la presión entre sus colegas o a la estigmatización a la que se exponen. Y muchas veces, los doctores responden a reportes positivos con una **advertencia** sobre que los pacientes **no deberían** tomar suplementos alimenticios.

La línea convencional de investigación es prometedora, pero **no hay suficientes datos** en los cuales basar conclusiones firmes…

Ciertamente, pocas intervenciones médicas pueden tener menos riesgo que comer una dieta **alta en antioxidantes**. No estamos hablando sobre ingerir arsénico, sino de **frutas y vegetales brillantes y coloridos**, al igual que extractos concentrados. Y aún así los médicos marcan la línea cuando discutes antioxidantes y dicen, **'Muy arriesgado. No se conoce lo suficiente'.**

No es de sorprenderse que la gente común recurra a los libros, revistas y sitios de internet para buscar información sobre antioxidantes, y que muchos pacientes **duden en siquiera discutir** preguntas sobre nutrición con sus doctores. Los pacientes se están educando **(¡Algunas veces más que su doctor!)** y se han capacitado más".

Si le gustaría leer más del trabajo del Dr. Moss estos fragmentos son de su libro "Antioxidants Against Cancer" (Antioxidantes Contra el Cáncer), copyright 2000, por el Dr. Ralph W. Moss. Usted puede querer visitar su sitio web: http://CancerDecisions.com

Suplementos Antioxidantes Efectivos

Hemos estado hablando sobre antioxidantes en relación a la prevención de cáncer. También son importantes en la prevención de ataques cardiacos, apoplejías, degeneración macular del ojo y cerca de **otras cien enfermedades** asociadas con el envejecimiento.

Las razones para incluir alimentos ricos en antioxidantes y suplementos en su rutina diaria **van más allá del cáncer.**

Permítanos darle aquí la mejor fuente de vitaminas y minerales que tiene virtualmente todo incluido. Si encuentra uno mejor, nos gustaría escuchar sobre él. Por favor envíenos un correo contándonos de su descubrimiento a uhealcancer@gmail.com

Por **más de 18 años**, Bill ha estado recibiendo un boletín llamado **"Alternativas"** escrito por el **Dr. David G. Williams.** Sus escritos sobre la forma saludable de vivir han sido inmensamente útiles.

El **Dr. Williams** tiene un sitio muy útil. Ahora contiene copias de archivos de boletines mensuales desde 1985. Esto es un gran volumen de información sobre salud. Puede comprar por cuatro o cinco dólares cualesquiera de las ediciones pasadas que le interesen. Véalo en http://www.drdavidwilliams.com/

Sobre los antioxidantes… el Dr. Williams, en 1996, formuló algo llamado **"Daily Advantage" ("Ventaja Diaria")**. Es un pequeño paquete de plástico transparente que contiene 8 cápsulas. Bill toma un paquete en el desayuno y otro en el almuerzo o cena, como el Dr. Williams aconseja.

He aquí como el Dr. Williams describe el paquete nutricional "Daily Advantage":

"He escogido cuidadosamente las **65** vitaminas, minerales, hierbas antioxidantes, super alimentos, aminoácidos y enzimas digestivas que están en el "Daily Advantage", basado en todos los **años de mi investigación** dentro de la suplementación nutricional.

…estos nutrientes difíciles de encontrar funcionan juntos para **sobrecargar los antioxidantes** en el complejo vitamínico, haciendo que la fórmula global sea más poderosa y pueda destruir a los **radicales libres** que están atacando a sus células con mayor eficacia".

Aquí le mostramos los ingredientes en cada juego de cápsulas del "Daily Advantage" (dos paquetes):

Vitaminas y Minerales Esenciales:

- Vitamina A 5,000 IU
- Vitamina C2,000 mg
- Vitamina D800 IU
- Vitamina K60 mcg
- Tiamina (Vitamina B1)50 mg
- Riboflavina (Vitamina B2)50 mg
- Niacina126 mg
- Vitamina B6110 mg
- Acido Fólico400 mcg
- Vitamina B12100 mcg
- Biotina300 mcg
- Ácido Pantoténico 150 mg
- Calcio1,000 mg
- Yodo100 mcg

- Magnesio500 mg
- Zinc20 mg
- Selenio   200 mcg
- Cobre2 mg
- Manganeso10 mg
- Cromo200 mcg
- Molibdeno100 mcg
- Potasio100 mcg
- Vanadio150 mcg
- Colina 100 mg
- Quercetina50 mg
- N-Acetil Cisteína50 mg
- Complejo de Minerales Traza50 mg
- Bioflavonoides de Limón40 mg
- Ácido para-aminobenzoico (PABA)30 mg
- Inositol100 mg
- Silica26 mg
- Rutin (de Alforfón) 10 mg
- Hesperidina (de Piel de Cítricos) 10 mg
- Boro1,000 mcg

Protectores Antioxidantes Avanzados

- Vitamina A (Beta-caroteno)15,000 IU
- Vitamina E400 IU
- Tocotrienoles (del Arroz)20 mg
- Coenzima Q1010 mg
- Ácido Alfa-lipoico 10 mg
- Luteína (de Caléndulas)6 mg
- Licopeno (de Tomates)6 mg

Superalimentos Herbales Potenciadores

- Espirulina (de Algas)750 mg
- Cúrcuma (de Raíz)200 mg
- Taurina200 mg
- Raíces de Ginseng Siberianas 180 mg
- Polen de Abeja100 mg

- Carnitina100 mg
- Jalea Real50 mg
- Astrágalo (de Hoja)50 mg
- Raíz de Jengibre50 mg
- Gymnema Silvestre50 mg
- Pancreatina 50 mg
- Hiel de Buey50 mg
- Extracto de Té verde50 mg
- Extracto de Ginseng Siberiano50 mg
- Extracto de Panax Ginseng40 mg
- Hidrocloruro de Betaína (HCL)20 mg
- Gingko Biloba10 mg
- Lipasa10 mg
- Celulasa10 mg
- Maltasa10 mg
- Proteasa10 mg
- Amilasa10 mg

En julio de 2002, el Dr. Williams añadió una octava cápsula al paquete sin costo extra. Lo llama "Ventaja EFA". Consiste en varios extractos de aceites de pescado (libres de mercurio) ricos en ácidos grasos Omega-3. Aquí la composición:

- EPA (Ácido Eicosapertaenoico)100 mg
- DHA (Ácido Docosahexanoico)150 mg
- Otros Ácidos Grasos Omega-3 50 mg
- Ácido Gama-linoleico 50 mg

Puede obtener más información en este sitio web o llamando a **Mountain Home Nutritionals** en Lancaster, Pensilvania, a las personas que distribuyen **Daily Advantage** para el Dr. Williams. Pueden ser contactadas en el (800) 888-14-15 (Línea sin costo en los Estados Unidos).

He aquí lo que Bill dice sobre su elección de Daily Advantage:

"Recientemente leí un libro titulado 'Guía Comparativa de Suplementos Nutricionales' por el Licenciado y Maestro en Ciencias Lyle MacWilliam. El Sr. MacWilliam había tomado 500 de los

suplementos nutricionales en el mercado de los Estados Unidos y Canadá. Al comparar los ingredientes de cada uno, hizo una lista de los '100 mejores', de los cuales, posteriormente, redujo a los 'top 5' (5 mejores). Con la ayuda de siete nutriólogos, también desarrolló una 'mezcla estándar'. Él describe este estándar como una 'referencia nutricional que hemos creado basado en recomendaciones independientes de siete autoridades científicas'. Este estándar fue usado como base para la comparación.

Este libro es interesante y debo recomendárselo a usted si es estudiante de nutrición. La fórmula de "Daily Advantage" descrita anteriormente no fue uno de los 500 productos abarcados en este libro. Naturalmente, tuve curiosidad. Comparé los ingredientes anteriores con la 'mezcla estándar' de este libro. Estoy seguro de que no se sorprenderá al decirle que descubrí que era 'mejor que lo mejor' del top 5.

Yo pago alrededor de $55 dólares mensuales por Daily Advantage, incluyendo envío por Correo Urgente. No puedo ni siquiera imaginar cuanto me costaría comprar estos ingredientes en una tienda local de alimentos para la salud. Yo atribuyo mi radiante salud a este producto, a una alimentación sensata y al ejercicio regular. No fumo. Tomo de forma moderada (menos de un vaso de vino o el equivalente por día)".

Después de los Antioxidantes, ¿Entonces qué?

Así que ha comprado **Daily Advantage** del Dr. Williams o lo que sea que usted crea que es mejor y se lo toma **todos los días.** ¿Eso es todo? En realidad no.

Ultra-Fit

Bill dice, *"El doctor que es directamente el principal responsable de que haya yo tomado el control de mi salud es el **Dr. Joe Davis.** Lo conocí en uno de sus centros de 'bienestar' Ultra-Fit en San Antonio en 1992. Tenía yo 60 años y estaba en un triste estado.*

*El Dr. Davis es un especialista en **medicina interna**. También es un **ser humano** que ha luchado contra la **obesidad** y el **alcoholismo** para convertirse en un levantador de pesas competitivo y fundador de múltiples centros Ultra-Fit del país.*

*Su libro 'Ultra-Fit' y los centros de bienestar son el resultado de haber trabajado con **miles de pacientes** en un lapso de **15 años**, la mayoría de ellos obesos y fuera de forma. Permítame hacer referencia al libro del Dr. Davis, 'Ultra-Fit', junto con **algunos comentarios personales**:*

"Es mi creencia personal, como médico especialista en medicina interna, que los **factores alimenticios** son la causa principal de las enfermedades más comunes que ocasionan la mayoría de las muertes en los Estados Unidos. Comer **demasiada grasa** resulta en enormes **problemas**. A la sociedad le cuesta **billones y billones** de dólares cada año detener enfermedades relacionadas con ingerir estas grasas dañinas.

No estoy exagerando las enfermedades relacionadas con la grasa. Seguro, **otros factores** entran en la ecuación que desencadena **cualquiera** de estas enfermedades.

Sin embargo, sólo el que usted cargue **exceso de grasa** en su cuerpo **incrementa las posibilidades** de desarrollar una de estas enfermedades en su vida. Entre **más** tiempo pase cargando el exceso de grasa, mayores las posibilidades.

El animal humano ha **evolucionado su maquinaria genética** para conservar y **almacenar las calorías como grasa** durante períodos intermitentes donde la comida escasea. Sólo desde el siglo veinte hemos desarrollado la tecnología para la producción de alimentos, almacenamiento y distribución para que, para propósitos prácticos, **no suframos más de escasez de comida** –o al menos no en las partes opulentas del mundo.

Piense en eso. Por millones de años, el hombre constantemente **buscó comida**, sufrió hambrunas. De repente, en los últimos

cincuenta años, los Estados Unidos **sufrieron** de un **exceso** en la producción de alimentos.

¡Requiere **trabajo no volverse obeso** en América!"

¿Ahora, de Aquí Para Adónde?

Los radicales libres son malos. La grasa **mala** causa **más** radicales libres. ¿Qué hacemos al respecto? El Dr. Davis prescribió **cambios en el estilo de vida** –dieta, ejercicio y hasta imágenes mentales. Citó cientos de ejemplos de cómo los pacientes aplicaron estas ideas.

¿Funcionará para usted? Probablemente. Varios "folletos" vienen con este libro. En los primeros dos, **"Detenga su Envejecimiento con Dieta"** y **"Detenga su Envejecimiento con Ejercicio"** cubriremos a detalle cómo hemos aplicado estas ideas del Dr. Davis y de otros médicos y terapeutas.

Ahora voltearemos hacia su preocupación más inmediata –"¿Cómo utilizo este conocimiento para ayudar a **curar** mi cáncer (o el de un ser querido)?" Por favor siga leyendo.

CAPÍTULO 4:
TRATANDO SU CÁNCER

*"Como un químico entrenado para interpretar datos, es incomprensible para mí que los médicos puedan ignorar la clara evidencia de que la quimioterapia hace **mucho, pero mucho más mal que bien"**.*

Dr. Alan C. Nixon, Ex-Presidente de la Sociedad Química Americana

Lo Básico

Los pacientes con cáncer regularmente **son sometidos** a tratamientos que son tan **bárbaros** y brutales como los "tratamientos" de extracción de sangre utilizados por los doctores en el siglo XV. ¿Por qué? La respuesta yace en las **"políticas" del cáncer** y en una confianza equivocada en que los doctores lo tratarán como si usted fuera su familia.

Si la quimioterapia o radiación de cualquier tipo ha sido sugerida para usted o para cualquiera que conozca o quiera, USTED **DEBE** leer por su cuenta y formarse su propia opinión. Bill vio el cuerpo de su difunta esposa ser lentamente **torturado y destruido** por "quimio cocteles" por **cuatro largos años**, destruyendo en el proceso toda calidad de vida. La redujo a una **raquítica e inválida abatida por el dolor** sin haber extendido tan solo **un día** de su vida.

Veamos de cerca los tratamientos de cáncer **"convencionales"** – cirugía, quimioterapia y radiación, también llamadas terapias **"de extirpación"**.

63

Cirugía

Si tiene una de las formas más comunes de cáncer –seno, próstata, colon, pulmón, etcétera –**un tumor "duro"** es normalmente encontrado. Esta es una característica del **90% de los cánceres** reportados cada año. En algún punto, su oncólogo o cirujano va a sugerir **removerlo**. A Marge se lo hicieron varias veces.

Frecuentemente la **extirpación quirúrgica** de un tumor **causa** la **metástasis** que pudo no haber ocurrido. Usted estará peor por someterse a la cirugía, aunque se recupere completamente de la misma.

El cirujano dirá, así como le dijo a Marge y a Bill: **"Lo extrajimos todo"**. Lamentablemente, el cirujano **siempre estará equivocado**.

Como lo mencionamos anteriormente, un tumor canceroso del tamaño de la goma de un lápiz contiene alrededor de un **billón** de células cancerosas. Si tan sólo algunas de estas bribonas se escapan del bisturí del cirujano, **como siempre pasa**, su cáncer es muy probable que regrese y se esparza, a menos de que repare cuidadosamente su sistema inmunológico.

Las estadísticas dicen que si un tumor es encontrado **"tempranamente"**, sólo reaparecerá el 50% de las veces. De lo que sabemos sobre las estadísticas del cáncer, nosotros esperaríamos que ésta fuese una estadística **optimista**. Pero aceptémoslo. Usted tiene una **probabilidad del 50/50** de que estará igual de mal l**uego de la extirpación**. Además, **tiene una posibilidad** de que **estará peor** porque la metástasis (la propagación), lo más seguro, ocurrirá.

El sembrado es la propagación del cáncer mediante **gotas de sangre contaminadas con cáncer** que caen sobre tejido no canceroso durante la cirugía. Aunque la irrigación con peróxido de hidrógeno antes del cierre pueda mitigar la propagación quirúrgica del cáncer, el peróxido de hidrógeno **nunca fue usado como irrigante** en las cirugías durante la práctica como anestesista del Dr. García.

Sin embargo, la extirpación quirúrgica de un tumor puede ser algo que tendrá que considerar. En el cáncer de colon, por ejemplo, el tumor puede **bloquear completamente su función de eliminación**. Los tumores cerebrales casi siempre causan **convulsiones** y otros problemas que son potencialmente mortales. En casi todos los cánceres comunes, sin embargo, **no hay evidencia** de que la cirugía prolongue su vida.

Piense en esto. ¿Cree que un estudio en el que se comparen los **efectos** de la cirugía **sobre la prolongación de la vida** con los de "no cirugía" ha sido realizado? La cirugía siempre se hace basada en la suposición de que ayudará. ¡Vaya medicina basada en evidencia!

Como veremos dentro de poco, hay al menos 400 tratamientos con substancias naturales, las cuales todas tienen **evidencia** de haber tratado satisfactoriamente a algunos pacientes con cáncer **terminal** y muchos tumores cancerosos y otras formas de cáncer. Por favor **explore** algunos de ellos antes de confiar su tratamiento a un cirujano, oncólogo o radiólogo. Casi siempre existe tiempo disponible para esto —a pesar de la premura que sus oncólogos tratarán de imponerle.

Cada uno de estos tratamientos muestra resultados positivos en semanas, resultados que pueden ser detectados por métodos convencionales – IRM (imagen por resonancia magnética), escaneo CT (tomografía computarizada), escaneo PET (Tomografía con emisión de positrones) y pruebas de sangre. Dependiendo de la etapa de su cáncer, tal vez quiera probarlas primero, durante, después o **en lugar de** su tratamiento "convencional". Si su oncólogo se resistiera a discutir inteligentemente con usted, **por favor** encuentre otro doctor.

Una mala interpretación final acerca de los reportes de patología: Muchos pacientes cuando reciben un reporte de patología "negativo" (sin cáncer), creen que la muestra, el tejido quirúrgicamente extraído, ha sido absoluta y completamente **analizada bajo un microscopio**. Nada podría estar más alejado de la verdad. La realidad es que la muestra es **primero examinada**

visualmente. Cualquier área que aparezca anormal requerirá ser analizada adicionalmente. Sin embargo, el cáncer se esparce **con sólo unas pocas células**. Superficialmente, estas parecen a simple vista como "células normales". Y por esto, puede que no sean analizadas bajo un microscopio. Los patólogos hacen lo mejor que pueden. No obstante, el Dr. García les dice a todos sus pacientes que si tienen una masa anormal, es seguro que ya se haya propagado para el momento de su descubrimiento. Recuerde que la medicina no es una ciencia, es un arte y usted es el medio.

Quimioterapia

Para los propósitos de esta discusión, nos referiremos a la quimioterapia como el envenenamiento de las células que se dividen rápidamente usando medicamentos citotóxicos, que **no sólo** tienen en la mira a las células cancerosas. Eso es lo que es la quimioterapia.

Hay muchos otros medicamentos usados en el tratamiento del cáncer para controlar las reacciones adversas al veneno; alterar el balance hormonal; modificar las respuestas biológicas; o reforzar el sistema inmunológico (interferón, etc.). Por simplicidad, no los discutiremos.

La quimioterapia utiliza varias combinaciones de medicamentos tóxicos para envenenar las células mientras se van dividiendo. ¿Recuerdan el número 75 trillones? Ese es el número de células que tiene el cuerpo de una persona promedio. **Cada día, alrededor de 300 billones** se reemplazan ellas mismas al dividirse. Las células cancerosas se están dividiendo para formar nuevas células cancerosas malignas. Muchos billones de células sanas también se **dividen todos los días** para reemplazarse ellas mismas.

Los "cocteles" de quimioterapia **no pueden distinguir** entre células cancerosas y células saludables. Los oncólogos **bombardean** a todas las células con el mismo Napalm. (El **Napalm** es un combustible que en términos generales se puede clasificar como gasolina gelatinosa y que fue utilizada en algunas guerras como bomba incendiaria. N. del traductor). ¿Alguna vez se preguntó por qué los pacientes de quimioterapia **pierden el cabello**? Adivine dónde están algunas de las **células más rápidas en dividirse**. Exacto. Están en su cabello. **No células cancerosas**, sólo células sanas reemplazándose, pero la quimioterapia afecta preferentemente a las células de crecimiento rápido. Hay muchas células de rápido crecimiento en sus intestinos, otros órganos vitales y en su médula ósea. **¡Destrúyanlas todas!** ¡Es por eso que los pacientes de quimioterapia **se sienten tan terriblemente** y la mayoría **quisiera estar muerto!**

Cuando se pierden las células que recubren sus intestinos, éstos pacientes desarrollan el síndrome de **mala absorción**. Por lo que con la mala absorción, a pesar de una excelente nutrición, el paciente es fisiológicamente incapaz de absorber nutrientes. El 40% de la gente con cáncer **muere por desnutrición** en los Estados Unidos.

¿No le parece esto un **tratamiento brutal**? ¿No cree que usted estaría buscando **cualquier otra cosa que no sea** esta forma de "tratar" a sus pacientes si usted fuera un oncólogo? Muchos de ellos son bien intencionados pero están **atrapados en el sistema**. El dinero de las farmacéuticas (la mayoría de éste relacionado con la quimioterapia) dirige al sistema. La mayoría de las personas que están haciendo **investigación alternativa**, al menos en los Estados Unidos, **no son doctores especialistas en cáncer (oncólogos)**. La investigación que los doctores en cáncer y sus "lacayos" hacen en los centros de investigación es **casi totalmente** financiada por la **industria farmacéutica**.

Hay **pocos tipos de cáncer** que **responden muy bien** a la quimioterapia. En octubre de 1971, el Dr. Gordon Zubrod, uno de los directores del Instituto Nacional del Cáncer, presentó una lista de éstos. Todos son **raros en adultos**. Pero, lo más importante es que la lista **no ha cambiado** desde 1971. Aquí está:

Linfoma de Burkitt; Coriocarcinoma; Leucemia Linfocítica Aguda; Enfermedad de Hodgkin; Linfosarcoma; Cáncer Testicular Embrionario; Tumor de Wilms; Sarcoma de Ewing; Rabdomiosarcoma; Retinoblastoma.

Eso es todo. En los 40 años desde que esa lista fue publicada, **no hay evidencia sólida** de que la quimioterapia para los otros cánceres más comunes resulte en un **incremento significativo en la expectativa de vida**. Hay suficiente evidencia de que la quimioterapia es carcinogénica (causa otros cánceres). ¿Sabía que la quimioterapia es efectiva en menos del 2% de los pacientes con cáncer de seno?

Usted puede conocer a alguien cuyo cáncer haya entrado en "remisión" luego del tratamiento con medicamentos de quimioterapia. Ellos están entre los más afortunados. Pero por favor **considere** otras alternativas firmes, pero menos agresivas antes de aceptar quimioterapia "en cualquier dosis".

Recuerde, el tiempo **no es crítico** usualmente al tratar el cáncer. Le ha tomado años en desarrollarse al punto en que puede ser detectado. Ciertamente usted tiene varios **meses, al menos**, para curarlo.

Evalúe a la quimioterapia con la misma actitud muy escéptica que muchos usan al evaluar alternativas naturales más suaves. La mayoría de las veces no tiene que someterse o someter a su ser querido a esta **forma medieval de "tratamiento"**.

Considere que desde 1971 cuando la "Guerra contra el Cáncer" empezó, alrededor de **$2 trillones** (con una "t") han sido gastados en investigación y tratamiento de cáncer convencional. Sin embargo, a pesar de que el gobierno y los sectores privados trabajan para ponerle una cara positiva a las tasas de supervivencia del cáncer, éstas **no han mejorado**. Las últimas estadísticas muestran a más americanos muriendo de cánceres comunes que nunca antes. Por ejemplo, en la edición de enero 10 de 2002, del New England Journal of Medicine (Diario de Medicina de Nueva Inglaterra) declaró que 20 años de pruebas clínicas usando quimioterapia en cáncer de pulmón avanzado produjo una extensión en la supervivencia de **sólo dos meses**.

De acuerdo a un artículo de la edición de enero de 2003, de la revista Life Extension (Extensión de Vida), *"Las instituciones en las que hemos contado para encontrar una cura (Instituto Nacional del Cáncer, Sociedad Americana del Cáncer, Compañías Farmacéuticas, etc.) han fallado. Esto no es una acusación, es un reconocimiento hecho por el mismo Instituto Nacional del Cáncer".*

Conocimiento es poder. Si su doctor no cooperara con usted para probar con algunos de los tratamientos que discutiremos, debería **buscar otro doctor**. (Vea la lista de recursos para encontrar uno en el Capítulo 1).

Radiación

El tercer método "aprobado" para tratar el cáncer es la terapia de radiación. Si usted tiene cáncer, el tema surgirá. Para algunos tumores cancerosos la radiación es efectiva para reducir el tamaño del tumor. La mayor parte del tiempo los efectos secundarios son significantes y muy dañinos. Una vez más, la radiación no distingue entre células normales y las cancerosas. La radiación, aunque técnicamente está dirigida, es equivalente a quemar el cáncer hasta extinguirlo.

El cáncer es una condición "sistémica". Todo su cuerpo está involucrado. El **reducir el tamaño del tumor canceroso** no equivale a **curarlo**. ¿Por qué arriesgarse a los efectos secundarios (incluyendo otros tumores cancerosos) de la radiación cuando hay tratamientos sin riesgo fácilmente al alcance, que tratan todo el metabolismo celular de su cuerpo?

Si usted está considerando la quimioterapia o la radiación, debería leer un libro titulado *Antioxidants Against Cancer* (*Antioxidantes contra el Cáncer*), por el Dr. Ralph W. Moss, copyright 2000 publicado por Equinox Press, Inc. y disponible en Amazon.com, Barnes & Noble, etcétera.

El Dr. Moss debe serle familiar si ha leído todo este libro. Sus **doce libros previos** abarcan lo más importante de la terapia del cáncer. Éste libro, sin embargo, da un vistazo más cercano a **la importancia de los antioxidantes**. Son vitales para defenderse del cáncer y otras enfermedades y para **tolerar** mejor la **quimioterapia y la radiación**.

Más importante, él señala que los pacientes que han sido sometidos a la quimioterapia o la radiación, **nunca recuperan** sus niveles de antioxidantes sin ayuda de suplementos apropiados. Estos antioxidantes son **vitales para la vida**. Él discute a fondo cada suplemento y explica como varios medicamentos de quimioterapia y radiación los afectan.

Terapia de Potenciación de la Insulina (IPT)

Hay muchas opciones disponibles para usted. Si aún está considerando formas convencionales de quimioterapia o de radiación en cualquier forma, aquí hay algo de detalle sobre una opción. Probablemente no vaya a escuchar esto de su oncólogo. Sin embargo, es algo que usted debe de considerar, porque es más efectiva que la **"dosis alta"** común de la quimioterapia y resulta en **mucho menos efectos secundarios**. Es llamada Terapia de Potenciación de la Insulina (IPT, por sus siglas en inglés)

¿Qué es?

Durante la Terapia de Potenciación de la Insulina una pequeña dosis de insulina es dada al paciente que le induce un estado de **bajo nivel de azúcar (hipoglucemia).** Cuando el paciente empieza a tener síntomas como el mareo y debilidad (síntomas de la hipoglucemia) [usualmente en 30 minutos]. Dosis bajas de quimioterapia convencional son dadas vía intravenosa. La **insulina engaña a las células cancerosas** al hacerlas creer que recibirán comida. Sus receptores se abren. En ese punto, dosis mucho más pequeñas de quimioterapia son necesitadas para matar a las células cancerosas. En otras palabras, este tratamiento es **mucho más efectivo** que dosis altas de quimioterapia. Un estudio usando metotrexato (un medicamento común en la quimioterapia) mostró que la IPT es 10,000 veces más efectiva que las altas dosis de quimioterapia. Recuerde, la quimioterapia funciona en menos del 3% de todos los cánceres. Además, la quimioterapia usada en la

IPT atacará de todas formas a las células sanas. Debido a que menos veneno es usado, menos células sanas mueren.

Otra ventaja mayor es que los pacientes conservan mucha más energía para aplicarse otros métodos curativos. He aquí una cita de uno de los sitios web de la IPT:

"El tratamiento de quimioterapia convencional puede ser tan agobiante que los pacientes ni siquiera considerarán, mucho menos tomaran acción, con otras medidas de lucha contra el cáncer como son, modificación en la alimentación, ejercicio y meditación".

IPT vs. Alta Dosis de Quimioterapia

La principal ventaja de la IPT es la reducción en los efectos secundarios. El efecto secundario más común de la IPT es la fatiga durante el día del tratamiento. Raramente ocurre alguna náusea.

Como la mayoría de nosotros lo hemos visto en nuestros familiares y amigos, los efectos secundarios de la alta dosis de quimioterapia pueden incluir supresión del sistema inmunológico, pérdida del cabello, afectación a nervios, corazón, riñones, daño hepático, y por supuesto, la muerte. Aquí le compartimos algunos hechos acerca de la terapia convencional de alta-dosis que nunca le escuchará decir a su oncólogo:

> ➢ Erradica el gen supresor del tumor P53.

> ➢ Distorsiona el ADN de las células sanas, haciéndolas pre-cancerosas y abre la puerta para ocurrencias futuras.

> ➢ Es un camino sobre una cuerda floja, ¡Cuánta quimio matará al cáncer antes de que la quimio mate al paciente!

> ➢ Los cánceres desarrollan inmunidad a los medicamentos de la quimio. Es por eso que los oncólogos convencionales tienen que cambiar de medicamentos una y otra vez hasta que tienen que admitir que "hemos intentado todo lo que hay disponible y ya no hay nada que se pueda hacer".

➢ Si el cáncer regresa, usualmente lo hace entre 6 a 12 años luego del diagnóstico inicial. El cáncer que regresa luego de altas dosis de quimio es un cáncer más fuerte en un cuerpo más débil. En ese punto, el cáncer tendrá inmunidades incorporadas en contra de la mayoría de los medicamentos quimioterapéuticos.

¿Pero la IPT Funciona?

Los resultados, como lo han confirmado muchos de nuestros lectores, pueden ser **dramáticamente exitosos**. Las pequeñas cantidades y los efectos secundarios mínimos **los han curado con una mínima incomodidad**. Obviamente, no todo funciona para todos y la IPT no es la excepción.

¿Cómo es que su doctor no sabe de este protocolo, efectivo, menos costoso y menos dañino? La FDA no lo ha aprobado, excepto como un **"procedimiento experimental"**. Por lo que, algunas, pero no todas las compañías de seguros pagarán por él. Medicare no pagará por él (Programa de Seguridad Social Federal, en los Estados Unidos, para mayores de 65 años).

El Instituto Nacional del Cáncer (NCI) ha tenido a un investigador asignado para hacer pruebas clínicas desde el año 2000, pero **no se le ha dado financiamiento aún**. No aguante la respiración hasta que él reciba este dinero. Usted no tiene que esperar a que la burocracia apruebe este procedimiento. La IPT ha sido usada muy exitosamente para luchar contra el cáncer **por 80 años y es legal**.

Los Doctores Pérez García – Los Verdaderos Pioneros

El Dr. Donato Pérez García, Sr. descubrió la IPT y comenzó a usarla en Tijuana en 1930. He aquí unas **estadísticas interesantes**. En el curso de la IPT en Las Vegas, Nevada en febrero de 2001, **el Dr. Donato Pérez García** (quien no debe de ser confundido con el Dr. Carlos García, co-autor de este libro) mostró una diapositiva de la "Morbilidad" (malos resultados) que su familia (tres generaciones de médicos) ha tenido al administrar la IPT.

Dr. Donato Pérez García, Sr. (Creador de la IPT) (1896-1971)
AÑOS DE REALIZAR IPT 1930-1971: **41 AÑOS: MORBILIDAD 0%**

Dr. Donato Pérez García Bellon (1930-2000)
AÑOS DE REALIZAR IPT 1956-2000: **44 AÑOS: MORBILIDAD 0%**

Dr. Donato Pérez García, Jr. (Aún vive)
AÑOS DE REALIZAR IPT 1983-2000: **17 AÑOS: MORBILIDAD 0%**

La familia de tres médicos que descubrieron la IPT y tienen más de 100 años de experiencia con ella (hay una superposición en sus carreras), nunca han obtenido malos resultados **por la aplicación de la IPT**.

¿Por qué es que su oncólogo no sabe de esto si ha estado alrededor de 80 años? No es porque no haya sido documentado y hecho de su conocimiento al "sistema" del cáncer. De hecho, los médicos que aplican la IPT han **informado a los Institutos Nacionales de la Salud** muchas veces. Hay **numerosos estudios publicados** por revistas profesionales.

Una razón obvia de porqué no es popular, es por la **pérdida** potencial **de dinero** para la industria del cáncer. Se estima que cada paciente de cáncer producirá de **$ 800,000** a **$1, 200,000** USD (dólares de los Estados Unidos) para la industria, para el tiempo en que a ella o a él le den el último tratamiento. Un tratamiento tan simple, efectivo y radical que utiliza muchos menos medicamentos de quimioterapia definitivamente **reduciría las ganancias de la industria**. No tiene por qué ser víctima de esta malvada avaricia.

Para informarse rápidamente sobre este tratamiento y localizar a un doctor especialista en IPT cerca de usted, vaya a:

http://www.IPTforcancer.com

Para algunos testimonios y otra información sobre IPT, vaya a:

http://www.iptq.com

El Costo

Varios de nuestros lectores que han usado este tratamiento en varias partes del país confirman que el costo es alrededor de **$13,000 USD** por las tres semanas iniciales de tratamiento (el precio es menor en la clínica del Dr. García en Tijuana). Se realiza de forma ambulatoria, pero el paciente debe quedarse cerca de la clínica. Mientras que la IPT se aplica sólo dos veces por semana, otros tratamientos como la Vitamina C intravenosa, potencializadores del sistema inmunológico, terapia de oxígeno, hipertermia, etc. se aplican diariamente.

Nuestro Punto de Vista sobre la IPT

Antes de que busque a un doctor especialista en IPT, le sugerimos que piense lo siguiente. La IPT es sólo uno de los tratamientos de cáncer que se concentran en **matar células cancerosas**. Ciertamente es más humano y efectivo que el tratamiento con la "alta dosis" de quimioterapia. Pero recuerde, matando a las células **cancerosas no es como se recupera del cáncer**. Usted se recupera al reconstruir el balance de su cuerpo y al hacerlo "hostil" para las células cancerosas. Una vez que el cuerpo tiene su balance restaurado para combatir al cáncer, éste se encarga de combatir a las células cancerosas, **justo como siempre lo ha hecho** desde antes de que fuera diagnosticado con cáncer.

¿Para qué gastar dinero y tiempo en tratamientos que sólo matan células cancerosas? ¿Por qué no enfocarse mejor en **restaurar el balance de su cuerpo**? El régimen de auto tratamiento que le recomendamos en el capítulo 5 de este libro toma alrededor de 6 semanas en hacerlo (si a usted no le han aplicado quimio o radiación) y **cuesta alrededor de $400 USD**. ¿Qué no tendría más sentido el intentar eso primero, antes de buscar tratamientos que sólo matan células cancerosas y cuestan mucho más? Piénselo.

Seleccionando un Tratamiento – Algunas Reglas Generales

➤ **Rara vez** el tratamiento del cáncer es una decisión de **"emergencia"**. Tómese su tiempo.

➤ Siempre enfoque su atención en restaurar el **"medio ambiente"** donde viven las células cancerosas, no en matarlas.

➤ Antes de gastar mucho **dinero y tiempo** en oncólogos, clínicas y procedimientos, pruebe la dieta y el régimen de suplementos que se encuentran en el capítulo 5 de este libro.

➤ No acepte estadísticas de **"índice de respuesta".** Si el tumor "responde" a un tratamiento particular, eso cuenta como una ventaja para la mayoría de los oncólogos. Sin embargo, esto es **irrelevante** para usted. **Los índices de supervivencia de 5 años** no tienen sentido, además, lo que importa es la **calidad de vida** durante y al final del tratamiento y curar el cáncer al punto donde pueda usted vivir una vida normal y morir de otra cosa.

➤ Si no tiene la energía para leer sobre sus opciones, **consiga una "persona de confianza"** que lo haga por usted y le aconseje.

➤ Evite clínicas y doctores **"convencionales"**- El Hospital M.D. Anderson, la Clínica Mayo, el Hospital Oncológico Sloan-Kettering, etcétera. Los tratamientos que recibirá ahí nunca van a incluir una de las opciones que leerá a continuación. Recuerde la lista de "remedios no demostrados" de la Sociedad Americana del Cáncer. Ninguno de los más prominentes doctores y hospitales de la corriente principal de medicina pueden desviarse lejos de los tratamientos convencionales –cirugía, quimioterapia y radiación.

> No retroceda cuando su se**guro médico o Medi**care **no cubra** el tratamiento que está considerando. Usted está aquí lidiando con **su vida**. No hay nada más importante que curarse así mismo.

Midiendo Su Progreso

Cuando escoja un tratamiento, con suerte será el régimen que detallaremos en el capítulo 5, querrá saber si está funcionando. Afortunadamente, hay una forma efectiva y no costosa de hacerlo. Está descrito en detalle en el capítulo 5.

Análisis de Sangre "Estándar"

Usted se ha hecho análisis de sangre toda su vida. ¿Pero sabía que están **llenos de información vital** para usted acerca de cómo prevenir las enfermedades?

¿Sabía que su doctor probablemente no le ha dado nada de esta información -probablemente porque no sepa cuál es?

Puede obtener sus propias pruebas de sangre. Y puede aprender a interpretarlas mejor que su doctor. No se requiere ninguna receta médica para ordenar pruebas de sangre de diversos laboratorios que usted puede encontrar en internet. Aquí hay un par de ejemplos:

http://www.directlabs.com

http://www.econolabs.com

Puede obtener una prueba de sangre completa que muestre resultados de todos los 33 elementos de la química sanguínea. La mayoría de los análisis de sangre ordenados por su doctor son **muy limitados**. Las Organizaciones de Mantenimiento de Salud (HMOs) son muy escrupulosas con lo que aceptan pagar. Así que, mientras un diagnóstico médico no lo exija, muchos elementos de los exámenes son omitidos porque elevan el costo.

Pídales a las personas en los laboratorios a donde vaya a hacerse los análisis que le den una explicación completa de los resultados de las pruebas. Lo que está buscando son **indicadores "subclínicos"**. Los límites "normales" en la mayoría de los resultados de las pruebas de sangre sólo muestran si tiene un problema "clínico" serio.

Algunas cosas a tomar en cuenta:

1. Hacerse cargo de su propia salud incluye entender sus pruebas de sangre.

2. Las pruebas sanguíneas normales no le dan pistas sobre problemas sub-clínicos que pueden ser atendidos antes de que se conviertan en enfermedad. Aunque lo hicieran, su doctor probablemente no sabría cómo tratarlos - excepto al tratar los síntomas con algún tipo de medicamento de patente.

3. La prueba de sangre "normal" que su doctor le ordena es limitada. Casi todos los doctores trabajan bajo un escrutinio permanente de una HMO (Organización de Mantenimiento de la Salud, por sus siglas en inglés). Las pruebas de sangre más completas son más caras. Saque sus propias conclusiones.

4. La mayoría de las "reacciones" degenerativas (como el cáncer, diabetes, artritis, etcétera) han dado pistas que se reflejan en la química sanguínea mucho antes de que los doctores las diagnostiquen. En la mayoría de los casos, pueden ser evitadas por cambios en la alimentación y suplementación.

Análisis de Células de Sangre en Vivo

Esta prueba puede ser llamada también un estudio de **"Fase de Contraste Visual"**. Una simple gota de su sangre es tomada y puesta bajo un microscopio de alto poder. En un monitor de televisión usted podrá ver las formaciones y actividad de todas sus células –rojas, blancas y plaquetas– flotando alrededor "en vivo y a todo color".

Usted y su doctor o nutriólogo podrán ver si están funcionando apropiadamente o si están deficientes o malformadas y cuál es **la causa de ello**. También verá si carece de enzimas, congestión hepática, congestión renal, formaciones micóticas (de hongos) y **mucho, mucho más.**

Esta es una prueba y tratamiento que **podrá ver por sí mismo** y no sólo obtener resultados del laboratorio de su doctor. El doctor o nutriólogo sugerirá suplementos, vitaminas, hierbas o minerales que son específicos para la condición que esta prueba muestra. No hay magia para esta prueba. Es muy lógica. Sólo cuesta $40 dólares. Pruebas subsiguientes pueden ser guardadas en el mismo archivo de video para que pueda compararlas con facilidad

El **costo** de esta prueba y tratamiento está en los **suplementos**. Pero en lugar del enfoque sistema de "prueba y error" que muchos de nosotros hacemos con las vitaminas, hierbas, enzimas y otros suplementos, usted estaría **tomando los que específicamente necesita** para su condición.

Cualquier Doctor en Medicina, Doctor Naturópata o Nutriólogo que tenga el equipo puede realizar esta prueba. Pregunte acerca de esto antes de seleccionar a su doctor o clínica.

Panel de Tiroides T3, T4 y TSH

Su seguro médico y Medicare cubren esta prueba. Una **glándula de tiroides hiperactiva o hipoactiva** es uno de los factores que contribuyen a la mayoría de las enfermedades principales como la cardiopatía, cáncer, parásitos, coagulación sanguínea, entre otras. Es una simple prueba de sangre. Hay remedios homeopáticos y naturopáticos para el bajo funcionamiento o el sobre funcionamiento de la tiroides.

Muchos estadounidenses son deficientes en yodo. Muchos creen que el usar sal yodada es suficiente para obtener la dosis necesaria.

No es verdad. El yodo no sólo es necesario para la tiroides. Cada célula de nuestro cuerpo necesita yodo. El yodo estimula la generación de células madre.

Análisis de Oligoelementos (Minerales Traza)

Esta prueba cuesta alrededor de $150 USD y puede ser pagada por su seguro médico o Medicare. Su muestra de sangre es enviada a un laboratorio como Metratrix en Norcross, Georgia. Hay otros que pueden hacerlo. Toma como una semana para recibir los resultados. La **importancia** de esta prueba es muy significativa ya que lee y describe cada mineral en su cuerpo. Los metales pesados como el mercurio, plomo, zinc, aluminio y hierro, donde un exceso puede causar un problema, serán mostrados. Se señalará también al mercurio lixiviado de los **empastes de sus dientes**. Deficiencias en minerales necesarios como el manganeso, selenio, magnesio, etcétera son marcadas. Su naturópata o doctor pueden entonces recomendarle suplementos específicos, vitaminas o hierbas para su condición.

Algunas palabras sobre los análisis del cabello y de metales pesados: hay un malentendido sobre la relevancia de encontrar metales en su cabello analizado. Si su análisis del cabello contiene metales pesados, esto indica que su cuerpo ha **logrado aislar y eliminar** los metales por el cabello. En Utopia Wellness, el Dr. García usa sólo sangre y orina para confirmar la toxicidad por metales pesados.

Exámenes de la Actividad de las Células Asesinas Naturales

Esta prueba (algunas veces llamada "ensayo de la liberación de cromo radiactivo por cuatro horas") determina el nivel de fuerza de sus células Asesinas Naturales (NK). Como veremos en la siguiente sección, **la actividad de las células NK** es un indicador de la habilidad de su sistema inmunológico para "limpiar" las células cancerosas. De momento, conocemos sólo un laboratorio que haga esta prueba:

Quest Diagnostics (el Código de la Prueba es 1872)
27027 Tourney Road
Valencia, California 91355
http://www.specialtylabs.com
(800) 421-7110
Costo de la prueba: $124.00

Anticuerpo Anti-Malignina en la Prueba de Sangre (AMAS)

Ésta es promocionada como "la prueba más exacta de cáncer en el mundo". Puede detectar el cáncer cerca de **dos años antes** que cualquier otro método ahora usado y con una exactitud **arriba del 99%**. Y aún más importante, puede detectar con exactitud la **recurrencia** del cáncer -cualquier forma del cáncer- mucho antes que otras pruebas de "marcadores" de cáncer, con muchos menos falsos positivos.

La mayoría de los doctores no saben sobre esta prueba, aunque haya sido aprobada por Medicare. No es promocionada como otras pruebas mucho más caras como los escaneos PET, escaneos CT, etcétera. Solamente es realizada en el laboratorio de la pareja que descubrió el anticuerpo en 1974. Ellos han patentado la prueba. Cualquier doctor puede ordenarlo del laboratorio oncológico del Dr. Bogoch, 36 The Fenway, Boston, MA 02215, (800) 22-8378. El costo es de $165 dólares más el costo del envío **Día Siguiente**.

No hay ninguna prueba perfecta. En el caso de la prueba AMAS, no funciona para casos de cánceres avanzados. El anticuerpo que la prueba busca no está ahí. Además, ha habido casos reportados de falsos negativos, **particularmente del cáncer de seno**. Aparentemente, estos ocurren con tumores más grandes que 5 cm. Sin embargo, nosotros le recomendamos seriamente que discuta esta prueba con su doctor. Si su doctor no está interesado, puede ordenar el kit de la prueba e información por su cuenta y **encuentre a otro doctor** que se la ordene. Uno de nuestros lectores en Montreal hizo justamente eso para su esposa. Sólo llame al (800) 9CA Test (800 9228378).

En nuestra opinión, la prueba HCG de Orina descrita en el capítulo 5 es superior a la prueba AMAS. Y cuesta menos también.

Análisis de Laboratorio para Detección de Parásitos

He aquí algunos consejos de un verdadero profesional que pueden salvar su vida. Ponga atención a los parásitos. La mayoría de nosotros (el 85% de nosotros) los tenemos. La mayoría de los pacientes con cáncer los tienen.

Este artículo por el Dr. Raphael D'Angelo apareció en el boletín de Bill en agosto de 2011. Le convendrá buscar la ayuda del Dr. D'Angelo en este tema:

EL CÁNCER Y SU CONEXIÓN CON PARÁSITOS

Por el Dr. Raphael D'Angelo

Como doctor en medicina holística, quiero compartirles la conexión entre los cánceres y los parásitos. Pocos doctores le dan la debida atención a la posibilidad de una infección parasitaria como el detonante en la iniciación de los cánceres o para la continuación de los mismos. Una razón parcial para esto es que los doctores y los pacientes están bajo la falsa creencia de que nuestros servicios de Salud y Sanidad Pública son lo suficientemente efectivos para prevenir problemas parasitarios.

Cualquier veterinario le diría que nuestro suelo y aguas superficiales están igualmente infestados por parásitos como en cualquier otra parte del mundo. Purificar el agua nos brinda algunos beneficios. Pero nuestra comida, insectos y exposición a través del aire nos ponen a la par con nuestros vecinos en países del mundo menos desarrollados.

En términos prácticos, la mayoría de los doctores creen realmente que la mayoría de la gente no tiene parásitos. Esto es fomentado por la enorme cantidad de análisis de parásitos en las heces que son reportados como negativos en laboratorios convencionales. Como técnico de un laboratorio médico durante mis primeros años, puedo decirle que la responsabilidad de examinar especímenes por parásitos bajo el microscopio es relegado a una prioridad baja en tiempo y esfuerzo, considerando las demás pruebas que los laboratorios tienen que completar en el curso del día. Esto es desafortunado ya que los parásitos están presentes en la mayoría de la gente cuando las muestras son preparadas apropiadamente y cuando el tiempo invertido en examinar a profundidad múltiples láminas bajo el microscopio es adecuado.

La Parasitología Médica de Diagnóstico es la rama de la ciencia médica que examina los fluidos corporales y tejidos buscando la presencia de parásitos. He estado involucrado en esto desde 1966 cuando serví como técnico microbiólogo de la Fuerza Aérea en Vietnam. Luego de la escuela de medicina y una residencia en medicina familiar, continué mi carrera como parasitólogo al establecer y manejar laboratorios en las prácticas donde trabajaba. Ahora que estoy parcialmente retirado, me especializo en exámenes de parásitos para personas que quieren saber lo que realmente les está pasando.

Esto nos lleva a una conexión entre los parásitos y el cáncer. Una declaración verdadera es que la inflamación crónica es un semillero para enfermedades crónicas degenerativas incluyendo cánceres. En mi trabajo con pacientes con cáncer, encontré que en cierto punto de la recuperación, el proceso de curación se estanca y no avanza hasta que descubrimos los problemas parasitarios específicos del paciente y los corregimos.

Los parásitos vienen en diferentes formas. Algunos son realmente gusanos como las tenias (solitarias) y ascárides. Otros son trematodos. Muchos son protozoarios de una sola célula. Los hongos como las levaduras junto con bacterias patogénicas y los virus son parásitos. Todos cumplen el criterio de que durante una parte o durante todo su ciclo de vida necesitan del portador humano para su protección, nutrición y reproducción.

Todos los parásitos producen desechos tóxicos. Algunos de ellos destruyen nuestras células. Algunos invaden nuestros tejidos. Algunos roban nuestra comida. Algunos hacen todo esto. Conforme los tejidos se inflaman debido a todo lo que se menciona anteriormente, los cánceres pueden surgir. Una forma de pensar acerca de lo que es el cáncer es como si fuera un intento de nuestro cuerpo para tratar de curarse pero que salió mal.

Síntomas gastrointestinales comúnmente encontrados con parásitos son: flatulencia, diarrea, distención abdominal, calambres abdominales, constipación, mala absorción, mala digestión, heces malolientes o ensangrentadas, síndrome del intestino permeable y moco. Los síntomas sistémicos pueden ser uno o más de los siguientes: fatiga, desórdenes nerviosos o sensoriales, dolor, desórdenes de la piel, alergias, náusea, dolor o debilidad muscular, inmunodeficiencias, dolor de cabeza, fiebre, insomnio, sudoración nocturna y cambios en el peso.

¿Quién necesita un buen examen de parásitos? La respuesta verdadera es –todos lo necesitamos. Veamos algunos ejemplos de cómo nos parasitamos.

La manera oral es la ruta más común para entrar al cuerpo. Los parásitos pueden ser encontrados en la tierra que se queda en nuestros vegetales. Parásitos Protozoarios de una sola célula como el Criptosporodium y la Giardia pueden ser encontrados en el agua potable ya que algunos resisten el tratamiento químico y los procesos de filtración. La Solitaria (Tenia) y sus huevos pueden estar presentes en carnes no cocidas y pescado y adherirse a nuestra piel durante la preparación. Las mascotas que amamos pueden infectarnos cuando nos lamen. Actividades al aire libre con los pies descalzos pueden ser una oportunidad para que parásitos intestinales como los ascárides penetren directamente en nuestra piel. Los insectos son conocidos por ser los huéspedes de un gran número de organismos parasitarios. Incluso tratamientos como el tomar antibióticos puede producir problemas con hongos de tipo levadura como la Candida.

En un mes reciente examiné 54 especímenes de heces. Los ascárides estuvieron presentes en 25 personas; la mitad estaban infestados con Candida y la mayoría tenía uno o más protozoarios. ¡Lo que es extraordinario es que todos los pacientes con cáncer tenían parásitos y de los que no tenían cáncer sólo uno estaba libre de parásitos! Lo que creemos que está pasando es que los parásitos causan la inflamación y destrucción de los tejidos lo cual abruma al sistema inmunológico y provee el combustible que alimenta el crecimiento del cáncer y la invasión de Candida. La Candida se alimenta del tejido muerto y segrega más toxinas que siguen destruyendo los tejidos y mantienen ese ciclo. Al eliminar a los parásitos y a la Candida, el sistema inmunológico es liberado de esa carga para hacer su trabajo de atacar y eliminar el cáncer.

Ofrezco un programa de prueba completo de parásitos urinarios y fecales a cualquier individuo que pida ser examinado. Mi programa es llamado el Programa de Investigación ParaWellness. Les pido a mis clientes que se unan al programa como un asociado de investigación voluntario que permita la libertad de intercambio de toda la información que averigüemos de las muestras de sus pruebas.

Una vez hecha su solicitud, un kit de recolección de muestras es enviado a usted. Las muestras de orina y heces son enviadas de vuelta, procesadas, examinadas a profundidad y un reporte es generado. Yo programo un tiempo para consulta por teléfono para hablar acerca de los hallazgos y responder preguntas sobre su importancia y tratamiento. Una copia en papel del reporte con información sobre cada parásito encontrado y recomendación sobre el tratamiento es enviado a usted en forma de folleto. Este servicio se ofrece por $297. Puede hacer su solicitud en nuestro nuevo sitio:

www.parawellnessresearch.com o por teléfono al 303-680-2288 (Tiempo de la montaña)

Mi misión continúa siendo el elevar la conciencia del nivel actual de nuestro problema parasitario y las maneras naturales de eliminar los parásitos. Estoy dispuesto a ayudarlo en esta tarea. Gracias por leer este artículo.

Sobre el autor

El Dr. Raphael D'Angelo recibió su licenciatura en medicina de la Universidad de Oklahoma en 1976. Luego de siete años como doctor en el Servicio Médico de la Fuerza Aérea de los Estados Unidos (USAF), él ha practicado en Texas, Oklahoma y Colorado. Certificado por el Consejo en medicina familiar y medicina integral holística, también ha estado 45 años en un laboratorio técnico médico especializado en microbiología médica y parasitología. Él es miembro de la Sociedad para la Medicina Tropical e Higiene y es Doctor Nativo Americano con la banda Nemenhah. El Dr. D'Angelo trabaja con pacientes con cáncer a lo largo de Estados Unidos y Canadá ayudándolos a deshacerse de condiciones parasitarias.

Cada Cuando hacer los Análisis

Algunos de los costos de estos exámenes pueden compensarse al poder escoger los suplementos y las dosis adecuadas para su condición específica, en lugar de adivinar las dosis. Si usted tiene cáncer, la prueba parasitaria descrita anteriormente debe de ser realizada. La prueba de orina HCG (vea el capítulo 5) debe hacerse cada dos meses. El análisis de células en vivo debe hacerse mensualmente. El análisis de la actividad de las células asesinas naturales (NK Cells), el análisis de minerales traza (oligoelementos) y la prueba de la tiroides deben ser hechas sólo a petición del doctor. El kit de prueba AMAS tiene lineamientos para saber cada cuando hacer la prueba. Si hace la prueba de orina HCG descrita en el capítulo 5, no es necesaria la prueba de sangre AMAS, excepto para confirmación de manera ocasional.

No Entre en Pánico

Sobre todo, **no entre en pánico** con su diagnóstico de cáncer. Un diagnóstico de cáncer, no importa que tan severo, no es una sentencia de muerte. Muchos miles de personas que han tenido cánceres severos, etapa IV metastatizados están completamente bien actualmente. Puede estarlo usted también. Los métodos de tratamiento y los análisis que se mencionan en este libro le ayudarán a recuperar su salud, si se encarga de la(s) causa(s) del cáncer.

Ya sea que usted sea un paciente o un acompañante, cuando su experiencia con el cáncer haya terminado, habrá aprendido muchas lecciones valiosas sobre el estilo de vida que va a ayudarlo a vivir una feliz y larga vida y ayudará a muchos otros a hacer lo mismo. ¡Cuente sus bendiciones!

Sus Derechos Como Paciente

Algunas veces creemos que la palabra paciente fue aplicada a nosotros, usuarios inocentes del "sistema" médico, porque somos tan... pacientes. Como un "paciente" con cáncer, le ayudará ser **IM**paciente. Como **persona de confianza** de un amigo o ser querido con cáncer, le servirá ser aún **más impaciente** que el paciente.

No habrá nada más importante en los días iniciales luego del diagnóstico, **que conocer sus derechos** como paciente. He aquí un fragmento de otro libro del Dr. Ralph W. Moss. Publicado en 1995, el libro es llamado **"Questioning Chemotheraphy"** (**"Cuestionando la Quimioterapia"**).

"Considere este sabio consejo de la viuda de un paciente con cáncer, quien escribió a **Las Crónicas de Cáncer** *(11/93):*

'**Cuestione** *a su doctor. Cuestiónelo en cada paso del camino. Entre más seria es la condición de salud, más serio es el tratamiento y* **más estricto debe ser el cuestionamiento**. *Si no tiene la energía, contrate la ayuda de alguien que sí la tenga...* **No tema luchar**. *Cuestione a su doctor, de la misma forma que cuestionaría a un político pues los dos no son diferentes. Si su doctor no responde a sus preguntas, encuentre a uno que sí lo haga... Hay una* **política partidista** *dentro del sistema médico. Cuestione a su doctor.* **Siempre'**.

Y de hecho, **algunos doctores** *están dispuestos a un diálogo inteligente* **y** **aprecian** *la oportunidad de compartir* **las**

complejidades de su ciencia *con pacientes inquisitivos. Otros no. Si un doctor se pone molesto, condescendiente o evasivo, puede que* **sea tiempo de buscar a otro doctor**. *Nunca se deje presionar. Seguramente usted se enorgullece de ser un* **consumidor inteligente** *en el mercado general. También sea un* **consumidor médico informado.**

Ahora usted tiene un criterio con el **cual medir la efectividad** *de los tratamientos de cáncer. Si un medicamento o régimen no ha sido* **demostrado que cura**, *que no* **prolonga** *de forma significante* **la supervivencia** *o que mejore la* **calidad de vida** *—si sólo disminuye el tamaño del tumor temporalmente, con una probable pérdida de bienestar —entonces es más que nada solo* **experimental y no probado** *y no debe ser representado como algo más. En el peor de los casos, puede que no sea sólo ineficaz sino* **doloroso, destructivo e incluso fatal.**

Puede ser tiempo de buscar otros tratamientos **alternativos, nutricionales o no tóxicos**. *Es mi opinión personal que* **los mejores de estos tratamientos** *están basados en teorías creíbles y* **ofrecen más evidencia convincente** *que la mayoría de la quimioterapia; estos ciertamente hacen* **mucho menos daño.**

La **pérdida de ilusiones** *puede ser el* **comienzo de la sabiduría**".

Algunas Otras Opiniones de Doctores

He aquí algunas citas de doctores que respetamos:

"Tenemos una industria multibillonaria que está matando personas, de derecha a izquierda, sólo por ganancia financiera. Su idea de investigación es ver si dos dosis de veneno son mejores que tres dosis de ese veneno".

Dr. Glen Warner, Oncólogo

"Yo considero al cáncer de la misma forma que considero la enfermedad coronaria, artritis, alta presión arterial o incluso obesidad, en que al reforzar dramáticamente el sistema

inmunológico del cuerpo a través de la dieta, suplementos nutricionales y ejercicio, el cuerpo puede deshacerse del cáncer, así como lo hace con otras enfermedades degenerativas. Consecuentemente, no me sometería a la quimioterapia y radiación porque no estoy interesado en terapias que deterioran el sistema inmunológico y en mi opinión, virtualmente aseguran el fracaso en la mayoría de los pacientes con cáncer".

Dr. Julian Whitaker

*"Ha habido muchas curas para el cáncer y todas ellas han sido suprimidas despiadadamente y sistemáticamente con una rigurosidad tipo Gestapo por la **Organización** del cáncer. A la **Organización** del cáncer la componen las no tan escondidas asociación de la Sociedad Americana del Cáncer, los hospitales líderes del cáncer, el Instituto Nacional del Cáncer y la FDA. La parte oscura es el hecho de que estas instituciones respetadas son mayormente dominadas por miembros y amigos de miembros de la industria farmacéutica, la cual se beneficia increíblemente tanto de la amplia obsesión de nuestra profesión con la quimioterapia".*

Dr. Robert C. Atkins, autor de "Dr. Atkins New Diet Revolution" ("La Nueva Dieta Revolucionaria del Dr. Atkins") y fundador del Centro Atkins en Nueva York.

"Mis estudios han probado conclusivamente que las víctimas con cáncer no tratadas viven alrededor de cuatro veces más que los individuos tratados. Si uno tiene cáncer y opta por no hacer nada al respecto, vivirá mucho más y se sentirá mejor que aquel que se somete a la radiación, quimioterapia o cirugía".

Dr. Profesor Hardin B. Jones, Universidad de California.

"Todos deberían saber que la "Guerra Contra el Cáncer" es mayormente un fraude y que la Institución Nacional del Cáncer y la Sociedad Americana del Cáncer son negligentes en sus deberes con las personas que los apoyan".

Dr. Linus Pauling, Dos veces ganador del Premio Nobel.

Ahora, para algunos auto-tratamientos específicos que le recomendamos a usted que inicie **inmediatamente**, por favor continúe leyendo.

CAPÍTULO 5:
AUTO-TRATAMIENTOS
PARA EL CÁNCER QUE
RECOMENDAMOS

"Todo mi conocimiento lo aprendo al pararme en los hombros de los genios". Albert Schweitzer

Por favor, no crea que está explorando **terreno desconocido** cuando usted comienza a tratar su cáncer con tratamientos **"alternativos".** En 1997, el número registrado de visitas a doctores en medicina alternativa en los Estados Unidos, superó al número de visitas a doctores tradicionales, alópatas (convencionales). Ese número ha crecido desde entonces. Una encuesta reciente realizada por la Fundación de Extensión de la Vida, encontró que el 80% de los pacientes con cáncer toman uno o más tratamientos "alternativos" y la **mitad de ellos** no le dicen a **su** doctor acerca de éstos. Esto **no** es lo que recomendamos.

En esta sección del libro, describiremos los tratamientos de cáncer que usted necesita **discutir con su doctor**, sin importar quién sea él/ella. Sin embargo, si su médico actual **no es empático** con estos tratamientos, **comiéncelos de todas formas,** mientras encuentra a uno que sí lo sea. Éstos son tratamientos para los cuales existe una **amplia bibliografía** de información disponible. Se ha probado por muchos años que han funcionado para todos los tipos de cáncer.

Discutiremos en detalle aquellos que adoptaríamos **si tuviéramos cáncer**. ¿Qué tipo de cáncer? No importa. Sin importar la etapa y el tipo de cáncer que se nos haya diagnosticado, llevaríamos a cabo las mismas cosas descritas aquí.

Le daremos el **régimen exacto** que seguiríamos. No es costoso. De hecho, una parte de él no tiene ningún costo. ¿Es difícil? No, ya que actualmente realizamos la mayoría de esto como prevención. Conocemos a cientos de personas que han llevado a cabo este régimen exacto y que ahora están "libres de cáncer". De hecho, conocemos personas que se han curado a sí mismas utilizando sólo uno de estos siete tratamientos. ¿Está garantizado que funcionará? Lo siento. **No hay garantías.**

Usted debe investigar estos tratamientos más allá de la información contenida en este libro. Le daremos recursos para hacerlo. Lleve a cabo esta investigación **antes** de discutirlas con su doctor. De esta forma, usted estará en posición para juzgar la reacción de su doctor cuando converse con él acerca del tema. **No sólo "pregunte a su doctor"** acerca de ellos. Muy pocos médicos tienen conocimiento de estos tratamientos para cáncer, así como usted sí lo tendrá en unos pocos minutos. Antes de que usted los mencione, debe de estar **plenamente** convencido de su eficacia.

Potencializadores del Sistema Inmunológico

El Cáncer y el Sistema Inmunológico

No hay cáncer que empiece o se desarrolle en un paciente si su sistema inmunológico es fuerte. Así que, una primera prioridad para prevenirlo o curarlo, es poner en forma a su sistema inmunológico para combatir el cáncer. Los suplementos son esenciales. Discutiremos la alimentación después pero no hay dieta que pueda ser considerada adecuada para revertir el cáncer. Todas las dietas requieren suplementación. Afortunadamente, usted tiene muchas opciones. Le daremos nuestra primera elección y luego discutiremos algunas opciones.

Beta-1,3d Glucano

Aquí está un artículo que Bill publicó en la edición del 27 de febrero de 2007 de su boletín.

*"Aquellos de ustedes que han estado leyendo mis publicaciones por un tiempo, saben que siempre he recomendado el mejor producto para reforzar el sistema inmunológico que he podido encontrar. Como hay muchas opciones para esta función esencial, **siempre** estoy abierto a nueva información. Bien, el sábado **pasado** (hace 3 días) me topé con la información más importante que haya escuchado acerca de este tema. Usted REALMENTE necesita poner atención a esto".*

Hace una semana, mi amigo dentista biológico, el Dr. John Tate de Spartanburg, Carolina del Sur, sugirió que contactara a Marilyn Becker de Transfer Point en Columbia, SC y pidiera información acerca de su producto Beta-1,3d Glucano. El Dr. Tate sabe que aconsejo a muchos pacientes con cáncer. De hecho, recomendé a varios de ellos con problemas de endodoncia y de otros tipos de problemas dentales con él.

Llamé a Marilyn y me dijo que tenían un lugar disponible en un seminario para unos profesionales de asistencia médica y para algunos de sus más recientes distribuidores, el sábado 24 de febrero. Ella me invitó a pasar y tomar asiento. Agradezco haber aceptado la amable invitación de Marilyn.

El orador de ese día fue A. J. Lanigan. Quien asistió a la Facultad de Farmacia en la Universidad de Carolina del Sur de 1971 a 1975. Durante los últimos 25 años, él ha estudiado el sistema inmunológico. Él conoce este tema complejo más que nadie que yo haya conocido o del que haya leído. Eso lo pone junto con compañía de élite –El Dr. Mamdooh Ghoneum, Dr. Richard Kinsolving, Dra. Hulda Clark, Dr. Michael Roizen, Dr. David Williams, Dr. Robert Rowen y muchos otros.

Con su amplio conocimiento de qué tan complejo opera este sistema, A. J. ha perfeccionado un producto que tiene un efecto óptimo al fortalecer la eficiencia del sistema inmunológico sin causar que este se sobre-estimule y desencadene respuestas auto-inmunes. Si usted es un paciente con cáncer o cuida su salud, ésta debe ser su absoluta y primera prioridad. No hay paciente que se haya recuperado hasta que haya puesto a su sistema inmunológico de nuevo en forma.

Lo que A. J. ha hecho y que ningún otro fabricante de este tipo de producto ha llevado a cabo, en mi conocimiento, es alentar a las instituciones por todo el país a estudiar el producto –Beta-1,3d Glucano–y comparar su efectividad con cualquier otro producto competitivo. Estas instituciones incluyen: Harvard, Tulane, Universidad de Louisville, Baylor y Johns Hopkins entre muchas otras. Lo que han hecho, en muchos estudios de expertos, es mostrar, que el producto que A. J. produce es muy superior a todos los otros productos para mejorar el sistema inmunológico. Sí, esto incluye el RM-10 Ultra, el producto que he estado recomendando recientemente.

Los productos que han sido probados y han resultado deficientes en relación al Beta-1,3d Glucano incluyen: VetaMax, Advanced Ambrotose por Mannatech, Inmutol, Glucagel, Transfer Factor, Manopol, Maitake-Gold, MacroForce, Immune Builder y docenas más. Las valoraciones se basaron en experimentos in-vivo en animales, hechos por una importante universidad en una valoración competitiva de un producto junto al otro.

Usted puede conocer mucho más sobre este producto en el sitio web que le daré y le motivo a que lo haga. Con los descuentos que se le ofrecerán, cuesta casi lo mismo que la RM-10 ULTRA. Pero permítame compartirle un par de hechos clave que aprendí el sábado.

> ➤ *Casi todos los productos para reforzar el sistema inmunológico son solubles. Eso significa que, en dónde se disuelven en el cuerpo, y el efecto que tienen como resultado, es difícil de controlar. El Beta-1,3d Glucano es insoluble. Es una sustancia como la fibra. Se va a donde pertenece. Específicamente, pasa por el intestino delgado hacia las Placas de Peyer y hacia el sistema linfático. De ahí, es llevado al torrente sanguíneo, a todos los órganos del cuerpo y hasta dentro de la médula ósea por fagocitos (células inmunológicas que engullen cosas).*

[Obviamente estoy ampliamente sobre-simplificando este complejo tema].

➢ *Esto "prepara" a las células inmunológicas neutrófilas para que reconozcan a las células cancerosas y las destruyan. Estas células conforman el 50%-60% de las células de su sistema inmunológico. Normalmente no reconocen las células cancerosas. El Beta-1,3d Glucano se adhiere a un receptor de la membrana externa de estas células. Con este receptor activado, ellos "ven" las células cancerosas como células fungosas y las eliminan. Esto añade estas células a su "ejército" de células Asesinas Naturales (NK), macrófagos y linfocitos. Por cierto, las Células NK, los macrófagos y los eosinófilos, también tienen receptores glucanos, haciendo al Beta-1,3d Glucano de A. J. el modulador inmunológico más efectivo que existe.*

➢ *Si toma la dosis apropiada (dependiendo de su peso) una vez al día, en ayunas, se duplicará la efectividad de su sistema inmunológico. Por la forma en que actúa en su cuerpo, no es necesario distribuir estas cápsulas vegetarianas durante el día. Además, tomar más no producirá mejores resultados.*

➢ *El Beta glucano de hongos (como en el RM-10 Ultra) y de los granos de cereal son mucho menos efectivos que los de la levadura como el Beta-1,3d Glucano, de Transfer Point.*

Para obtener información completa acerca de este producto, por un experto en salud calificado, Phyllis Pipkin, vaya a este sitio:

http://Ancient5.com

Si usted prefiere, puede llamar a Phyllis, la dueña, para realizar su pedido. Su número gratuito es (855) 877-8220. Ella está en el área de Atlanta (hora del este). Desde fuera de los Estados Unidos, usted puede llamar al (678) 653-8532. Ella realiza envíos a todo el mundo.

El envío en los Estados Unidos es gratis.

Hay otros distribuidores del Beta Glucano de Transfer Point en los Estados Unidos y otros países en Europa y en el lejano oriente. Para encontrar un distribuidor cerca de usted, debe ir a la página de Transfer Point: http://www.transferpoint.com. También puede enviarles un correo a info@transferpoint.com.

Bill y su esposa han tomado este producto desde febrero de 2007 y usted debería hacerlo también. De hecho, no existe daño a su sistema por tomar el beta glucano que se extrae de la levadura. Específicamente, no ocasiona infección por hongos como Candida Albicans, etc.

Filtros de Agua Alcalina

Phyllis vende otro producto que es muy útil para pacientes con cáncer. Es un filtro de agua alcalinizador e ionizador para el agua potable. Bill mantiene su equipo en un pH **cerca de 9.5**, lo que hace que toda el agua que toma no sólo sea pura sino también alcalina. Pacientes con cáncer se han recuperado al sólo revertir la condición ácida en sus cuerpos. Tome un vistazo a este filtro de agua. Bill y Terry aman el suyo. Encontrará la información en http://www.Ancient5.com.

Transfer Point vs el Beta Glucano de Our Health Co-op

Our Health Co-op, una de nuestras fuentes favoritas de suplementos, también vende un producto beta glucano el cual es considerablemente más barato que el producto de Transfer Point. Para una comparación de estos dos, le sugerimos que lea un artículo en el boletín de Bill de octubre de 2009. Puede encontrarlo aquí:

http://www.Beating-Cancer-Gently.com/133nl.html

MGN-3 (D.E.P.)

Antes del 12 de julio de 2004, hubiéramos recomendado aquí el MGN-3. Su poder como estimulante del sistema inmunológico fue respaldado por **mucha evidencia científica**. Cientos de los lectores de Bill que ahora están libres de cáncer lo usaron. Muchos no usaron otra cosa. En resumen, **funcionaba**. Demasiado bien, al parecer. La presión de Big Pharma finalmente funcionó. Una demanda frívola hecha contra los Laboratorios Lane por la FDA sobre la etiqueta de su producto comenzó en 1999, y resultó en una decisión de un juez federal de Nueva Jersey. El 12 de julio de 2004, ordenó que los Laboratorios Lane, la única fuente del MGN-3, fueran cerrados y que le reembolsara a todos los que habían comprado su producto desde 1999.

Aún hay vías para obtener el sucesor del MGN-3, pero ahora ha sido rebasado por mejores (los que llamamos **"segunda generación"**) productos que potencializan el sistema inmunológico como los que se describen antes y más adelante en éste capítulo.
Si la clase de tonterías del gobierno como la de Laboratorios Lane le enfada, como debería**, usted no se encuentra impotente**. Frecuentemente en nuestras vidas, los movimientos por grupos de votantes molestos, han cambiado las políticas gubernamentales. **Usted tiene voz**. Un grupo que está ganando fuerza es Fundación de Soluciones Naturales. Su esfuerzo mundial para proteger su acceso a suplementos naturales es altamente admirable. Visite su página y done si puede. Vaya a:

http://www.HealthFreedomUSA.org

Otras Opciones

Aquí le compartimos otras opciones para estimular a su sistema inmunológico. Nos gusta ofrecerle alternativas. Sin embargo, si decide usar el **Beta Glucano de Transfer Point** anteriormente mencionado, como lo hemos hecho nosotros, esto sería duplicar la estimulación y **sería innecesario**.

RM-10 Ultra

Vendido en muchos sitios web, este producto del Garden of Life es una combinación de **10 diferentes extractos de hongos,** más Ácido Fólico, Vitamina B12, Calcio y Selenio. Ésta sería nuestra segunda opción entre las muchas opciones disponibles para este propósito. Bill se dio cuenta de este producto por primera vez cuando muchos de sus lectores se lo recomendaron, cuando él aún estaba recomendando el MGN-3. El RM-10 Ultra viene de Garden of Life, una fuente en la que confiamos.

No hay dosis "terapéuticas" en el frasco de RM-10 para combatir el cáncer. Vea arriba la sección de MGN-3 para saber la razón. Actualmente, la FDA hostigó a Garden of Life por sus etiquetas y entendemos que las tuvieron que cambiar todas a un gran costo. De cualquier forma nos tomaríamos **lo triple de la dosis "normal" indicada en el bote,** si tuviéramos cáncer. Eso es aproximadamente 9 cápsulas al día. Un precio típico (usted debe de checar los precios) es de $35 dólares por 90 cápsulas más el envío. Tomando 9 cápsulas al día, esto nos resulta en $105 al mes. El Beta Glucano (vea arriba) se encuentra alrededor de $95 y $125 dólares por mes por una dosis terapéutica, dependiendo de su peso corporal.

Continuaríamos tomando esta dosis por alrededor de 6 semanas, y después reducirlo a la dosis de "mantenimiento" de 1 cápsula dos veces al día ($23 dólares por mes). Esto es casi el mismo costo que la dosis de mantenimiento del Beta-1,3d Glucano descrito anteriormente. Un sitio web que describe los contenidos del RM-10 Ultra es:

http://www.BeyondProbiotics.net/rm10ultra.htm

Una de las cosas que llamaron nuestra atención sobre el RM-10 Ultra es que uno de los extractos de hongo que usan es **"agaricus blazei".** Este se descubrió por primera vez en Brasil, en una pequeña aldea donde ningún nativo había experimentado cáncer, este extracto de hongo ha sido estudiado ampliamente por científicos japoneses. Los científicos japoneses son, sin duda alguna, los mejores en el mundo, cuando se trata de compuestos de hongos.

Las buenas noticias sobre este producto es que es efectivo en impulsar la actividad de las **células Asesinas Naturales (NK)** y de las también importantes células **macrófagas** (del griego "Gran Comelón") del sistema inmunológico. Tres de estos extractos de hongos actualmente contienen beta glucano, pero como se menciona anteriormente, esto no es tan poderoso como el beta glucano extraído de la levadura.

Oncolyn

Cuando Bill discutió este tema con una amiga que es dueña de una tienda naturista a principios de 2001, ella le recomendó que echara un vistazo a Oncolyn. Ella dijo que era **"mejor que el MGN-3"**. Así como con la mayoría de suplementos, hay ciertamente alternativas. Bill respetaba su opinión, así que investigó.

Así como el MGN-3 y el RM-10 Ultra, el Oncolyn **destruye células cancerosas** y neutraliza la toxicidad de la mayoría de los medicamentos quimioterapéuticos. También, sin embargo, actúa como un **poderoso antioxidante**, inhibe la angiogénesis (la cual retrasa el crecimiento del tumor y suprime la metástasis), e "induce la diferenciación de células cancerosas de vuelta a células normales".

Es muy poderoso. Fue formulado por el Dr. y Maestro en Salud Pública Arthur H. K. Djang. Él es médico autorizado y especialista certificado de los Estados Unidos, por los Consejos Americanos de Patología y el Consejo Americano de Medicina Nuclear con experiencia en Enfermedades Infecciosas, Bioquímica e Inmunología, Medicina Preventiva (Maestro en Salud Pública) y Citopatología. ¿Impresionado? Bill también lo estaba.

Oncolyn es totalmente **herbolario y no es tóxico**. Usted necesita consultar a su profesional médico, pero por las dosis que hemos visto que son recomendadas a pacientes con cáncer, es considerablemente más costoso que el Beta-1,3d Glucano y el RM-10 Ultra.

El Oncolyn está disponible en la mayoría de las tiendas naturistas y en internet. El mejor recurso de internet que hemos encontrado es:

http://www.bellayre.com
La dosis "normal" recomendada de dos cápsulas por día tiene un costo de $50 dólares al mes (60 cápsulas). Sin embargo, un paciente con cáncer debería tomar el triple de esa dosis por al menos las primeras seis semanas, lo que hace al Oncolyn considerablemente más costoso que otros.

¿Por Qué Son Éstos la Prioridad Número 1?

El tomar los productos apropiados para fortalecer su sistema inmunológico casi **asegura** que su cáncer **no regresará**. Sin este tratamiento, luego de que usted sea declarado "libre de cáncer", es muy **probable que regrese** ese cáncer meses o años después de completar su terapia de "eliminación".

Ningún instrumento o examen actual puede detectar el número relativamente pequeño de células cancerígenas que **siempre se quedan** luego del tratamiento convencional. Esas células, son por definición, las **más difíciles**. Con su sistema inmunológico **destruido por la quimioterapia**, radiación o cirugía, continúan dividiéndose en un ambiente **"amigable para el cáncer"**. Los hospitales parecen tener poca idea de lo que es nutrición apropiada para pacientes. Helado, azúcar, refrescos, etcétera, son inmediatamente provistos.

Si usted o un ser querido es diagnosticado con cáncer, el refuerzo de su sistema inmunológico es la **PRIORIDAD NÚMERO UNO**. Lo mejor de todo, este tratamiento es conocido como un tratamiento **"coadyuvante"**. Eso significa que no requiere desafiar a su oncólogo para que apruebe un tratamiento "alternativo". Con suficiente estudio de la investigación que está disponible, casi cualquier doctor respetable debería animarle a que use uno de esos productos. Si él o ella no lo hacen, considere buscar a otro doctor.

Existen más de 130 tipos diferentes de células en su sistema inmunológico. Una de las más importantes para los pacientes con cáncer es la célula Asesina Natural (NK). Hay billones de este tipo en su cuerpo, pero puede estar seguro de que las suyas no estaban suficientemente activas o si no, no hubiera "adquirido" cáncer. Estos productos descritos arriba activan sus células NK y las vuelven asesinas rapaces de células cancerosas.

¿Dónde está la Prueba?

Ha de preguntarse porqué no citamos más documentos científicos y estudios "clínicos" en los productos que recomendamos. Básicamente, la razón es que nadie de los que venden un producto que está en el "dominio público" (que puede ser elaborado y vendido por cualquiera) puede darse el lujo de gastar de **$200 a $500 millones de dólares,** típicamente gastados por compañías farmacéuticas para "probar" un nuevo medicamento sintético.

Algunos de estos productos "alternativos" (MGN-3, Oncolyn, PolyMVA) están patentados. Eso significa que pueden ser vendidos a un precio más alto que los que no lo están. El precio, en nuestra experiencia, **no se correlaciona para nada con la eficacia.** En otras palabras, usted no necesariamente "obtiene lo que paga".

La mayoría de la "evidencia" que encontrará en los productos mencionados en este libro es lo que se llama **"anecdótica"**. Alguien los probó (usualmente **miles de personas**) y encontró que funcionaban. ¿Es esto suficiente? Bien, como casi todos estos productos son **inofensivos en cualquier dosis**, diríamos que es suficientemente bueno para probarlos. Es cuestión de criterio. Sin embargo, permítanos recordarle de los hallazgos de los comités del Congreso: *"...75 por ciento de todas las investigaciones médicas [tradicionales] tienen conclusiones inválidas o insostenibles..."*

¿Existen fraudes en los negocios de los productos de salud "naturales"? **Puede apostar que sí.** ¿Acaso todos los productos de salud "naturales" tienen en ellos exactamente lo que dice en el frasco? Lo lamento, **no es así**. En nuestra opinión, la mejor forma de asegurarse de obtener un producto efectivo, es **la integridad de la fuente**. Es por eso, que recomendamos fuentes como Transfer Point, Our Health Co-op, Garden of Life, y Green Supreme.

De hecho, docenas de documentos de investigación acerca del beta glucano (y otras sustancias como antioxidantes), están disponibles en internet. Si está interesado en un ejemplo, vaya a:

http://www.ncbi.nlm.nih.gov/PubMed/

Busque a "glucano y macrófago". **Advertencia:** Encontrará la típica prosa complicada de científicos investigadores en estos documentos, tal como: La expresión superficial de la fosfatidilserina en los macrófagos que se requiere para la fagocitosis de timocitos apoptóticos". Tal vez usted muy pronto crea en nuestra palabra. [¡Jajaja!]

Aceite de Linaza y Queso Cottage – La Dieta Budwig

Bill descubrió la Dieta Budwig por primera vez y publicó un artículo al respecto, en julio de 2002. Por primera y última vez en los 11 años de publicar su boletín, Bill **dedicó todo el boletín** a este tema. Vea si usted está de acuerdo con él, acerca de su pertinencia para usted o para un ser querido suyo, como un tratamiento **efectivo y no costoso**.

Durante la investigación de Bill, que empezó en 1998, se topó con el nombre de la Dra. Johanna Budwig muchas veces. Siempre la pasaba por alto luego de escuchar su "fórmula"-una pequeña cantidad de aceite de linaza mezclado con queso cottage.

¡¡Mala Decisión!!

Gracias a uno de sus lectores leales, fue introducido al grupo de chat de **FlaxseedOil2**. Más sobre ellos en un minuto. A través de las recomendaciones de este grupo aprendió que esta substancia, **de manera única,** elimina células cancerosas por billones y **al mismo tiempo** hace a cualquier otra célula del cuerpo más sana. ¿Llama esto su atención?

Desde entonces, Bill ha leído muchos artículos y libros acerca de este tema. Parece que **no hay algo como esto en el mundo**. El queso cottage es un **transportador** perfecto para el aceite. Cuando el aceite de linaza, con su alta concentración de aceite Omega 3, llega a la membrana de la célula, la rodea de pequeños magnetos que "absorben" oxígeno. Esta oxidación de las células ha sido reconocida desde 1931 como la forma principal de hacer que las células sanas se vuelvan más saludables y de eliminar a las células cancerosas.

He aquí una cita de un libro que queremos que usted lea. Le diremos cómo obtenerlo GRATIS en un minuto. Se llama "La Guía del Cáncer Wellness" y viene del Centro Budwig, una clínica en Málaga, España:

"De acuerdo a la Dra. Budwig, la razón de la actividad anti-cáncer de su enfoque es que el aceite de linaza combinado con queso quark o queso cottage promueve la bio-oxigenación. Cuando realizó *su análisis de sangre, este mostró una extraña substancia amarilla-verdosa en lugar de la hemoglobina roja saludable transportadora de oxígeno que pertenece en ese lugar. Esto explicó porqué los pacientes con cáncer se debilitan y se vuelven anémicos. Esto fue un sorprendente descubrimiento por parte de la Dra. Budwig. Ella encontró que cuando sus pacientes consumían aceite de linaza y queso cottage y dejaban de comer la dañina grasa hidrogenada, los extraños elementos verdes en la sangre eran reemplazados por glóbulos rojos saludables mientras que los fosfátidos y lipoproteínas casi reaparecían milagrosamente. La debilidad y la anemia desaparecían y la vitalidad era restaurada. Los síntomas de cáncer, disfunción hepática y diabetes eran completamente aliviadas en muchos casos.*

El oxígeno artificial forzado, no es una terapia anticancerosa recomendada y la Dra. Budwig habló en contra de ella. Es altamente recomendado NO hacer ninguna terapia de oxígeno ya que se necesita un nivel bajo de oxígeno presente en la mitocondria, no niveles altos. Usted está contando con la oxidación, no con la oxigenación para que los aceites ricos en electrones (aceites de linaza y de pescado) tengan efecto. En el caso del cáncer, las células cancerosas defectuosas pierden su habilidad de respirar correctamente por las grasas chatarra que son consumidas en una típica dieta occidental. Ninguna cantidad de oxígeno en el aire puede ayudar a una persona con cáncer porque la condición del cáncer causa un problema con la habilidad de la célula para utilizar oxígeno. El protocolo Budwig restaura la habilidad de la célula para respirar. Eso permite que el oxígeno que tomamos al respirar funcione de la forma en la que se pretendía".

He aquí otra cita que esperamos asegure su atención en este tema.

Un Oncólogo Habla

El Dr. Dan C. Roehm, FACP (Miembro del Colegio Americano de Médicos, por sus siglas en inglés) **oncólogo y también** cardiólogo escribió un artículo en 1990 en "La carta Townsend para Doctores & Pacientes". Él dijo:

*"Esta dieta es hasta hoy, la **más exitosa dieta anti-cáncer en el** mundo. Lo que ella (La Dra. Johanna Budwig) ha demostrado en mi inicial incredulidad y posteriormente, para mi **completa satisfacción** en mi práctica es que: **EL CÁNCER ES FÁCILMENTE CURABLE**. El tratamiento es dietético/de estilo de vida, la respuesta es inmediata; la célula cancerosa está débil y vulnerable; el punto preciso de desintegración bioquímico fue identificado por ella en **1951** y es específicamente corregible, in-vitro (tubo de ensayo) y también **in-vivo (real).***

*Sólo desearía que todos mis pacientes tuvieran un Doctorado en Bioquímica y Física Cuántica para permitirles ver cómo, con una **habilidad** consumada, esta dieta fue integrada. Es una maravilla.*

En 1967, la Dra. Budwig transmitió la siguiente frase durante una entrevista por la Red de Radio del Sur de Alemania, describiendo a sus pacientes con operaciones fallidas y terapia de rayos-x (radiación):

*"Incluso en estos casos es posible restaurar la salud a lo mucho **en pocos meses**, de verdad puedo decir que el **90% de las veces".***

*Esto nunca ha sido contradicho, pero este conocimiento ha estado por un largo tiempo atravesando este lado del océano, ¿No es así? El tratamiento para el cáncer puede ser **muy simple** y **muy exitoso,** una vez que se sabe cómo. Los intereses del cáncer no quieren que usted tenga conocimiento de esto.*

Aquellos de ustedes que han sufrido de esta enfermedad, (Incluyo a su familia y amigos) perdonen a los malhechores que han mantenido esta información simple fuera de su alcance hasta ahora.

[Firmado] Dr. Dan C. Roehm, FACP"

¿Observó que el Dr. Roehm es un oncólogo y cardiólogo y un "Miembro de la Facultad Americana de Médicos" (FACP)? Sus puntos de vista son basados en sus propias observaciones de pacientes en su práctica. ¡También tenga en cuenta que la figura de 90% de éxito de la Dra. Budwig **no incluye receptores de quimioterapia**! No disminuya sus posibilidades al ser sometido a la quimioterapia.

Aquí otra cita de otro doctor reconocido:

*"Una renombrada científica europea investigadora del cáncer, la Dra. Johanna Budwig, ha descubierto una fórmula **totalmente natural** que no sólo protege contra el desarrollo del cáncer sino que personas alrededor del mundo que han sido diagnosticadas con cáncer incurable y han sido enviadas a casa a morir se han curado y ahora llevan vidas normales y sanas."*

Dr. Robert Willner

¿La Bala Mágica?

¿Hemos abandonado nuestra postura de que **no existe una cura única** para todos los cánceres? No. Sin embargo, ¿Reaccionaríamos y le prestaríamos atención a este tratamiento si fuéramos usted? ¡Claro que sí! Esperamos confíe lo suficiente en nosotros ahora, para saber que no enfatizaríamos algo a este grado a menos que estuviéramos **completamente convencidos** de que usted debería de probarlo. Ambos lo estamos comiendo todos los días por prevención

¿Qué Es Esto?

Es tan simple que parece ridículo. Luego de 30 años de investigación en grasas y el efecto que tienen sobre las células, la Dra. Budwig tuvo la idea de usar el **queso cottage y el aceite de linaza** como un preventivo efectivo **Y COMO UNA MEZCLA CURATIVA** para el cáncer y muchas otras enfermedades.

El aceite de linaza/queso cottage o también referido como **FO/CC** en el grupo de chat es muy sencillo de preparar. Simplemente usted mezcla 6 onzas (cerca de 2/3 de taza o 170 ml) de queso cottage orgánico **(sin preservativos)**, 1% o 2% de grasa, **con 6 cucharadas de aceite de linaza**. Las 6 cucharadas son cerca de 3 onzas (1/3 de taza u 85 ml). Ambos ingredientes están disponibles en la mayoría de las tiendas naturistas en casi todo el mundo. Esta es la dosis del paciente con cáncer -**todos los días**. Puede ser dividido a la mitad para hacer dos porciones -en la mañana y en la tarde para hacer más fácil el comerlo todo. Sin embargo, como se oxida rápido, se debe comer lo más pronto posible luego de mezclarse.

La Dra. Budwig usó quark, el cual es similar al queso cottage en Europa. Sólo si usted experimenta náusea por la mezcla de CC/FO en un principio, entonces debe de considerar usar yogurt por un corto tiempo, antes de regresar al quark o queso cottage. Esto está explicado en el libro "Guía de Cáncer de Wellness" mencionado arriba.

La Mejor Guía para el Protocolo Budwig

En lugar de tratar de duplicar lo que es una guía completa no sólo del protocolo Budwig, sino también de una dieta completamente sana, le sugerimos que visite este sitio dónde puede descargar una copia GRATUITA de la Guía de Cáncer Wellness mencionada anteriormente.

El sitio es: http://www.BudwigCenter.com

Le sugerimos que inicialmente imprima las primeras 70 páginas de este libro. Esta Guía le dará muchos consejos específicos sobre el Protocolo Budwig y muchos otros temas -una dieta saludable, el test de Orina Navarro HGC, algunos tratamientos caseros y todos los tratamientos que se utilizan en esta gran clínica (vea el capítulo 6 para más detalle sobre esta clínica).

Nosotros añadimos un paquete de estevia como endulzante y algunas almendras, nueces, fresas, moras azules o todas estas juntas. Hacen un rico "batido". Por cierto, estas moras y nueces (no cacahuates) son alimentos que combaten el cáncer.

La Dra. Budwig dice que usted puede usar una licuadora (añadiendo el FO/CC, **DESPUÉS** de que se licue bien en una licuadora de inmersión). Luego de que los dos ingredientes se mezclan completamente, y antes de que los ponga en la licuadora, es una buena idea dejarlos reposar por 5 a 8 minutos. Ambos ingredientes están fríos (cuando vienen del refrigerador) y la reacción química que se necesita, **toma un poco más de tiempo** cuando los ingredientes están fríos.

Cuando usted ya tenga los ingredientes bien mezclados, añada las moras y las nueces y ponga su licuadora en el modo de "licuado" para hacer un agradable batido. Probablemente necesitará añadir un poco de agua pura o leche de almendras sin azúcar para **diluir esta mezcla espesa**.

Hemos encontrado esta mezcla **llena de proteína** (por el queso cottage o quark) y que te satisface lo suficiente en el desayuno, por lo que no nos da hambre de nuevo sino hasta las 3 pm. Como usted podrá ver cuando hablamos de la "dieta que combate el cáncer", es un gran plus. Tenemos mucha energía. Siendo francos, también nos comemos un plátano u otra fruta junto con el batido en la mañana. Este es un **desayuno saludable y que nos deja completamente satisfechos**.

¿Por qué funciona?

¿Cuál es la teoría detrás de esta extraña combinación? La Dra. Budwig dice que la ausencia de **ácidos linoleicos** en la dieta común occidental, es responsable de la producción de oxidasa, la cual induce el crecimiento del cáncer y es la causa de muchos otros trastornos crónicos. El uso de oxígeno en el cuerpo (una de las mejores formas de "borrar" células cancerosas) puede ser estimulado **por compuestos proteínicos de contenido sulfúrico**, lo cual hace que los aceites sean solubles en agua y que están presentes en el queso, nueces, cebolla y vegetales como el puerro, cebolletas, cebollas y ajo, y **ESPECIALMENTE EN EL QUESO COTTAGE.**

El aceite de linaza y el queso cottage (o quark) deben ser **licuados e ingeridos juntos** para ser efectivos. Son sinérgicos. En otras palabras, uno activa las propiedades saludables del otro. El queso cottage **pierde todas sus propiedades lácteas** (caseína, lactosa, etc.) en esta mezcla. Docenas de personas que conocemos que son "intolerantes a la lactosa", comen esta mezcla todos los días sin ningún efecto adverso.

Es importante mantener el aceite en el refrigerador en la botella oscura en la que viene, luego de que es abierto. La luz y el calor lo hacen rancio rápidamente. Bill hace pedidos de 8 botellas de 12 onzas cada vez, de Barlean's. Se lo envían directamente, así que está muy fresco. Luego de nueve años de uso, Bill no ha tenido problemas con ningún aceite rancio. El número para llamar a Barlean's para pedir su aceite se encuentra abajo.

Programa Especial para Paciente Con Cáncer

Si usted ha sido diagnosticado con cáncer, necesita saber sobre el programa especial en Barlean's. Ellos son, en nuestra opinión, (y la Dra. Budwig) **el fabricante de mayor calidad** de aceite de linaza. También tienen un **programa especial de precios** para pacientes con cáncer en los Estados Unidos. Actualmente venden el aceite y la linaza molida a pacientes con cáncer al por mayor. Todo lo que debe de hacer es llamar al (800) 445-3528 (Hora del pacífico). Fuera de los Estados Unidos, no pueden ofrecer el mismo descuento.

Créanos, con el precio que este aceite tiene en la tienda naturista, éste es un programa muy generoso del cual usted debería sacar provecho. Además, Barlean's lo manda directamente a usted, la mañana después de que las semillas han sido exprimidas para hacer el aceite. Es indudablemente el **aceite más fresco** que puede obtener.

Si quiere una guía clara y concisa de la dieta de la Dra. Johana Budwig usada para curar a sus pacientes con cáncer, necesita ordenar un DVD de Amazon.com. Se llama *"Un Día en la Vida de la Dieta Budwig"*.

Entonces, usted sólo come su mezcla de FO/CC con la linaza molida y lo acompaña con una hamburguesa de comida rápida, papas fritas y una malteada de chocolate... **¡NO!** Cómo usted lo esperaría, la FO/CC es parte de un cambio de estilo de vida y se enfoca en la comida **no procesada** y que no contiene nada "hidrogenado". Hablaremos sobre "lo que no debe hacerse" en una dieta que combate el cáncer más adelante en este capítulo.

La fórmula de la Dra. Budwig consta de un **plan de dieta completo**, incluyendo un aceite de linaza "que se rocía", el cual puede ser usado con frutas, vegetales, papas o granos como el arroz, alforfón (trigo sarraceno) o mijo. También puede ser añadido a salsas dulces y sopas. También hay "mayonesa" de aceite de linaza la cual puede se puede utilizar en ensaladas y sándwiches saludables.

Si quiere obtener cerca de 175 de sus recetas y más información acerca de su trabajo, la mejor fuente, es una nueva versión de su libro de la Dieta Budwig actualizado y publicado por su sobrino, el Dr. Armin Grunewald en 2011. Se llama "La Dieta Budwig de Prevención del Cáncer y de las Enfermedades Coronarias".

Preferimos "mantenlo simple, querida" (el viejo principio de KISS que en inglés es el acrónimo para "mantenlo simple, estúpido". N. del traductor). Puede seguir la dieta Budwig completa si gusta. Lo único que podemos decirle es "lo que nosotros haríamos si fuéramos usted". Haríamos el **FO/CC**. El resto de nuestros hábitos alimenticios serían como describiremos más adelante en este capítulo.

Más Ciencia

En un libro llamado "Terapias de Oxígeno" publicado en 1991, Ed McCabe, ofrece éste punto de vista de los ácidos grasos:

"Los glóbulos rojos en los pulmones liberan dióxido de carbono y toman oxígeno. Son entonces transportados al sitio de las células a través de los vasos sanguíneos donde liberan su oxígeno en el plasma. Este oxígeno liberado es "atraído" a las células por la "resonancia" de los ácidos grasos que incrementan la oxidación de los "electrones-pi". De otro modo, **el oxígeno no puede hallar camino hacia la célula**. "Los ácidos grasos ricos en electrones" juegan un **rol decisivo** en las enzimas respiratorias, las cuales son la base de la oxidación de las células...

No coma nada hidrogenado **(como margarina o comida frita)** ya que termina con la oxigenación. Evite productos que digan "hidrogenados".

Deberíamos de comer ácidos grasos poliinsaturados esenciales para incrementar la oxigenación. Se encuentran naturalmente en el caroteno, azafrán y **ACEITE DE LINAZA".** [Énfasis añadido]

El Dr. David Williams, uno de nuestros gurús favoritos de la salud, añadió cuatro ácidos grasos esenciales (AGE) a su Fórmula Daily

Advantage (vea el capítulo 3) en 2003. Un artículo en su boletín nos insiste en **incrementar drásticamente** nuestro consumo de ácidos grasos **Omega-3**, la fórmula exacta del aceite de linaza.

He aquí una cita de una "promoción" que recibió Bill sobre esto del Dr. Williams en 2003:

"En caso de que no haya escuchado las grandes noticias, el Dr. Williams recientemente añadió un nuevo y poderoso compuesto de Ácidos Esenciales Grasos (AEG) al Daily Advantage. Estos AEG, particularmente los omega-3s, son críticos para su sistema cardiovascular, colesterol, presión sanguínea, función cerebral, sistema inmunológico, ligamentos y prácticamente cualquier otro sistema en su cuerpo".

No se preocupe con las diferencias entre los ácidos Omega-3, Omega-6 y Omega-9. Sólo debe saber que la proporción de los Omega-3s debería de ser **uno a uno** a los Omega-6 en su dieta, para que su cuerpo funcione apropiadamente. La proporción de nuestra dieta "normal" es **uno o nada** en Omega-3 y **20 a 30** en Omega-6. En otras palabras, tenemos un **GRAN** excedente de Omega-6.

El trabajo de la Dra. Budwig ha confirmado que este desequilibrio, causado por la grasa "hidrogenada" en comida procesada, margarina, etcétera, es la causa de la mayoría de las dolencias que padecemos. Muchos estudios han mostrado que el nivel típico de Omega-3 en nuestros cuerpos es del 80% **menos de lo normal**. El aceite de linaza, cuando es mezclado con el queso cottage o quark, restaura ese balance... punto. Fin de la historia científica.

...¿Pero Realmente Funciona?

Ser **escéptico** de cualquier nueva idea que haga declaraciones atrevidas es **sano**. Cuando usted tiene cáncer, es **esencial**. En un inicio estuvimos escépticos a este tratamiento. Bill se unió al grupo de chat y se abrió camino a través de los 20 a 25 correos que intercambiaban al día el grupo de chat de Yahoo FlaxseedOil2. Si usted gusta, puede también hacer lo mismo. Todo lo que tiene que hacer es enviar un correo en blanco a:

FlaxseedOil2-subscribe@yahoogroups.com

Tal vez podamos ahorrarle muchas molestias. Después de leer los mensajes de este grupo por 3 semanas, Bill se convenció de que están frente a algo muy importante para **TODOS** los pacientes con cáncer.

Primero, casi todos los 4,000 participantes **se están recuperando del cáncer** y otras enfermedades (apoplejías, diabetes, etcétera). Segundo, todos, sin excepción, están completamente convencidos de que su recuperación es resultado del protocolo de la Dra. Budwig. El fundador de este grupo de chat, **Clifford Beckwith**, se curó de su **cáncer de próstata en etapa IV** a principios de los 90´s con el protocolo de la Dra. Budwig. Era un **vocero** de este tratamiento hasta que falleció (pero no de cáncer de próstata) en 2006.

Si usted quisiera leer el recuento de la experiencia completa de Cliff Beckwith, incluyendo docenas de otros ejemplos del uso apropiado e inapropiado del tratamiento FO/CC, sólo visite:

http://www.beckwithfamily.com/Flax1.html

¿Qué Es lo que Trata?

La fórmula de la Dra. Budwig se ha utilizado terapéuticamente en Europa para la prevención y tratamiento de: Cáncer; Arteriosclerosis; Apoplejías; Infarto Cardiaco; Latidos Irregulares; Hígado (hígado graso); Pulmones (reduce los espasmos bronquiales); Intestinos (regula la actividad); Úlceras Estomacales (normaliza los jugos gástricos); Próstata (Hipertrofia); Artritis (ejerce una influencia favorable); Eczema (asiste todas las enfermedades de la piel); Vejez (mejora muchas afecciones comunes); Cerebro (fortalece la actividad); Síndromes de Inmunodeficiencia (esclerosis múltiple, enfermedades autoinmunes como el lupus).

Algunos Testimonios

Aquí hay algunos testimonios interesantes.

Dr. Siegfried Ernst

Hace diecisiete años, el Dr. Ernst desarrolló cáncer, por el cual tuvo cirugías mayores, requiriendo la extracción de su estómago. Dos años después, tuvo una recurrencia del cáncer y le ofrecieron la quimioterapia, ya que era el único remedio disponible. Había muy poca esperanza de sobrevivir pues prácticamente todos los individuos con recurrencia de este tipo de cáncer raramente duraban un año.

El Dr. Ernst sabía que la quimioterapia no sólo era inefectiva para su tipo de cáncer, sino completamente destructiva en la calidad de vida, así que se rehusó. Acudió a la Dra. Budwig y a su fórmula para ayuda. Él, religiosamente siguió la fórmula de la Dra. Budwig y quince años después no ha tenido recurrencia del cáncer. Se encuentra perfectamente sano y es incansable para ser un hombre a finales de sus años setentas.

Maria W.

Maria W. cuenta su historia con sus propias palabras: *"Uno de los doctores más expertos, me dijo que tendría que someterme a una cirugía para extraer un tumor canceroso que estaba causando hinchazón debajo de mi ojo. Ellos explicaron que el tamaño del tumor estaba más grande por dentro y que los huesos estaban seriamente involucrados. La enfermedad estaba tan avanzada como para poder responder al tratamiento de radiación. Los doctores planeaban remover una gran parte de tejidos faciales y huesos. Tenía miedo por mi vida, pero al ser una mujer joven, no podía soportar pensar en tal desfiguración.*

Cuando escuché sobre la fórmula natural de la Dra. Budwig, estaba escéptica, pero desesperada por ayuda. Luego de cuatro meses con este régimen, la hinchazón debajo de mi ojo izquierdo completamente desapareció. Los doctores en el hospital de la

Universidad me hicieron muchos exámenes exhaustivos. Uno de ellos me dijo, -si no fuera porque tengo tus rayos x anteriores e historia médica delante de mí, no creería que alguna vez tuviste cáncer. No hay casi ninguna indicación de restos de un tumor. - Nunca creí que el utilizar la fórmula de la Dra. Budwig sería tan exitoso. Toda mi familia y yo estamos muy agradecidos".

Sandy A.

Un examen de Sandy A. reveló una hemorragia sub-aracnoidea por un tumor cerebral inoperable. Los doctores le informaron a Sandy que estaba fuera del alcance de poder recibir ninguna ayuda médica. Por su propio deseo, Sandy fue dada de alta del hospital y fue enviada a casa para morir en paz.

Un amigo le presentó a Sandy la fórmula de la Dra. Budwig. Sandy escribe:

"Desde que seguí el régimen Budwig, la parálisis de mis ojos, brazos y piernas ha ido disminuyendo diariamente. Después de solo un corto periodo de tiempo, fui capaz de orinar con normalidad. Mi salud mejoró tan rápido que pude pronto regresar medio tiempo a mi trabajo. Poco después de eso, me examinaron nuevamente en el Centro de Investigación y mis reflejos estaban completamente normales. ¡La Dieta Budwig me salvó la vida! Diez años después, me hicieron un examen en el Centro de Investigación para dar seguimiento. Mi increíble recuperación ha sido publicada en muchos diarios médicos y me he convertido en lo que llaman "un caso de libro de texto" y todo por la sencilla dieta de la Dra. Johanna Budwig".

Timmy G.

Hace 10 años Timmy G. fue diagnosticado con la enfermedad de Hodgkins. El niño fue operado y fue sometido a 24 tratamientos de radiación, además de las terapias adicionales experimentales que los expertos esperaban fueran de alguna ayuda.

Cuando Timmy no respondió favorablemente a estas medidas heroicas, fue diagnosticado como incurable, le fueron dados seis meses de vida y enviado a casa a morir.

Los padres desesperados contactaron a especialistas por todo el mundo. Un periódico famoso tomó el caso de Timmy y publicaron en varias editoriales rogándole a alguien que viniera y pudiera ofrecer esperanza para la vida de este pequeño. Todos los especialistas que respondieron confirmaron el cruel pronóstico: No había esperanza o ayuda para Timmy.

¡En este momento oscuro, el milagro por el cual la familia había rezado, apareció!

La mamá de Timmy contó su historia a la prensa: *"Una amiga me envió un artículo impreso de uno de los discursos de la Dra. Budwig. Este material nos dio esperanza y contacté a la Dra. Budwig.*

*En tan sólo **cinco días**, (en el régimen de Budwig) la respiración de Timmy se normalizó por primera vez en casi dos años.*

Desde este día, Timmy empezó a sentirse bien de nuevo. Regresó **a la escuela**, *comenzó a nadar y para el invierno ya estaba haciendo trabajos manuales. Todos los que lo conocen comentan de lo bien que se ve".*

¿Qué le Pasó a la Dra. Budwig?

La Dra. Budwig vivió hasta el 2003, año en el que falleció a los 94 años de edad. Ella había continuado dando discursos por toda Europa hasta 1999. Había sido nominada a **siete premios Nobel** durante sus más de 50 años de ser promotora de los aceites en el cuerpo humano y del tratamiento de pacientes con cáncer. Miembros influyentes de la comunidad de médicos alopáticos y procesadores de alimentos (particularmente margarina) siempre bloquearon su premio a tan bien merecido honor.

En Resumen

No discuta por pequeñeces. No deje esto para después. No "espere a decirle a su doctor". En corto, ¡Sólo hágalo!

Es comida. No cuesta nada. Esto reemplaza una o dos comidas al día. No puede hacerle daño, a menos de que el aceite esté rancio, lo cual es muy obvio. Olerá mal. Si huele o sabe mal, no lo use. Devuélvalo y obtenga aceite fresco.

Muchas preguntas triviales en el foro de chat... aceite con alto contenido de lignanos contra el aceite normal; semilla de linaza molida como adición o no; mezclado a mano o con licuadora; Dele sabor con... bueno, usted entiende la idea. **Ninguna de las personas de arriba se preocupó por esas cosas**. Simplemente comían la mezcla completamente licuada y se mejoraron.

No continúe con su dieta "normal" y espere mejorarse. Esto es mejor si se piensa como un **compromiso de vida**. Por favor no lo deje, después de las 3 a 12 semanas que le tome a usted curarse, **va a lamentarlo mucho**. ¡No haga eso! Hágalo un hábito diario como nosotros lo hemos hecho.

Antioxidantes y la Dieta Budwig

Frecuentemente nos preguntan la razón sobre por qué los miembros del grupo de Yahoo (lea arriba) insisten en que los antioxidantes **no son** compatibles con la mezcla FO/CC. En algún punto en los discursos, la Dra. Budwig aclaró que los suplementos, incluyendo los antioxidantes, eran innecesarios y podían interferir con los efectos del FO/CC en las células.

A pesar de lo que pueda leer en el grupo de chat de Yahoo, los antioxidantes no interfieren con el FO/CC. Como discutimos anteriormente, los radicales libres son una mayor fuente de daño a nuestras células. Limpiarlos con antioxidantes es tan necesario como usar la mezcla FO/CC. No hay evidencia absoluta de que los dos sean incompatibles. Hemos buscado la ciencia detrás de esta precaución y no hemos encontrado alguna. Por otro lado, los suplementos que recomendamos fueron descubiertos después de mucha investigación, mucho tiempo después de que la Dra. Budwig hiciera su valiosa investigación.

Lo que va a escuchar, citado en el "grupo de chat", fue una opinión dada por la Dra. Budwig que no tiene base científica. El régimen recomendado por nosotros, como verá, incluye varios productos que actúan como antioxidantes efectivos. Estos son necesarios para nuestra salud y los tomamos todos los días, junto con el FO/CC. Desde el año 2000, miles de pacientes con cáncer han seguido este régimen que recomendamos y ahora están bien.

Si tiene alguna duda sobre esto, le sugiero que busque el tema de "Antioxidantes y la Quimioterapia" en su buscador favorito. Encontrará que el mismo alegato –los antioxidantes interfieren con la quimio- lo han dicho oncólogos por muchos años, a pesar de los cientos de estudios que prueban que esto no es cierto. De hecho, si insiste en tomar la quimio, una de las mejores formas de compensar los drásticos efectos secundarios es tomar antioxidantes. Pero "el ritmo sigue" entre los oncólogos: "Tenga cuidado. Estos interferirán con su quimio".

Si le dicen esta tontería, respetuosamente pida que le den la referencia para sostener dicha afirmación. Este estudio debería ser un estudio "doble ciego". No se sorprenda si su oncólogo lo evade o es muy cortante. ¿Pero de quién es la vida?

Las declaraciones hechas en el grupo de chat FlaxseedOil2 y otras fuentes acerca de este tema, en nuestras opiniones, reflejan la misma ignorancia de los hechos y se adhieren a una declaración sin base por la Dra. Budwig.

Por favor, si tiene alguna preocupación sobre esto, sólo separe por un par de horas su consumo de FO/CC de su régimen de antioxidantes. Créanos, no lo encontramos necesario. Nosotros hacemos nuestro régimen recomendado (vea abajo) todos los días. Ambos tenemos una salud casi perfecta.

¿Necesita más pruebas? ¿Quiere leer algunos libros? Aquí tenemos un par de ellos que están inmediatamente disponibles y son de bajo costo.

"The Breuss Cancer Cure: Consejo para la Prevención y Tratamiento Natural del Cáncer, Leucemia y Otras Enfermedades Supuestamente Incurables", por Rudolf Breuss. Precio de Amazon: $11.00 dólares.

"How to Fight Cancer and Win" por William L. Fischer. Precio de Amazon: $19.95. Incluye tres capítulos del protocolo de la Dra. Budwig.

El Dr. Matthias Rath – Vitamina C y Lisina/Prolina

El siguiente tratamiento que agregaríamos a su régimen de lucha contra el cáncer es una mezcla de Vitamina C, l-Lisina y de l-Prolina. Los dos últimos son combinaciones comunes de aminoácidos. Como mencionamos anteriormente en el Capítulo 1, ésta combinación la descubrieron el Dr. Matthias Rath y el Dr. Linus Pauling en 1984. Ellos, más tarde, reforzaron este tratamiento al añadir extracto de té verde, encontrando que mejoraba el efecto en un 30%. Encontraron que ésta combinación inhibía el proceso de metástasis (esparcimiento) de células cancerosas.

Si usted tiene cáncer, una de sus primeras prioridades es desacelerar o detener el proceso de la metástasis. La metástasis y su efecto en los órganos, sangre, cerebro, médula ósea, etcétera es lo que hace al cáncer más difícil de curar pero **NO** imposible.

Hay varias razones por las que recomendamos este compuesto como un tratamiento primario. Como los primeros dos tratamientos, este es suave, no-tóxico y fácilmente disponible. Así como el FO/CC no es costoso éste tampoco lo es . No el del Dr. Rath, pero el del Our Health Co-op. Más acerca de ellos en un minuto. Y finalmente, le da a usted un "bono" de protección contra la inflamación del corazón o para el tratamiento del mismo.

Ninguno de los ingredientes en la fórmula del Dr. Rath es costoso. De hecho, son abundantes y están fácilmente disponibles. Sin embargo, sus productos (tiene varios) son **muy caros**. La razón es la publicidad. Como las compañías farmacéuticas, el Dr. Rath gasta mucho dinero promocionando sus productos.

Con la eficacia de este producto contra **el cáncer y la enfermedad coronaria** y la publicidad que ha recibido por 27 años, estaba destinado a que **productos de imitación** fueran desarrollados. Como mencioné anteriormente, la única manera de evaluar estos productos es la integridad de la fuente. Afortunadamente para usted, hay una opción realmente no costosa compitiendo con los productos del Dr. Rath ("Epican Forte", etcétera).

Our Health Co-op, nuestra fuente favorita para productos naturales no costosos, (Precio al público es el precio al por mayor + 5%), vende algo llamado **"Heart Plus"**. Los ingredientes son: Vitamina C, l-Lisina, l-Prolina y escaramujos (el fruto del rosal). Excepto por el extracto de té verde, es virtualmente idéntico al Epican Forte del Dr. Rath. Our Health Co-op vende el extracto de té verde por separado.

El precio de Our Health Co-op para el Heart Plus (redoble de tambores, por favor) **$11.89 dólares**. ¿Es para un día? No, es por 180 tabletas (aproximadamente un suministro de 30 días). El producto del Dr. Rath es de **6-7 veces ese precio**.

Puede leer sobre la teoría detrás de Heart Plus y enfermedad coronaria en:

http://www.OurHealthCoop.com/ourhealth_he.htm

Debido a que la enfermedad cardíaca es el segundo factor de muerte y el cáncer es el número uno, este producto le da un "doble golpe". Es mucho más efectivo que el medicamento "estatina" reductor del colesterol, con ninguno de los efectos secundarios de la vasta variedad de efectos secundarios, algunos fatales, de dicho tipo de medicamentos.

Este enlace lo llevará directamente a la página para ordenar el Heart Plus:

http://store.ourhealthcoop.com/product_p/he.htm

Para ordenar su extracto de té verde, puede ir a:

http://store.ourhealthcoop.com/product_p/gt.htm

Un suministro para un mes (90 cápsulas vegetarianas) cuesta $9.97 dólares.

Si nosotros tuviéramos cáncer, tomaríamos 6 de Heart Plus (2-2-2) en el transcurso del día y añadiríamos tres de extracto de té verde (1-1-1) al mismo tiempo. Esto **reduciría** o **detendría completamente** la propagación del cáncer.

Estos productos son enviados a todo el mundo.

Vegetales Verdes y Enzimas

Bob Davis Derrota al Cáncer

En noviembre de 2001, Bill descubrió a Bob Davis y su historia. Bill se inspiró en ella. Él cree que a usted también lo inspirará. Bob ha sido la fuente de muchísima información sobre Medicina Alternativa y Complementaria (MAC), en tratamientos para el cáncer. Él las compartirá con usted también. Aquí, en sus propias palabras su historia:

"¡Tengo 91 años y he superado el cáncer dos veces!"

En abril de 1996, fui al hospital como paciente externo para unos rayos x. Encontraron que tenía cáncer masivo. Había una masa en mi abdomen de un pie de ancho y varias pulgadas de grueso. Además, tenía varios tumores en mi pecho, algunos de ellos "del tamaño de una pelota de softbol". Se determinó también que tenía cáncer en mi medula ósea. Fui inmediatamente convertido en un paciente 'interno' y sometido a un programa intensivo de quimioterapia. Tuve quimioterapia en abril, mayo y junio, sin ningún efecto en el cáncer. Parecía desarrollarse más con eso.

Fue a mediados de junio cuando mi doctor me dijo que la quimioterapia no estaba funcionando. Ya después argumentó que cualquier otro tratamiento me mataría. Sabía que esto era cierto pues mi cuerpo había sido devastado por la quimioterapia. Estaba en posición fetal sin poder dormir o comer. Estaba extenuado y sentía mucho dolor en todo mi cuerpo.

Le pregunté a mi doctor que podíamos hacer. Él dijo, "Intenta... algo más".

En febrero pasado le había llamado a un colega de la facultad que tenía una artritis terrible. No podía subir las escaleras o manejar su auto. Le pregunté cómo estaba y me dijo '¡Fantástico!' Me dijo que estaba tomando un producto herbal y que había eliminado su artritis en tres semanas. Le pregunté que era y me dijo 'hojas de cebada verdes deshidratadas'. Me dio el número 800 y ordené un frasco para mi esposa que tiene artritis.

Fue a mediados de junio cuando recibí una llamada telefónica de la dueña de la compañía que provee las cápsulas de hoja verde de cebada [Florence Biros]. Ella me preguntó cómo me estaba yendo con las cápsulas. Le dije que no las estaba usando. Las había adquirido para mi esposa y le ayudaron cuando ella recordaba tomárselas.

Luego le dije la cosa más afortunada que he dicho en mi vida. Le dije 'Estoy peleando otra batalla'. Me preguntó cuál era y le dije que era el cáncer. Ella dijo "Oh, Sr. Davis, ¿No sabe, verdad?" le pregunté qué era lo que no sabía y me dijo "¿No sabía qué el cáncer y la artritis no pueden desarrollarse en un cuerpo alcalino?" Le dije que nunca antes había escuchado eso. Haciendo esta larga historia más corta, empecé a tomar las cápsulas y en diez días ¡95% de mi cáncer se había ido! Mi siguiente TAC cerebral mostró que no había cáncer en mi cuerpo y he estado libre del cáncer desde entonces.

Me revisaron el mes pasado y sigo libre de cáncer. Aún tomo 20 tabletas de 200 mg de cebada verde deshidratada todos los días. Me cuesta la gran cantidad de 85 centavos de dólar aproximadamente.

Desde entonces he adoptado una dieta vegana (Aún así como pastel de cumpleaños con un nieto de vez en cuando) que realmente me gusta. Me siento mejor que lo que me he sentido en 40 años. La gente dice que me veo más joven. Tengo mucha energía.

Estoy entusiasmado de compartir información sobre el tratamiento del cáncer y problemas generales de salud. Ocasionalmente hablo en reuniones sobre diversos temas relacionados. ¡¡¡Mi tema favorito son las ENZIMAS!!! [De las cuales las cápsulas de Barley Power tienen todas las 3,000 que tiene el cuerpo humano.]

Bob Davis
Apoyo para Tratamientos Alternativos del Cáncer
Siéntase libre de contactarme en ACTS@interhop.net"

Bob habla en serio. Si usted quiere más información de él, la tiene y la compartirá con usted. Se llama a sí mismo un reportero, no un consejero. Sólo envíele un correo. Recientemente completó una página web. Chéquela en:

http://www.cancer-success.com

Bob ha estado en comunicación con otros pacientes con cáncer por doce años. Le mandó a Bill copias de **40 mensajes de correo** en una amplia variedad de temas MAC (Medicina Alternativa y Complementaria). La mayoría de ellos fueron noticias nuevas para Bill. Él ha dicho que podemos compartir los que queramos con usted. Eso estamos haciendo justamente en esta edición de nuestro libro.

Igual que otro sobreviviente de cáncer de 88 años en la red de Bill, George Freaner, Bob es un **"fanático" de las enzimas**. Su entusiasmo ha convencido a Bill, el jovenzuelo (oye, ¡Si sólo tiene

79!) que se actualice acerca de las enzimas. Bill ha leído la mayor parte de un libro de referencia del tamaño de una guía telefónica llamado "El Libro Completo de la Terapia de Enzimas", del Dr. Anthony J. Cichoke. Es muy interesante. Casi todas las enfermedades en las que pueda pensar pueden ser rastreadas a **una u otra deficiencia de enzimas.** ¿Recuerda lo que le dijimos anteriormente sobre la comida cocinada? Así es. **No tiene enzimas.**

Existen alrededor de 3,000 diferentes tipos de enzimas en nuestro cuerpo. De forma interesante, lo que curó el cáncer de Bob Davis, la cebada verde, contiene todas las 3,000, de acuerdo a quien lo descubrió, el Dr. Yorishihide Hagiwara. Aún antes de terminar los primeros capítulos de la "enciclopedia" de enzimas, Bill y su familia ya tomaban lo mismo que Bob tomó.

Si usted quiere probarlo, se llama "Barley Power" y lo distribuye una compañía llamada Green Supreme, Inc., viene en frascos de 200 o 400 tabletas o un frasco de 300 cápsulas vegetarianas... Los tamaños más grandes tienen un costo menor por tableta o por cápsula. Hay opciones disponibles con chile cayenne o picolinato de cromo añadidos. Ordénelo en su página web http://www.GreenSupreme.net o al marcar al (800) 358-0777 (están en Pensilvania) o al (724) 946-9057 desde fuera de los Estados Unidos. Lo envían a cualquier parte del mundo.

Por favor note que los pedidos a través de su página de internet, tienen precios de menudeo. Para descuentos que ofrecen a pacientes con cáncer, necesita llamar o mandarles un correo. Su oficina de pedidos está abierta de lunes a viernes de 8:30 a.m. a 4:30 p.m. Tiempo del Este. El correo es sales@greensupreme.net.

Este es un producto que querrá tomar "de por vida".

Otra Fuente

Si quiere probar una fuente distinta, visite:

http://store.ourhealthcoop.com/product_p/gp.thm

Busque un producto llamado "Multi-Veggies". Sus 180 cápsulas de vegetales con una variedad de **"verdes"** y otros ingredientes, incluyendo cebada, se venden a $9.59 dólares.

Tome lo Suficiente

La experiencia de Bob remarca otro punto muy significativo. Cuando usted empieza una terapia, **asegúrese de tomar lo suficiente** para obtener el efecto que desea. Bob toma 20 tabletas Barley Power todos los días. No "medidas a medias" para este muchacho (oye, ¡Se siente como un joven de 40!).

Por cierto, Bob Davis no tiene conexión financiera con Green Supreme, Inc. (o cualquier otro producto). Green Supreme, Inc. es actualmente el **patrocinador del programa de Bill en la radio-web** y por lo tanto le ayuda a pagar los gastos generales. No tiene ninguna ganancia del programa. Simplemente cree en **su producto y en su integridad.**

La Importancia del pH

Recuerde a Florence Biros. Ella es la dueña de la compañía Green Supreme. Cuando Bob Davis, nos cuenta de su tratamiento, ella fue quien dijo "¿Acaso no sabe que el cáncer y la artritis **no pueden desarrollarse en un cuerpo alcalino?**" ¿Qué quiere decir exactamente con eso?

Los fluidos en su cuerpo, varían un poco a través del día, al grado en el que pueden ser alcalinos o ácidos [excepto por la sangre, la cual su cuerpo mantiene dentro de un rango angosto de pH sin importar los medios que sean necesarios para ello]. La manera más fácil (y más estable) de determinar si su cuerpo está en un estado alcalino o ácido es **analizar su saliva.**

En el mismo número telefónico "800" que le dimos para el "Barley Power", puede ordenar un rollo o dos de **tiras de prueba de pH.** Un rollo de 15 pies le cuesta alrededor de $9.50 dólares. Cada mañana cuando se despierte, enjuáguese la boca con agua y haga cualquier cosa, excepto comer o tomar nada por los siguientes 5 a 7 minutos.

El enjuague remueve cualquier residuo remanente de la noche o concentración de fluidos bucales. Entonces póngase una **tira de dos pulgadas** debajo de la lengua por un par de segundos y le mostrará si está en la escala alcalina o ácida. Lo ideal es alrededor de 6.4 o más alto. Esto es a lo que se llama su "reserva alcalina".

Para confirmar la ciencia detrás de esto por favor vea esta página web muy informativa:

http://biomedx.com/pH/page5.html

Con la típica dieta ácida de una persona civilizada (sin mencionar los efectos del estrés y de las toxinas dentales), la mayoría de ustedes con cáncer encontrará que su pH es 5.5 o menos. Si el Barley Power o potencializadores de enzimas y productos alcalinos están funcionando correctamente, esto debería corregirse de **2 a 3 semanas al nivel de 6.4** y quedarse ahí mientras continúe tomando las tabletas de "Verdes", cápsulas o polvo.

Si quiere más información y detalle acerca de este tema, lo encontrará en el libro "El Milagro del pH: Equilibre su Dieta, Recobre su Salud" por el Dr. Robert O. Young. Una revisión de Amazon.com, mostró que la actualización del año 2010 de este libro, estaba disponible por $9.79 dólares. Un lector dice: "Yo siento que el Dr. Young va detrás de la "causa" de la enfermedad y ¡No sólo como tradicionalmente se hace; tratarla con una pastilla!".

Algunos pacientes preguntan sobre el examen de pH en la orina. Realmente no importa. Los riñones tienen la habilidad de alcalinizar o acidificar la orina en respuesta de lo que esté pasando dentro de la sangre. Es posible tener la orina ácida y la saliva alcalina. Por simplicidad le sugerimos que se quede con la saliva.

Una Dieta que Combate el Cáncer

Lo siguiente en orden de importancia para usted, el paciente con cáncer, está en una dieta radicalmente diferente. Es casi seguro que si su dieta hubiera sido perfecta, no tendría cáncer. Ninguno de nosotros come la dieta perfecta. ¡Pero ahora tiene que! No es broma.

Nutricionistas (Nutriólogos; vocablo utilizado en México y en algunos de los países de América Latina. N. del Traductor)

Bill ha leído al menos 15 libros de nutriólogos y ha estado en comunicación con algunos de ellos. Su conclusión, luego de once años de búsqueda, es que todo consejo nutricional es ------- **solo una opinión** (con dos excepciones). Sí, así es. Hay muy poca ciencia aquí. Hay muchos desacuerdos. Lo que es ácido en el libro de un nutriólogo es alcalino para otro y así. Esto fomenta mucha confusión entre aquellos de nosotros que estamos tratando de cambiar nuestras dietas.

La Dieta Atkins, "Come Bien de Acuerdo a Tu Tipo" (Eat Right 4 Your Type), la Dieta South Beach, "Venciendo al Cáncer Con Nutrición" por Patrick Quillin, "La Dieta de los Productores" por Jordan Rubin, "La Dieta RAVE y Estilo de Vida" por Mike Anderson, "La Dieta Ecológica Corporal" por Donna Gate, "La Historia de Cáncer de una Nutricionista" por Diana Dyer, "El Protocolo de Estocolmo", "Comida a Evitar" por el Dr. Flavin Koenig y las listas de "Alimentos para Comer" para pacientes con cáncer (las cuales Bill ha publicado en versiones anteriores de este libro) – **SON todas opiniones.** Están todas sobre-simplificadas. Cada uno de nosotros es diferente.

Para alimentar a nuestro cuerpo con lo que necesita para curarse, necesitamos saber nuestro **"tipo de metabolismo"**. Por ejemplo, si usted es un "oxidador lento" con un sistema nervioso parasimpático dominante, usted ya es **demasiado alcalino**. Un tipo de dieta vegetariana estricta solo empeoraría esa situación.

Si usted es un "oxidante rápido" con un sistema nervioso simpático dominante, necesita evitar la proteína animal y **maximizar los vegetales**. Algunos de nosotros somos de tipo balanceado donde podemos comer lo que sea que queramos. Para este tipo de personas, el evitar la proteína animal es sabio, porque nos toma demasiado tiempo el digerirla y usamos energía que necesitamos conservar para pelear contra el cáncer.

Este tema es muy complicado para entrar a detalle. Le daremos un buen link para algunos artículos acerca de esto por nuestro amigo y colega, el Dr. Robert Rowen, un **fantástico Doctor en Medicina Holística**. Él ha recolectado mucho material en este tema. Necesita familiarizarse con él. Este es el link:

http://www.distance-healer.com/84.html#case1

Le sugerimos que lea al menos los primeros dos artículos titulados "Coma Bien Para Su Metabolismo – No Para Su Tipo de Sangre" y "¡Curando Cáncer Incurable!" Va a encontrar otros **55 artículos** sobre este tema en ese link. Tal vez quiera leer algunos más de ellos.

He aquí el problema. Para que usted pueda establecer su "tipo de metabolismo", tiene que encontrar a alguien competente para que lo examine. Eso no es fácil. Están por ahí, pero **no hay muchos de ellos** y no son baratos.

Nosotros le recomendamos que se familiarice con este tema leyendo. Así con el conocimiento que ha adquirido sobre el tipo metabólico, hágase usted mismo la prueba. Primero, intente comer sólo vegetales (ensaladas, licuados, jugos) y un poco de fruta (junto con el licuado de queso cottage/aceite de linaza) por un par de semanas. Monitoréese. ¿Se **siente con energía**? ¿Se siente **satisfecho**? ¿Está durmiendo bien? ¿O está malhumorado, enfadado y agotado todo el tiempo?

Si la alimentación vegetariana no está funcionando para usted, trate añadiendo un poco de proteína animal (pollo de granja y huevos, pescado de agua fría) una o dos veces a la semana y **vea si ayuda**. Esto le dará una buena idea de si necesita llevar una dieta basada en gran parte de vegetales crudos.

Todos los expertos que hemos estudiado, están de acuerdo en que hay ciertos tipos de comida que promueven el cáncer. Estos son: 1)

azúcar (en cualquier forma; el jarabe de maíz alto en fructuosa es el peor ya que la fructuosa es la forma preferida de azúcar para la fermentación del cáncer); 2) **Alimentos procesados**; 3) **Productos Lácteos** (excepto el queso cottage cuando está mezclado con el aceite de linaza) y 4) **gluten** (pan, cereal, pasta.) Todos estos alimentos promueven el cáncer y deben ser eliminados de sus hábitos alimenticios si quiere recuperarse.

Al referirnos anteriormente a libros de nutrición inservibles, hablamos de "dos excepciones"; una es "El Estudio **China**" por el Dr. T. Colin Campbell. Este libro es científico. Está **revisado por homólogos, con cuidadosa investigación documentada.** Por favor no gaste su dinero en otros libros de dieta. "El Estudio **China**" probó más allá de cualquier duda que casi todos nosotros comemos **demasiada proteína animal.** También existe un excelente documental disponible sobre el estudio del Dr. Campbell y otro que confirma la evidencia sobre este tema. Se llama "Forks over Knives" ("Tenedores Sobre Cuchillos") y ambos están disponibles en Amazon y Netflix. El libro y el documental responderán la mayoría de sus preguntas sobre la alimentación, pero hay otro tema importante - ¿Alergias alimenticias?

Afortunadamente para nosotros, el "experto mundial aún vivo" sobre las **alergias alimenticias**, el Dr. Keitch Scott-Mumby ha reunido sus **47 años** de experiencia en un libro llamado "Diet Wise" ("Aliméntese con Sabiduría"). Cada uno de nosotros, de acuerdo con el Dr. Scott-Mumby, tiene al menos una alergia alimenticia. Esta es la otra razón principal (aparte del tipo de metabolismo) de porqué las dietas estándares no funcionan para todos. Por favor obtenga este libro en **http://www.DietWiseBook.com** y léalo. Quedará asombrado.

Algo acerca de las alergias alimenticias: una "verdadera" alergia alimenticia es una con la que usted ha nacido, ej. leche. Muchos desarrollan alergias que comienzan en la edad adulta. Para estas personas les recomendamos consultar a un profesional de la salud bien versado en infecciones por hongos como la Cándida.

Hay más información sobre este tema y ambos de estos libros en el
Folleto #1 "Stop your aging with Diet" ("Detenga su Envejecimiento
Con Dieta") el cual está al final de este libro (bajo la misma portada).

Así que, habiendo descartado a casi todos los nutriólogos
"expertos", ¿Qué es lo que recomendamos? Es muy sencillo. Sólo
hay cuatro (4) "No-No´s" que necesita evitar completamente. Una
vez que haya determinado sus alergias alimenticias, si puede evitar
poner cualquiera de estas cuatro cosas en su boca, estará
combatiendo al cáncer de la forma más efectiva posible. Excepto
por esos cuatro y el evitar la proteína animal, de ser posible, puede
comer todo lo que quiera y cuando quiera.

Los Cuatro No-No´s.

Toda teoría debe empezar con suposiciones. Antes de enlistar
nuestros cuatro "No-No´s", debemos suponer que no ha estado
haciendo ninguna de estas cosas: fumando o masticando **tabaco**;
tomando **refrescos** (dietéticos o los que no lo sean); tomando
drogas recreacionales; tomando lo que sea con **alcohol** (excepto
la copa ocasional de vino tinto); tomando **cafeína** (excepto tal vez
una taza de café al día).

OK, no está haciendo nada estúpido. Entonces, todo lo que tiene
que hacer es evitar lo siguiente:

1. **Azúcar–en cualquier forma.** (Estevia o Xilitol son los únicos
    endulzantes que recomendamos para pacientes con cáncer).
    Este es un compromiso de vida, no sólo durante su
    recuperación. Esto, por cierto, incluye todas las formas de la
    miel y jarabe.

2. **Comida Procesada-en cualquier forma.** La forma más
    sencilla de explicar esto es "si no está en la forma en que
    Dios la hizo, usted no se la come". De nuevo, esto es **un
    compromiso de por vida**. La comida procesada es la causa
    de la mayoría de las enfermedades. ¿Esto lo hace más difícil
    para salir y comer –en casas de sus amigos o parientes o en

un restaurante? Así es. "¿Están diciendo que debo cargar con mi comida?" **¡Puede apostarlo!**

3. **Productos Lácteos**. Leche, helado, queso, mantequilla. De nuevo, todos igualmente difíciles de digerir por el cuerpo. Cualquier humano con más de cinco años de edad no tiene lactasa en su cuerpo. Lactasa es la enzima necesaria para digerir los productos lácteos. Aunque la leche venga de la vaca del vecino, no se la tome. Muchos estudios de laboratorio muestran que los productos lácteos **promueven el cáncer**. ¿Qué hay del queso cottage? Recuerde, le dijimos que pierde todas sus **propiedades lácteas** cuando lo mezcla con aceite de linaza. Docenas de personas con las que hemos trabajado que son "intolerantes a la lactosa" están comiendo la mezcla FO/CC todos los días sin problemas.

4. **Gluten.** Pan, cereal, pasta. 30% de los adultos son alérgicos al gluten. La mayoría de ellos no lo saben ya que la reacción alérgica se presenta frecuentemente con retraso de horas o de días. El problema principal con esta categoría de comida, sin embargo, es su alto **"índice glicémico".** Se vuelve glucosa rápidamente. Si quiere alimentar a sus células cancerosas, coma gluten. Si no, evítelo. La mayoría de las tiendas de comida saludable estos días tienen galletas y productos como el pan "libres de gluten" hechos con grano germinado o granos seguros como quinoa, mijo, amaranto o alforfón (trigo sarraceno).

[Hay un "acrónimo útil para ayudarlo a evitar los granos con gluten, lo cual se convierte en azúcar casi inmediatamente. Es **"BROWS"**. La "B" es de Barley/Cebada (el grano, no las hojas jóvenes de cebada en las píldoras Barley Power); "R" es por rye /centeno; "O" es por oats/avena. Evítelas todas.]

¿Qué Es lo que Queda?

Cada vez que repasamos esta lista de "No-No´s" con un paciente de cáncer en el teléfono obtenemos la misma respuesta –"**¿Qué es lo que me queda que pueda comer?**" De hecho, hay muchas cosas. Sólo debe buscar en lugares que quizá no haya buscado antes.

Veamos lo que queda:

1. **Vegetales enteros, crudos.** La manera más fácil de limpiar su sistema digestivo entero es obtener todos los nutrientes y fibra que necesita, comiendo **ensaladas grandes,** con una amplia variedad de vegetales crudos y un poco de aceite de oliva, vinagre balsámico y jugo de limón encima (ningún otro aderezo). ¿Qué vegetales? Oscuros, frondosos, verdes (col verde, colinabo, espinacas, etc.); brócoli; coliflor; pepinos, cebollas (rojas y amarillas); pimientos (rojo, amarillo y verde); rábanos; tomates; calabaza; zanahoria; puerros; lentejas; germinados de todos los tipos; una y otra vez. Si está preocupado por perder peso, incremente el consumo de aguacates, altos en grasa saludable y calorías. Compre vegetales "orgánicos", si puede. Sólo sepa que esta etiqueta no es controlada por nadie. No hay garantía que los vegetales etiquetados como tal, fueran cultivados perfectamente, cosechados y vendidos localmente. Las papas y arroz son altos en índice glicémico. Cocine al vapor algunos vegetales -espárragos, ejotes verdes, coles de bruselas, etcétera –que no pueden ser comidos crudos. [¿Sabía que la espinaca es 42% proteína?]

2. **Jugos de Vegetales y batidos**. Todos los jugos de vegetales y batidos son saludables. Sólo asegúrese de comer suficientes vegetales crudos para obtener suficiente fibra. La mayoría de los exprimidores de vegetales desechan la fibra. Los pacientes con cáncer no pueden permitirse estar estreñidos. Alrededor de 35 gramos de fibra al día es absolutamente necesario.

131

3. **Panes germinados de todos los tipos.** Muffins ingleses, etcétera. Sólo busque en una tienda de comida naturista. Va a encontrar muchos productos "libres de gluten". Pero tenga cuidado al leer los ingredientes. Las productoras de alimentos intentan jugar con las "modas pasajeras" y frecuentemente añaden cosas no saludables como jarabe de maíz alto en fructuosa o MSG a su comida "libre de gluten".

4. **Pan libre de conservadores.** Las marcas "Ezekiel" y "Genesis" al igual que otras similares han recientemente introducido opciones "libres de gluten". Se consiguen en la sección de comida congelada de su tienda naturista. Deben ser guardados en un congelador porque no tienen preservativos químicos que puedan enfermarlo. Tostamos este pan y lo disfrutamos con un poco de aceite de oliva (Sin mantequilla, ¿recuerda?) todo el tiempo.

5. **Los cereales.** Hechos con mijo, quinoa, amaranto o alforfón (trigo sarraceno), los cuales son los únicos granos libres de gluten. Use leche de almendras, leche de coco o leche de cáñamo en ello, no leche de soya. (La soya es MUY controversial. ¿Para qué comer cualquier cosa tan controversial cuando se está enfermo? Deje a los otros probar quién tiene razón). Sólo tenga cuidado de que ni la leche ni el cereal tengan ningún edulcorante o preservativo artificial.

6. **Fruta.** Excepto por las frutas rojas o piña (otra fruta buena para combatir el cáncer) que agregue en el batido de FO/CC en la mañana, trate de limitar su fruta a una pieza de fruta entera (manzana, plátano, un puño de uvas, etc.) al día. No jugo de fruta. Eso sobrecarga su páncreas con azúcar de fruta.

7. **Nueces.** Todas las nueces son saludables. También proveen muchas calorías a quienes están preocupados por la pérdida de peso. Las mejores nueces son las de alta densidad y calorías, como la macadamia o las nueces de

Brasil. Las nueces, almendras y la nuez de la india son buenas. Lo mejor es evitar los cacahuates. Los cacahuates están frecuentemente contaminados con hongos. De cualquier manera no son nueces. Son legumbres.

Recuerde, si usted resulta ser un oxidante lento o tiene un sistema nervioso parasimpático dominante, necesita agregar alguna proteína animal para esta dieta "ideal" de tipo vegana. Lo exhortamos a que al menos pruebe el enfoque anterior sin ninguna proteína animal por un par de semanas. Si de verdad se siente débil, añada algunos huevos y pollos de corral orgánicos o algún pescado de agua fría (salmón, atún, etcétera) y vea si le sirve. Trate de limitarlo a **una o dos veces a la semana**.

Un comentario final para aquellos que son de sistema nervioso parasimpático dominante: por favor busque a un **quiropráctico competente** que entienda y sepa como ajustar la **vértebra cervical 1 y 2, el atlas y el axis.** El sistema nervioso parasimpático cruza a través del C1 y C2. Por lo que, si están mal alineados, el sistema nervioso parasimpático puede ser comprimido y afectado negativamente.

Alimentos Crudos vs Alimentos Cocinados

Si quiere seguir nuestro ejemplo, debe intentar consumir una proporción de **80% de alimentos crudos a 20% de alimentos cocinados**. Las enzimas en la comida cruda le facilitan a su cuerpo el poder digerirla. Usted limpiará sus órganos y obtendrá los nutrientes máximos al mismo tiempo.

Por cierto, puede contar la mezcla del aceite de linaza/queso cottage como parte de la porción de alimentos crudos. Es tan fácil para su cuerpo digerirlo que cuenta como crudo, no cocinado.

Casi todo lo demás del supermercado, desafortunadamente, es cocinado. Antes de que la comida pueda ser empaquetada en cualquier forma (latas, cajas, envases, etcétera) debe de ser calentada. Si no fuera así, las enzimas en la comida causarían que se estropeara en 2 a 3 días en la alacena. Todo lo que se necesita para destruir a las enzimas en la comida es calentarla a 48° C (apenas tibio).

No es obvio, pero el método anterior de comer, actúa coma una forma eficiente y completa **para limpiar su sistema digestivo entero**.

Un Gran Libro Nuevo de Recetas

Usted es afortunado. Uno de los fans de "Bill" ha organizado un gran libro de recetas para pacientes con cáncer. Cheryl Miller le ayudó a su padre a recuperarse de un cáncer de pulmón en 2008, al hacer mucha de su comida para él. Ella reunió algunas recetas que funcionaron para él. Se unió con un **gran chef de Miami Beach** llamado Peter Cosmoglos quien concuerda con nuestro enfoque hacia una alimentación saludable.

Juntos, hicieron un libro para usted con **84 recetas.** Alrededor de la mitad de ellas son recetas de comida cruda. Encontrará que este gran libro le ayudará a obtener suficiente variedad en su dieta para mantenerse con el régimen de alimentación saludable que describimos. Algunas de las recetas de alimentos cocinados **incluyen algunas papas**. Éstas están bien en cantidades mínimas. Tienen muchos nutrientes. Simplemente tienen un valor un poco más alto en el índice glicémico que otros vegetales.

Este libro de recetas es un e-book (libro electrónico). Fácil de descargar e imprimir, puede ser encontrado en: http://CancerFreeFoods.com.

DoctorYourself.com y la Vitamina C

Otro artículo interesante en nutrición y cáncer, especialmente la importancia de las vitaminas y tratamiento con Vitamina C, está en:

http://DoctorYourself.com/cancer_2.html

Quisiéramos informarle de una forma relativamente nueva de vitamina C. Es llamada vitamina C liposomal. Viene en forma de gel, en lugar de en forma de píldora. Es mucho más "biodisponible". De hecho, sólo un paquete de este gel es igual a 10 gramos de vitamina C intravenosa. Para buscar una fuente de esta forma de vitamina C, sólo escriba el término "Vitamina C liposomal" en su buscador preferido. Encontrará diversas páginas que venden un producto llamado "Lypo-spheric Vitamina C" de Livon Labs.

La Alimentación Vence al ADN como la Causa del Cáncer

He aquí un artículo corto de uno de los boletines de Bill. Le animamos a que lea el artículo que hace referencia a la página del Dr. Jon Barron. El Dr. Barron es una fuente de información en la cual confiamos.

"Bien. Finalmente hay un estudio con el cual, de manera accidental se ha comprobado que la alimentación es la clave". Es un estudio reciente de hombres con cáncer de próstata. Encontró que la alimentación y los cambios al estilo de vida pueden "apagar" algunos de los 453 genes que promueven el cáncer, mientras simultáneamente "enciende" algunos de los 48 genes que combaten al cáncer. ¿Este estudio prueba que la alimentación y el estilo de vida vencen al ADN? Usted decide. El Dr. Jon Barron es un médico holístico al cual admiro. Le sugiero que lea sus comentarios acerca de este estudio en esta página:

www.JonBarron.org/newsletters/07-07-2008.php"

Resumen de la Dieta que Combate al Cáncer

Leemos sobre el cáncer todos los días. Hemos aconsejado a miles de pacientes con cáncer por teléfono y por correo. No hay duda. Lo que nos metemos a la boca, más que otra cosa, es una **causa** muy común de cualquier diagnóstico original de cáncer y de su **recurrencia.**

Hemos hablado mucho en estas páginas sobre suplementos. Ciertamente, muchas de estas substancias pueden contribuir a su recuperación. Sin embargo, la **mejor forma y la más barata** de restaurar el metabolismo de su cuerpo es **comer bien**.

¿Se da cuenta?

o ¡El Americano común consume **170 libras de azúcar al año**! ¿No lo cree? Sólo fíjese en su propia alacena. Toda esa sacarosa, jarabe de maíz, color caramelo y fructuosa es sólo azúcar disfrazada.

o **La acrilamida**, un agente cancerígeno comprobado (agente que causa cáncer), sólo es permitido en su agua potable en un nivel de 0.12 microgramos por porción, por la Agencia de Protección Ambiental de los Estados Unidos (EPA). Las papas de McDonald´s, grandes, porción de 6 oz. contienen **72 microgramos o 600 veces el límite de EPA**. Burger King, Wendy´s, KFC, etcétera sólo poseen menos por una diferencia mínima. ¿Aún quiere ese "tamaño extra grande"?

o **La comida procesada** que ingerimos, ha tenido virtualmente eliminados todos los buenos nutrientes y las enzimas digestivas. Nuestros cuerpos **no pueden producir las enzimas** necesarias para digerir esto. ¿Usted de verdad cree que los productores de comida están preocupados por su salud? Adivine nuevamente, amigo.

o **La Dieta Americana Estandarizada (SAD, por sus siglas en inglés)** es altamente acidificante. En un libro de 300 páginas llamado "El Milagro del pH," (refiérase a párrafos anteriores) el Dr. Robert Young, un microbiólogo y nutriólogo argumenta de forma convincente que el marcador más importante de buena salud es el nivel de pH.

..... y hay mucha más evidencia de que lo que **comemos** nos lleva a padecer condiciones degenerativas de todo tipo.

Suplemento Mineral/Vitamínico

El sexto paso del protocolo que recomendamos ("Lo que haríamos si fuéramos usted") es el suplemento mineral/vitamínico Daily Advantage del Dr. Williams. Describimos esto en el capítulo 3, incluyendo una lista de todos los 70 ingredientes. Por favor revíselo ahora. Es esencial **"que no se nos escape nada"** en cualquier dieta –incluyendo los hábitos alimenticios descritos arriba.

El suplemento viene en paquetes de plástico, los cuales contienen 8 cápsulas. Bill ha tomado dos de estos paquetes (la dosis normal) cada día por los últimos 15 años aproximadamente. Atribuye su perfecta salud, a sus 79 años, a este producto. Si se pregunta por qué le recomendamos esto, esa es la razón. Le funciona a él y creemos que le ayudará a usted también. Si encuentra algo mejor, por todos los medios adquiéralo y háganos saber lo que es.

Desafortunadamente, el Daily Advantage del Dr. William sólo se envía dentro de los **Estados Unidos**. Si usted vive en otro país, por favor use los ingredientes del capítulo 3 de este libro para ayudarlo a encontrar un suplemento mineral/vitamínico comparable.

La Vitamina D3 – Una Parte Esencial de la Sanación.

Para curar el cáncer, usted debe elevar el nivel de Vitamina D en su sangre y **mantenerlo alto por siempre**. Esta declaración está bien documentada y basada en investigación, la mayoría realizada desde 2004. El Dr. William Grant ha investigado la **Vitamina D y el cáncer** por muchos años y publicado docenas de documentos científicos acerca de esto. En una entrevista en la radio en 2010, le dio a Bill consejos para que se los pasara a todos los pacientes con cáncer:

> ➢ Primero, asuma que usted es deficiente en Vitamina D. El **95% de la población mundial** es deficiente en ella. No tomamos suficiente sol.

➤ Un nivel adecuado de esta hormona (no es realmente una "vitamina") es **esencial** para recuperarse del cáncer y evitar que recurra.

➤ Para mantener la Vitamina D en sangre en un nivel adecuado, debe tomar una alta dosis (más de lo que viene en el Daily Advantage) por al menos **5 a 6 semanas**.

➤ Una cantidad apropiada para tomar inmediatamente es de **25,000 I.U. por día**.

➤ Lo antes posible, revise su nivel de Vitamina D. Cualquier doctor puede ordenar un examen de sangre sencillo. Es llamado **el "Examen 25(OH)D"** o el examen "25 Hydroxy Vitamina D". El resultado será un número del 0 al 100.

➤ Sus resultados de ese primer examen de sangre casi siempre estarán **por debajo de los 20 o 30**. Para recuperarse del cáncer, debe ser aumentado a **70 o más** y mantenerlo allí. Para aumentarlo a ese nivel, normalmente tomará varias semanas en la dosis elevada.

➤ En ese punto, obtenga otro examen de 25(OH)D. Si el resultado muestra que está en 70 o más alto, puede retroceder a una dosis de **mantenimiento de 10,000 I.U al día**. Esto lo mantendrá ahí.

➤ La única forma apropiada de suplementar Vitamina D es la **Vitamina D3**, la cual es vendida sin receta.

➤ Hay muchas fuentes en línea de Vitamina D3, las cuales son todas muy baratas. Las cápsulas de gel vienen en una dosis de 5,000 I.U. y 10,000 I.U. por cápsula. Ambas están disponibles en http://PuritansPride.com. Intente encontrarlo en la forma de **cápsula de gel**.

[Un comentario al respecto de los **suplementos de aceite** (Vitamina A, D, K, CoQ10) en general, incluyendo una forma de D3 en líquido o polvo: La tecnología para convertir los aceites naturales en polvos sintéticos está disponible. Sin embargo, el cuerpo humano no reconstituirá el polvo de vuelta en aceite natural ya que la mayoría de las reacciones bioquímicas pueden sólo añadir agua. Por lo que le decimos a la gente, que si un **polvo vitamínico** contiene cualquiera de estos aceites, en el mejor de los casos, está **pobremente formulada** y en el peor, es que es una total basura. Pero no nos tome la palabra en esto; intente lo siguiente: Tome una multivitamina, como la de "One Day", y póngala en un vaso con agua (alrededor de 4 onzas) cuando se vaya a la cama. En la mañana, estará intacto. ¿Usted cree que este es un producto sano y fácil de disolver? **¡Nosotros no!**]

> ➤ El Dr. Navarro ha advertido a usuarios de su Examen de Orina HCG (vea abajo) de suspender el consumo de Vitamina D3 por tres días antes de tomar la muestra de orina. Aparentemente, el hecho de que sea una hormona puede interferir con ese estudio.

Si está usted interesado en investigar acerca de este tema más a fondo, aquí tenemos un par de buenos sitios en internet:

http://sunarc.org (La página del Dr. Grant)

y

http://VitaminDCouncil.org

Resumen de los Auto –Tratamientos

Antes de continuar, resumamos este **"protocolo"** de siete pasos. Idealmente, nos gustaría que este resumen estuviera en su refrigerador como un recordatorio diario de los pasos esenciales que haríamos (y esperamos que usted haga) para vencer al cáncer. Aquí están:

1. **Estimulación del Sistema Inmunológico** – El Beta-1,3d Glucano de Transfer Point. Una cápsula de 500 mg por 50 onzas (23 kilos) de peso corporal diarios – en la mañana, 30 minutos antes de comer o beber cualquier cosa. Fuente:

www.ancient5.com o llame a Phyllis Pipkin al (855) 877-8220 o (678) 653-8532 (Tiempo del Este).

2. **"Batido" de Queso Cottage/Aceite de Linaza** - seis cucharadas (85 ml) de aceite de linaza mezclado con una licuadora de inmersión con 2/3 de taza (170 ml) de queso cottage orgánico con 1% o 2% de grasa. Póngalo en la licuadora con arándanos y nueces, un poco de estevia y un poco de agua pura. Ajuste la mezcla a su gusto. Mézclelo en el nivel de "licuar". Cómaselo justo después de que sea mezclado. Ordene el aceite de linaza de Barlean al (800) 445-3529 (Tiempo del Pacifico).

3. **Heart Plus y Extracto de Té Verde.** Seis capsulas de Heart Plus (2-2-2) y tres cápsulas (1-1-1) de extracto de té verde. Deben ser tomados juntos con la comida o entre comidas. No importa. Fuente para ambos: http://ourhealthcoop.com.

4. **Barley Power.** Veinte tabletas al día. Tome 5 o 7 tabletas, 15 minutos antes de cada comida. Si no está comiendo tres comidas al día, tome el resto dos horas después de comer. Fuente: Green Supreme, Inc. (800) 358-0777 o (724) 946-9057 (Tiempo del Este) o http://GreenSupreme.net.

5. **Dieta Contra el Cáncer.** Evite comida dentro de la lista **"No-No's"** [azúcar, comida procesada, lácteos y gluten]. Primero pruebe con vegetales enteros crudos más el batido y el jugo. Modifíquelo con proteína animal sólo si no funciona para usted. Para dar variedad, coma productos libres de gluten, pan de germinado, galletas de linaza, cereales (mijo, quinoa, etcétera, sin gluten y con leche de almendras sin azúcar), lentejas, frijoles, semillas y nueces (cacahuates no).

6. **Suplementos Minerales/Vitamínicos.** Tome dos paquetes de la Daily Advantage o un substituto fuera de los Estados Unidos. Fuente: Mountain Home Nutritionals (800) 888-1415 (Tiempo del este) o http://DrDavidWilliams.com.

7. **Vitamina D3.** Tome 25,000 I.U. por día hasta que sus exámenes de nivel de sangre digan 70 o un nivel más alto. Entonces retroceda a 10,000 I.U. por día (recuerde, cápsulas de gel solamente). Tome esa cantidad por tiempo indefinido. Fuentes: http://PuritansPride.com o www.vitacost.com

Eso es todo amigos. Si sigue este régimen **concienzudamente (todos los días) durante aproximadamente** 6 a 8 semanas, no sólo mejorará su condición; usted probablemente estará **"libre de cáncer" SÓLO SI (Un gran Sólo Si)** no ha tenido ningún tratamiento convencional del cáncer (quimioterapia, radiación o cirugía). Si ha tenido alguna combinación de estos tratamientos, este protocolo se ha sabido que funciona. Sólo que necesitará **meses, no semanas** para superar los efectos secundarios de su tratamiento convencional.

Si, en algún momento, siente que este régimen no está funcionando para usted (vea la información que viene posteriormente de cómo probar su progreso), hay literalmente **400 tratamientos suaves y no tóxicos** que puede probar. Cubriremos algunos de ellos en las siguientes páginas.

Claro, también hay **excelentes clínicas** que tratan el cáncer con substancias naturales y procedimientos (hipertermia, máquinas de frecuencia, vitamina C intravenosa, etcétera). Cubriremos algunos de estos en el capítulo 6. Esto siempre es una opción, aunque una mucho más costosa. La auto-sanación en casa todavía es necesaria luego del tratamiento en la clínica.

Dosis de Mantenimiento

¿Y cuándo se está libre de cáncer? ¿Entonces qué? Buena pregunta. Le han dado los resultados de su examen de Orina HCG (vea abajo) que muestran que está en los 40 (el resultado debe de estar debajo de 50 para asegurar que no hay cáncer) y ha completado su curación. ¿Qué es lo que debe hacer ahora? Aquí tenemos algunas sugerencias basadas en lo que haríamos nosotros todos los días por prevención:

1. **Estimulación del Sistema Inmunológico.** Continúe tomando el Beta-1,3d Glucano diariamente, pero solo una cápsula, una vez al día. Cuando sentimos alguna clase de virus u otra infección acercándose, inmediatamente subimos la dosis a la dosis "terapéutica" (vea arriba) por un par de días.

2. **"Batido" de Queso Cottage/Aceite de Linaza.** Continúe comiendo esto, pero sólo tome la dosis a la mitad. Eso es lo que hacemos cada mañana. Nunca se nos olvidaría tomar la dosis de este maravilloso elixir. Si quiere asegurarse de que su cáncer no recurra, por favor tome este consejo seriamente.

3. **Heart Plus y Extracto de Té Verde.** Elimine esta combinación, pero conserve cualquier suministro que tenga a la mano, en caso de que su cáncer recurra.

4. **Polvo de Cebada.** Reduzca la cantidad a 7 u 8 de estas píldoras al día, pero continúe tomándolas en un índice de 2 a 3 antes de cada comida. Pruebe su alcalinidad al menos semanalmente con las tiras de prueba del pH.

5. **Dieta que Combate al Cáncer.** Relaje este conjunto de hábitos alimenticios (no es una "dieta") pero sólo un poco. Por ejemplo, continúe evitando el azúcar en cualquier forma y comida procesada en cualquier forma. Añada un poco de proteína animal (pescado, pollo, huevos) a su dieta, alrededor de dos veces a la semana. Continúe evitando productos con gluten junto con carne (carne de res, puerco, etcétera).

6. **Suplemento Mineral/Vitamínico.** Continúe tomando Daily Advantage (o un producto substituto) en la misma dosis (2 paquetes de cápsulas al día).

7. **Vitamina D3.** Tome 10,000 I.U. por día, **por siempre.**

Características de Éste Protocolo

Antes de explorar otros tratamientos, permítanos señalar algunas de las características de este régimen que pueden no ser obvias:

Éste tratamiento aborda las cuatro características de todo cáncer, no sólo los síntomas. Esas características son: **la falta de absorción de oxígeno por las células; acidez excesiva; toxinas excesivas y un sistema inmunológico débil.**

La "extinción" de las células cancerosas es suave y ocurre durante un periodo de 3 a 4 semanas. Usualmente, los efectos de esto son muy soportables. Sin embargo, siempre hay efectos de desintoxicación –dolor en el área del hígado y riñón, movimientos intestinales inusuales y orina, salpullido, náusea leve, congestión nasal, fiebre, etcétera. Todas estas son indicaciones normales de células cancerosas muertas saliendo de su cuerpo. La medicación que tome para estos síntomas hace lento el proceso de curación. Trate de evitarla.

Frecuentemente, los "marcadores" del cáncer (particularmente los exámenes sanguíneos como el CEA, CA-125, etcétera) mostrarán un **"pico"** en el resultado. Esto puede durar por varias semanas. Esto es normal y es causado por el incremento de "antígenos" en su sangre por la muerte de las células cancerosas. Frecuentemente, esto causará pánico innecesario, especialmente si usted está todavía escuchando a su oncólogo. Él o ella querrán que empiece la quimioterapia u otro tratamiento drástico. **Relájese** y espere unos días.

Este es un régimen **muy económico**. Por las primeras 6 a 8 semanas, mientras toma el estimulante del sistema inmunológico en la dosis terapéutica, el costo es cerca de $155 dólares por mes. Claro, en países fuera de los Estados Unidos va a costar más por los costos de envío (y tarifas de aduana en algunos países) de los proveedores de los Estados Unidos. Luego de que esté "Libre de Cáncer", el costo para continuar el régimen en nivel de mantenimiento es de **$104 dólares al mes.**

Por favor note que estas estimaciones del costo incluyen un factor por el precio reducido de su comida. La mayoría de la gente gasta mucho más ahora en comida que cuando se cambian a hábitos alimenticios saludables.

Estos productos están disponibles en **cualquier parte del mundo.** Por ejemplo, los productos de Health Co-op (Heart Plus y el Extracto de Té Verde) se envían a cualquier país con una variedad de opciones de envío. Green Supreme, Inc. (Polvo de Cebada) hará lo mismo. El aceite de linaza y el queso cottage orgánico (también llamado "quark") están disponibles en las tiendas de comida saludable en la mayoría de los países. Ancient Elements (Phylis Pipkin) le enviará el Beta Glucano de Transfer Point a donde sea. Daily Advantage del Dr. Williams sólo puede ser ordenada para envío a una dirección en los Estados Unidos. Tendrá que sustituirlo con otro suplemento mineral/vitamínico en países fuera de los E.U.A. Las fuentes en línea de Vitamina D3 lo enviarán a cualquier parte del mundo.

Si el paciente con cáncer insiste en seguir con las recomendaciones de la quimioterapia/radiación de los doctores en cáncer, este régimen **contrarrestará la mayoría de los efectos secundarios.**

Hemos desarrollado este "protocolo" en los últimos once años, principalmente con la **retroalimentación de** pacientes con cáncer **sobre lo que sí funciona.**

Causas del Cáncer Que Son Prioritarias

Hay tres causas del cáncer que son muy comunes y que evitarán que el régimen mencionado arriba (o cualquier otro régimen) funcione hasta que sean atendidas.

Trauma Emocional y el Estrés

Hay mucha literatura y documentación que prueba que los problemas emocionales y el estrés que causan éstos, contribuyen a todo tipo de condiciones crónicas degenerativas. Si usted quiere mejorarse, necesita revisar esto y hacer lo que pueda para lidiar y revertir la condición, si es que le aplica.

Nueva Medicina Alemana

El Dr. Ryke Geerd Hamer ha pasado un buen de tiempo en la cárcel en los últimos años. ¿Por qué? Él ha descubierto lo que cree que es la llave para todos los cánceres y otras condiciones degenerativas. Como usted ya lo sabe para este momento, este tipo de opiniones pone a Big Pharma en **modo de ataque total**.

El Dr. Hamer desarrolló cáncer testicular en 1978. Apareció pocos meses después de que mataron a su hijo de un balazo en Italia. Él empezó a investigar la conexión. He aquí un sitio con enormes cantidades de información de la teoría del Dr. Hamer:

http://GermanNewMedicine.ca

El Dr. Hamer es un doctor en medicina. Lo que descubrió luego de investigar o tratar **40,000 casos (de los cuales 12,000 fueron casos de cáncer)** es que un área particular del cerebro está asociada a cada órgano del cuerpo. El trauma emocional, él dice, siempre afecta la función de un órgano. Cada cáncer, encontró él, estaba conectado con un trauma emocional particular. Él ha titulado sus teorías "Nueva Medicina Alemana" (el término "Nueva Medicina" ya se estaba utilizando).

No hace falta decir que el "establishment" médico no le dio la bienvenida a los hallazgos del Dr. Hamer. De hecho, él ha sido **repetidamente perseguido y encarcelado** en Alemania y Francia en los últimos años.

De nuestra experiencia, estamos de acuerdo con él en que muchos **(no todos)** de los cánceres se desarrollan por el trauma emocional y el estrés que le sigue. Este estrés puede ser a largo plazo -por ejemplo: dirigir un negocio, vivir en una relación difícil, cuidar de un familiar de la tercera edad, lidiar con un divorcio complicado, etcétera.

Técnica de Libertad Emocional

Si usted está experimentando este tipo de estrés en estos momentos, debe atenderlo para que pueda recuperarse del cáncer. Una de las mejores formas de tratamiento se llama: Técnica de Libertad Emocional (EFT, Emotional Freedom Technique, por sus siglas en inglés). Puede empezar investigando esto, incluyendo una lista de terapeutas en el sitio web, de Gary Craig, el creador:

http://emofree.com

El Código de la Emoción

Por mucho, la estrategia más útil y práctica a este problema es el libro del Dr. Brad Nelson, "El Código de la Emoción". Está disponible en Amazon.com. Es un método efectivo para liberar su mente y cuerpo de las **"emociones atrapadas."** Es algo que intentaríamos antes de buscar una EFT o a un practicante de la Nueva Medicina Alemana.

El enfoque del Dr. Nelson es estrictamente de autoayuda. Bill y su esposa lo han probado y les ha **funcionado.** Bill ha tenido retroalimentación de docenas de sus clientes a quienes les ha servido de guía, de que este libro les ha ayudado a liberarse de problemas emocionales. En casi todos los casos, era algo de lo cual el paciente no estaba consciente. **Problemas subconscientes** de nuestro pasado son **un 90%** de lo que gobierna nuestros cuerpos y nuestros cerebros.

Dele un vistazo a los sitios web del Dr. Nelson y consiga este libro:

http://TheEmotionCode.com

…Y

http://DrBradleyNelson.com

Toxinas Dentales

En nuestra experiencia con pacientes con cáncer, las toxinas dentales son casi siempre una **causa directa del cáncer.** Aquellos pacientes que resuelven este problema de forma eficaz superan el cáncer con más frecuencia que aquellos que no.

¿Qué son las toxinas dentales? Bien, si se le ha hecho cualquier trabajo dental, entonces tiene toxinas dentales circulando en su sangre. Hay cuatro mayores causas de toxinas dentales que afectan su salud directamente:

> ➤ Tratamiento de Endodoncia.

> ➤ Cavidades donde se han extraído dientes.

> ➤ Empastes de amalgama de mercurio.

> ➤ Metal en la boca que causa una reacción corporal.

Por favor entienda que a los dentistas se les ha enseñado que lo de arriba son cosas sin sentido.

¿Puedo Confiar en Mi Dentista?

Desafortunadamente a la mayoría de los dentistas **no se les ha enseñado fisiología** -la relación entre nuestros dientes, mandíbulas y nuestra salud. En la Facultad de Odontología, el entrenamiento que los estudiantes reciben produce un **"mecánico de la mandíbula",** no un médico profesional. Para obtener una evaluación competente de las toxinas de su cavidad bucal, debe buscar a un dentista que haya buscado el entrenamiento **después de la Facultad de Odontología**. Normalmente, esto sólo está disponible a través de otros dentistas colegas.

Estos dentistas competentes son muy **difíciles de encontrar**. En la mayoría de los casos, ellos mismo han experimentado problemas de salud (cardiopatía, ALS (Esclerosis Amiotrófica Lateral, por sus siglas en inglés), MS (Esclerosis Múltiple, por sus siglas en inglés), cáncer, etc.), lo cual les ha llevado a descubrir que la causa primaria de sus problemas eran sus dientes o su mandíbula.

Estos son los números. En los Estados Unidos, hay 160,000 dentistas que son miembros de la Asociación Dental Americana (ADA). Hay otros 7,400 endodoncistas (especialistas en los conductos radiculares). De estos 167,400 dentistas, **menos de 50 de ellos**, son competentes para evaluar y limpiar sus problemas con toxinas dentales. Los números en otros países son similares.

En nuestra opinión, al menos 30 estados de los Estados Unidos **no tienen dentistas realmente competentes** que puedan restaurar su salud oral. Aquellos dentistas que son competentes, están corrigiendo valientemente **los errores cometidos** por sus colegas dentistas. Sin mencionar que no son muy populares entre ellos. Éstos dentistas competentes generalmente operan "bajo el radar".

La ADA está en **completa "negación"** de lo que estamos hablando aquí –la conexión directa entre los dientes y mandíbula y su salud. La única condición que admiten que está directamente relacionada con su salud es la **periodontitis** (inflamación de las encías). De esto, por supuesto, se le puede culpar a usted, el paciente. Si no utiliza el hilo dental o no se cepilla los dientes correctamente. También, ellos reconocen que, si tiene enfermedad del corazón, el trabajo dental puede empeorarlo. Por lo que, antibióticos son prescritos de manera profiláctica por el dentista. La mayoría de los dentistas sigue esta **"directriz".**

Debido al recorrido que se requiere para encontrar a un dentista competente, el gasto involucrado y el miedo al dolor, muchas personas con cáncer posponen el atender este problema de toxinas dentales. Esto es un **gran error**. Casi todos los pacientes con cáncer que tratamos, han tenido serios problemas de toxinas dentales. Una vez que se limpian de estas toxinas con un dentista competente, casi siempre **se recuperan rápidamente** de sus cánceres.

¿Acaso esto le hace preguntarse la razón del por qué sus doctores de cáncer **nunca exploran** este problema con sus pacientes? Sí que nos confunde. ¡Esperamos que esto refuerce su entendimiento de que tenemos que recuperarnos del cáncer **a pesar de** nuestro sistema médico/dental!

Si va con el dentista "sonriente" que está calle abajo, casi siempre será un desperdicio de tiempo y dinero.

Tratamiento de Obturación del Canal Radicular (Endodoncia)

Al menos el **80%** de los pacientes con cáncer a los que tratamos, tienen tratamiento de obturación de conducto radicular (algunos poseen tantas como 12 o 13). No hay duda de que estos dientes causan cáncer y muchas otras condiciones degenerativas. Si usted tiene alguna pieza dental con endodoncia, debe de removerla **inmediatamente** por un "dentista biológico" si quiere recuperarse de su cáncer.

¿Qué es un "dentista biológico?" Bien, la descripción más simple es que él o ella, es un dentista al que **le preocupa más su salud que su sonrisa.** Otra característica distintiva es que él o ella no le realizarán ningún tratamiento del conducto radicular (endodoncia), y le animará a que se quite cualquiera que tenga en la boca lo más pronto posible.

Recuerde, **no hay control** sobre quién pueda llamarse a sí mismo un "dentista biológico". Sólo porque un dentista esté bajo esa denominación, no significa que él o ella sean competentes para tratar sus problemas de toxinas dentales.

Por favor no dé por hecho nuestra palabra sobre el peligro a su salud por las endodoncias. Lea el mejor libro que conocemos sobre el tema, y es el mejor debido a la persona que lo escribió. El libro se llama "Root Canal Cover-Up" ("El Encubrimiento de las Endodoncias") El autor es George Meinig, D.D.S, F.A.C.D. Esas letras significan "Doctor en Cirugía Dental" y "Colega de la Facultad Americana de Odontología". Él fue un dentista **muy prominente**. (Falleció en 2008 a sus 91 años).

El Dr. Meinig comenzó a realizar tratamientos del canal radicular en los dientes de sus pacientes en 1943. En 1948, fue uno de los **19 fundadores de la Asociación Americana de Endodoncistas (especialistas en el tratamiento del canal radicular).** Cuando se retiró en 1993, fue condecorado junto con otros tres fundadores sobrevivientes, en la celebración del 45° aniversario de la AAE.

En 1993, poco después de su retiro, el Dr. Meining supo de las 1,174 páginas de investigación sobre piezas dentales con endodoncia realizada por el **Dr. Weston Price**, D.D.S., F.A.C.D. y 60 colegas dentistas investigadores. Sus hallazgos han sido **suprimidos por la Asociación Americana Dental desde 1925.** Esta investigación, hecha durante 20 años, mostró, más allá de cualquier duda, que no había forma de hacer un tratamiento de conducto radicular de manera segura. No sólo eso, sino que la investigación estableció que la endodoncia era **la causa** de muchas condiciones degenerativas serias, incluyendo cánceres.

Los tratamientos de conducto radicular se realizan hoy en día, **exactamente como se hacían** a principios de los años 1900's cuando la investigación del Dr. Price fue hecha. El Dr. Meinig pasó los últimos 15 años de su vida intentando educar al público sobre **los peligros de los tratamientos de conducto radicular.**

La Clínica Paracelsus en Suiza, ha tratado pacientes con cáncer **desde 1957**. Una parte de esta clínica tiene una Sección de Dentistas Biológicos. A cada paciente con cáncer que viene a la clínica, se le limpia la boca de las endodoncias, antes de que se les aplique ningún otro tratamiento de cáncer.

En 2004, el Director de la Clínica, Dr. Thomas Rau, viendo que muchos de los pacientes con cáncer de seno que trataba, tenían tratamientos de conducto radicular, decidió hacer un estudio. Él revisó el historial de los últimos 150 de sus pacientes con cáncer de seno. Encontró que **147 de ellos (98%)** tenían uno o más tratamientos de conducto radicular, en el **mismo meridiano** del tumor original de su cáncer de seno. Él cree que no hay duda de que esto haya sido la causa principal de todos los cánceres. Los otros tres tenían problemas de huecos (vea abajo).

Por favor, si tiene algún tratamiento de conducto radicular, trate de removerlo de su boca como **su prioridad número uno.** En nuestra experiencia, no se pondrá mejor hasta que haga esto. Una vez que esté hecho apropiadamente, tal vez **casi no necesite otro tratamiento para recuperarse.** El Dr. Hal Huggins de Colorado Springs, Colorado es probablemente el experto mundial más reconocido en **toxinas dentales.** Él ha estudiado este tema por más de 35 años. Él y el Dr. Thomas Levy, un Doctor en Medicina trabajaron juntos por seis años en un estudio de piezas dentales con endodoncia - de 1994 a 2000. El Dr. Levy le dijo a Bill en una entrevista en 2007, que habían examinado alrededor de 5000 dientes con tratamientos de conducto radicular que habían sido removidos recientemente. Él dijo que cada diente fue examinado en el laboratorio. De cada uno de ellos salían toxinas que eran **"más tóxicas que el botulismo"** (Palabras del Dr. Levy).

Hemos encontrado que los tratamientos de conducto radicular, son la **causa directa** de la mayoría de los cánceres. Las toxinas no son visibles en los rayos x. Usualmente no hay hinchazón o dolor. El origen de las toxinas son las bacterias anaeróbicas (bacterias que no requieren oxígeno) que crecen dentro de millones de pequeños "túbulos" hasta en el diente más pequeño. Los "tio-éteres" (gases) que sueltan estas bacterias, son **extremadamente tóxicos**. Cada tratamiento de canal radicular, tiene estas bacterias. Sin excepciones. Estas toxinas encuentran el camino hacia el torrente sanguíneo en todo momento. Hoy en día se practican cada año alrededor de 40 millones de tratamientos de conducto radicular solo en los Estados Unidos.

La causa, si necesita especificarla, es el dejar un pedazo muerto de hueso (nervio y pulpa en medio del diente que ha sido removido) en su mandíbula. Uno de los dentistas competentes con los que trabajamos caracterizó esto como una "taxidermia de la mandíbula".

Si quiere estudiar más sobre el tema, aquí tenemos un par de buenos libros:

"The Roots of Disease" ("Las Raíces de la Enfermedad"), por el Cirujano Dentista Robert Kulacz y el Doctor en Medicina y en Derecho Thomas Levy.

"Rescue By My Dentist" ("Rescatado Por Mi Dentista"), por el Cirujano Dentista Douglas Cook.

Huecos o Cavidades en la Mandíbula (Quistes Residuales)

Sólo un poco atrás de los tratamientos de conducto radicular, que son la causa principal de casi todas las condiciones degenerativas, está los huecos o cavidades en la mandíbula. El término "hueco" o "cavidad" se refiere al lugar vacío en la mandíbula que es el resultado de la **extracción de un diente infectado.** Los dentistas (y la mayoría de los cirujanos orales) no tienen el entrenamiento apropiado para limpiar el ligamento infectado y el hueso de la mandíbula, que siempre acompaña a un diente infectado. La mayoría de las muelas del juicio (los terceros molares en la parte trasera de su mandíbula), son extraídas en nuestros años veinte o antes. Usualmente están "incrustadas" e infectadas. Dejando en su lugar al ligamento infectado y a la mandíbula sin limpiar, resulta en lo que se llama una "cavidad".

Lo que esto significa, es un lugar vacío en la mandíbula que no se curará del todo a causa del hueso infectado. El hueso y la encía sobre este espacio hueco, parecen curarse normalmente. El espacio hueco dentro de la mandíbula, se convierte en un **hogar para la bacteria anaeróbica** y sus tio-éteres, tal y como en un tratamiento de conducto radicular. A uno de los dentistas competentes con los que trabajamos se le preguntó cuál era el porcentaje de extracciones de muelas del juicio que resultaban con este problema. Él respondió **"99%".**

¿Qué se puede hacer al respecto? Bien, los dentistas competentes con los que trabajamos, operan las mandíbulas de las personas limpiando el hueso infectado y el ligamento todos los días. El resultado es usualmente una **gran mejoría** en la salud del paciente.

Esto suena difícil y doloroso. No lo es. Estos dentistas **son expertos en anestesia.** Le protegen muy competentemente del dolor y de los efectos secundarios de la cirugía de su mandíbula.

Incluso personas mayores con dentaduras y/o sin dientes, frecuentemente tienen este problema con las cavidades en la mandíbula. Hasta que no sea examinado por un dentista competente, no debería asumir usted que está exento de este problema.

Bill tuvo experiencia con esto en 2010. Dos de sus cuatro sitios de extracción de las muelas del juicio, habían estado infectados por **56 años.** Estos dos sitios se limpiaron y sus 12 amalgamas de mercurio (vea abajo) se remplazaron con resina compuesta en **un solo día, durante seis horas** en la silla del dentista. Cinco de éstas amalgamas de mercurio estaban debajo de coronas doradas, que habían permanecido en la boca de Bill por 33 años. Bill tuvo suerte de no padecer ninguna afección física seria a causa de estas toxinas dentales. Ciertamente, el mercurio probablemente tuvo mucho que ver con los problemas de insomnio de Bill a lo largo de los años.

Obturaciones con Amalgamas de Mercurio

La substancia más común que se utiliza para rellenar cavidades dejadas por las caries en nuestros dientes, durante los últimos 150 años, han sido las "amalgamas" hechas de varios metales: plata, estaño, cobre y zinc. Desafortunadamente, **el 51% de esta mezcla de metales es mercurio.** Desde 1970, la amalgama de mercurio que se utiliza en estos rellenos, ha sido más dañina que antes. Uno de los mejores sitios que hemos encontrado con los hechos sobre este tema es:

http://www.holisticmed.com/dental/amalgam/

Si tiene alguna amalgama (de color plata) en su boca, le recomendamos que estudie esta página. Muchos de los links de esta página no están actualizados. Sin embargo, le dará un buen panorama de la investigación acerca de este tema. La mayoría de ustedes probablemente descubran algunos de los síntomas de la intoxicación con mercurio que aplican a usted.

Aquí le compartimos otra página que le dará un buen resumen de este tema controversial:

http://users.penn.com/~rarearts/mercurypoisoning.htm

De acuerdo con el Dr. Hal Huggins, los estudios hechos en la extracción del mercurio, muestran que el 63% de los pacientes que experimentan la extracción de sus amalgamas de mercurio **se enferman más.** Esto es porque el dentista no tiene el equipo adecuado para controlar el vapor de mercurio producido en este proceso. Debe de tener cuidado. La selección de un dentista competente para realizar este procedimiento debe ser hecha sólo con el consejo de alguien como Bill, quien ha tenido experiencia con la retroalimentación de cientos de clientes a quienes les han hecho varios trabajos dentales, desde el año 2000.

Adicionalmente, en el proceso de extracción o al limpiar los residuos producto de un trabajo dental anterior, todos los dentistas tendrán que usar el temido taladro. Esto causará algo de sangrado y por lo tanto dará **acceso vascular a las toxinas** en una cantidad mayor a la normal. Usted debería considerar aplicarse **vitaminas intravenosas** el día antes y el día después del trabajo dental y de forma ideal, inmediatamente después de que el dentista termine. Eso le ayudará a reforzar su sistema inmunológico y le ayudará a soportar los síntomas.

Para obtener ayuda en seleccionar a un dentista competente, por favor vea la página de Bill, la cual es:

http://Beating-Cancer-Gently.com

Otros Metales en Su Mandíbula

Muchos de nosotros tenemos otras piezas de metal -coronas, puentes, prótesis dentales, etc. -en nuestras bocas. Frecuentemente no se han hecho los análisis de sangre para sensibilidad a sustancias, antes de la inserción de estas piezas en nuestra mandíbula.

Estas alergias, varían en cada persona. La instalación de cualquier material dental en su mandíbula, debe ser precedida por un examen de sangre, para determinar **sus sensibilidades a todos los materiales dentales.** Estas pruebas están disponibles. Los buenos dentistas las hacen como pre-requisito antes de poner cualquier material en su boca.

Encontrando a un Buen Dentista

No es fácil encontrar un buen dentista. Puede empezar su búsqueda en uno o más de estos sitios:

Academia Internacional de Odontología Biológica y Medicina (IABDM) http://IABDM.org

Academia Internacional de Medicina Oral y Toxicología (IAOMT) http://IAOMT.org

Cómo Hablar con Su Dentista

Para este momento, ya debió haber notado una constante a lo largo de este libro: **el sistema no piensa en usted y quiere castigar a quienes sí lo hacen.** Por lo que, los pacientes tienen una responsabilidad ineludible de ayudar y proteger a médicos que honran la verdad y nos ayudan a todos. Si busca la palabra "draconiano" la primera definición sería la de la Asociación Dental Americana.

Aquí está el guión:

1. Dígale al dentista que de momento no tiene dentista personal.
   a. Esto libera al dentista biológico de tener que obtener permiso de otro dentista tradicional (que ha sido lavado del cerebro profesionalmente hablando).

155

2. Si está lidiando con el estado en que se encuentra la pieza dental con endodoncia.
   a. El **diente duele** y quiero que me lo extraiga.

Si está lidiando con un hueco o cavidad, diga:
   a. El área está **blanda** y no puedo masticar y se hincha.
   b. Por favor, evalúelo y trátelo.

Resumen

El escenario más común que hemos observado en nuestros muchos años de tratar con pacientes con cáncer, es el siguiente: casi todos tienen **toxinas dentales importantes,** que han estado entrando en su sangre, desde la boca, durante décadas. El sistema inmunológico ha estado lidiando con éstas toxinas y combatiendo contra condiciones degenerativas graves. La persona entonces pasa por un **desafío emocional estresante.** La combinación del sistema inmunológico se debilita por: 1) el estrés y; 2) las toxinas dentales **abruman al sistema inmunológico y se genera un diagnóstico de cáncer.** Revertir estas dos condiciones es una parte esencial para la recuperación de cáncer.

Lo que Nos Metemos a la Boca

La tercera razón más común de la causa de todos los cánceres es, claro, lo que nos metemos a la boca. Después de toda nuestra experiencia tratando a pacientes con cáncer y explorando la(s) causa(s) con ellos, estamos convencidos de que si las dos causas de arriba no explican como obtuvo usted el cáncer, la única causa que sobra es **lo que nos metemos a la boca.**

Hemos hablado anteriormente del alto porcentaje de cánceres entre los fumadores. Fumar, causa muchos cánceres. **Pero muchos más son a causa de nuestra comida.** El fumar ha decrecido dramáticamente en los Estados Unidos en los últimos 50 años, pero el índice de cáncer ha crecido dramáticamente. ¿Por qué? Creemos que es el alimento que comemos (junto con el incremento en el número de tratamientos de endodoncia).

Los alimentos cocinados, **no tienen enzimas y tienen pocos nutrientes**. Sin embargo, nuestra cultura ha evolucionado a una adoración por los chefs y la comida procesada. Créanos, el comer alimentos cocinados o procesados es al menos parte de lo que causa **la mayoría de los cánceres**.

La comida que compramos en el supermercado ha sido procesada hasta el punto en que ningún animal sensato se la comería. ¿Alguien recuerda una manzana que tenga un agujero con gusano? Las ratas en los laboratorios han sido alimentadas con MSG (glutamato monosódico) y engordadas hasta **la obesidad**. La única diferencia en su alimentación fue el MSG que se añadió. Hay literalmente 30 nombres diferentes para el MSG -carragenano, proteína vegetal hidrolizada, sabores naturales, etc., etc. No hay duda de que es la mayor causa de obesidad en este país. Sólo lea las etiquetas. Si encuentra alguna comida procesada sin alguna forma de MSG en él, usted se saca el premio.

El jarabe de maíz de alta fructosa, que es el tipo de azúcar que el cáncer prefiere, está en la mayoría de los alimentos que usted consume. Es varias veces más malo para su cuerpo que el azúcar refinada, ya de por si dañina. Sin embargo, después del MSG, es el aditivo más común en nuestra comida. Es adictivo. Sus hijos se obsesionan con ciertos cereales en el desayuno. ¿Por qué? Por el jarabe alto en fructosa que contienen.

Y ni que decir de los químicos, el colorante artificial y todos los otros aditivos en la comida procesada. Acéptenlo. A los fabricantes de comida no les importa la salud de usted. A ellos les importa la apariencia, el tiempo de caducidad y el sabor. Sólo usted está preocupado por su propia salud. Y a menos de que crea en los párrafos anteriores, su comida va a enfermarlo.

A continuación le presentamos dos citas para hacerlo pensar:

1958: "De acuerdo a estadísticas actuales del gobierno, **una de cada seis personas** en la población morirá de cáncer. No tomará mucho antes de que la población entera decida si quieren todos morir de cáncer o cambiar fundamentalmente todas sus

condiciones nutricionales y de vida". Max Gerson, autor de "A Cancer Therapy" ("Una Terapia del Cáncer").

2002: "Hoy en día, **uno de cada dos hombres y una de cada tres mujeres** en los Estados Unidos **confrontará el cáncer** en el transcurso de su *vida". El Dr. Andrew von Eschenbach, Director del Instituto Nacional del Cáncer en "Everyone´s Guide to Cancer Therapy" ("La Guía de Todos para la Terapia del Cáncer").*

¿Qué hacer? Vea nuestros **"No-No´s"** que enlistamos anteriormente. Si quiere **prevenir el cáncer**, sólo **elimine** esos cuatro tipos de comida de su dieta. Limite la proteína animal que consume. Trate de determinar su "tipo de metabolismo" y ajuste su proteína animal de acuerdo a ello.

También quizá quiera comenzar a comer aceite de linaza y queso cottage de desayuno - como lo hacemos cada mañana. Mantenga su **sistema inmunológico fuerte con un producto** para reforzarlo. (El Beta Glucano de Transfer Point es una buena elección). Tome algunas **cápsulas de Barley Power** todos los días (vea arriba). Tome un producto vitamínico/mineral diariamente como el Daily Advantage y Vitamina D3 adicional. Estos **hábitos,** junto con ejercicio diario y luz solar, **nos han mantenido sanos**. Harán lo mismo por usted.

¿Cómo Sé que Mi Protocolo Está Funcionando?

Una de las preguntas más frecuentes qué recibimos cuando aconsejamos a pacientes con cáncer es: ¿Hay algún examen que me diga **concluyentemente** que estoy superando el cáncer? Bien, no hay examen que sea perfecto. Hay uno que es muy útil. No requiere prescripción del doctor y es muy accesible. Este tiene un record de antecedentes de 80 años como una de las formas más **exactas** para determinar el nivel de "células con división anormal" en su cuerpo.

Las células de división anormal ocurren sólo si: a) está embarazada; b) tiene una herida grande que está en proceso de sanación o; c) usted tiene cáncer. La mayoría de los exámenes (CT/Escaneos PET, MRI, exámenes de sangre, etcétera) son algo **ambiguos**. En resumen, no le dicen concluyentemente si se está mejorando –venciendo al cáncer. Los reportes en los exámenes contienen un lenguaje que es obtuso e incomprensible para el paciente. **Este examen es más específico.**

Es llamado **Examen de Orina para detectar Cáncer HCG**. HCG significa *Gonadotropina Coriónica Humana*. Conocer ese nombre no es importante. Tal vez haya escuchado de él en relación con la prueba de embarazo. El examen da una respuesta de "Sí o No".

Este examen se enfoca hacia el mismo fenómeno (células de división anormal) pero le dice el **número relativo o el nivel de estas células, sin importar dónde estén en su cuerpo o donde comenzaron**. ¿No suena esto cómo un hecho útil de saber?

El resultado de este examen da un solo número. Si ese número es 50 o más alto, y le han diagnosticado cáncer, esto muestra el nivel de estas células en su cuerpo. Si este número es 49.9 o más bajo, probablemente tenga el número normal de "células de división anormales" (células cancerosas) que hay en el **cuerpo de todos diariamente.**

Lo formidable de este examen es que le provee de una **tendencia razonablemente exacta**. No hay prueba perfecta. Sin embargo, si después de obtener el segundo de estos exámenes y el segundo número es más bajo, puede estar seguro de que **lo que está haciendo está funcionando.** Con suerte, este resultado lo inspirará a que continúe hasta que esté en un nivel normal (por debajo de 50 en este examen).

El costo de este análisis es de $55 dólares. No requiere ninguna receta médica. Compare esto con el examen de sangre AMAS (que ya se explicó anteriormente en este libro) que cuesta $165 dólares más envío FedEx y requiere una prescripción del doctor. El examen de orina HCG, es también **más exacto** que el examen AMAS.

Este análisis sólo se realiza en la Clínica Navarro en Manila, Filipinas por el Dr. Efrén Navarro. El padre del Dr. Navarro desarrolló el uso de este examen para detección de cáncer **en los años de 1930**. Su precisión ha sido comprobada en ese lapso de 80 años.

Usted paga los $55 dólares por PayPal o lo envía a una dirección en Estados Unidos, que es de la hermana del Dr. Navarro. Si hace esto último, es necesario incluir una copia de la orden de pago o cheque de caja, en el paquete que se envía a la Clínica Navarro en Manila, Filipinas.

El Correo Internacional de Primera Clase, tarda unos 7-8 días para llegar allí y cuesta alrededor de $0.98 dólares desde los E.U.A. Por lo general, usted obtendrá los resultados, en unos 9-10 días si les envía su dirección de correo electrónico, junto con la muestra de sedimento de orina seca. El Correo de Prioridad o Correo Urgente **normalmente tiene problemas con la aduana** en las Filipinas.

El uso de un kit desarrollado por uno de los lectores de Bill hace la preparación de la muestra de orina mucho más fácil. Desarrollado por Dave Karlovich, el kit está disponible en formato para Estados Unidos (con la acetona y alcohol que usted necesita para preparar la muestra) y en un formato internacional (sin los líquidos). Esto hace que todo el proceso sea **mucho más fácil**, con fotos y las instrucciones paso a paso, junto con las tazas de medir, filtros, el sobre para el envío, formulario de aduanas, etcétera. Uno sólo sirve para varias de las pruebas. Es muy barato y está disponible en: http://www.JoeBallCompany.com

¿Por qué Realizarse un Análisis de Orina HCG?

Desarrollado a finales de la década de 1930 por el reconocido oncólogo, el fallecido Dr. Manuel D. Navarro, el examen detecta la presencia de HCG en la orina. Indica la presencia de células cancerosas, incluso **antes de desarrollar signos o síntomas**. El Dr. Navarro encontró que el HCG es elevado en todos los tipos de cánceres.

El examen se basa en una teoría propuesta por el Dr. Howard Beard y otros investigadores, que sostienen que el cáncer se relaciona con una célula trofoblástica fuera de lugar, que se convierte en maligna de una manera similar al embarazo, en que ambos secretan HCG. Como consecuencia de ello, una medida de la cantidad de HCG que se encuentra en la sangre o en la orina es también una medida del **grado de malignidad**. Cuanto mayor sea el número, mayor es la severidad del cáncer.

[**Comentario**: *En los últimos diez años más o menos, hemos escuchado de **cientos** de personas que han tomado esta prueba. La mayoría de sus primeros números regresan entre 53 y 63. El rango teórico de números de esta prueba es de cero a 10.000. El Dr. Efrén Navarro, hijo del inventor de esta prueba, quien dirige actualmente la Clínica Navarro en Filipinas, dice que ha visto algunos con **"más de 1.000"**. El más alto del que nosotros hemos escuchado es de 130.*]

En nuestra experiencia, el examen **es muy exacto**. Una disminución en el número, en la segunda prueba de incluso uno o dos puntos, es una indicación muy precisa de que **"lo que está haciendo está funcionando"**. El mensaje que le envían de la Clínica Navarro va a decir algo así como "+4 [54,3 UI] Este número indica... etcétera". El "+4" no es significativo. Simplemente se refiere a un gráfico con varios niveles de resultados de esta prueba. Ignórelo.

La orina, en contraposición a la sangre o suero, es la muestra preferida para la prueba. En 1980, Papapetrou y co-autores, informaron la exactitud de la muestra de orina para ser utilizado en la prueba de HCG. En 32 casos de cáncer comprobado, la prueba de orina dio **31 resultados positivos**, mientras que sólo 12 resultados positivos se registraron utilizando sangre.

[*Mucha gente nos pregunta "¿Por qué enviarlo a las Filipinas? ¿Qué no hay laboratorios en los E.U.A. o en otros países que pueden hacer este examen?" Sí, sin embargo, se requiere la participación de un médico estadounidense para dar una receta y del paciente que tenga una consulta con él o ella. Además, cuesta mucho más.*]

*La mayoría de los laboratorios en los E.U.A. y otros países sólo realizan la versión de sangre de esta prueba. Es **mucho menos problema** para el personal de laboratorio, pero, como se puede ver arriba, el examen de orina es mucho más preciso.*]

Se ha encontrado que el HCG se somete a la glicosilación en el hígado al viajar en la sangre en que circula. Por lo tanto, la molécula de HCG no puede ser detectada. La molécula no se somete a este proceso en el riñón y por lo tanto **permanece intacta en la orina.**

El examen detecta la presencia de cáncer de cerebro en tanto como 29 meses antes de que aparezcan los síntomas; 27 meses para fibrosarcoma del abdomen; 24 meses para el cáncer de piel; 12 meses para el cáncer de los huesos.

Actualmente, muchos pacientes con cáncer de todo el mundo toman ventaja de la **precisión diagnóstica** de esta prueba como un indicador de la **eficacia de su modo de terapia específica**. Los pacientes siguen una instrucción sencilla para la preparación de un extracto seco de la muestra de orina. El kit (véase más arriba), hace el proceso mucho más fácil. El extracto en polvo es enviado por correo a la Clínica Médica Navarro en Manila, Filipinas, que es donde se realiza la prueba de HCG. Un correo electrónico de la clínica le da su resultado.

Cómo Preparar la Muestra

Instrucciones claras para la preparación de la muestra, envío y métodos de pago, también están en la página web del Dr. Navarro:

http://www.navarromedicalclinic.com/index.php

Para resumir: Nosotros recomendamos que se haga un análisis de orina de HCG de la Clínica del Dr. Navarro, **tan pronto como sea posible después de su diagnóstico de cáncer.** Esto le dará un número que será su "línea de base". Esta puede ser la única prueba que usted necesita. Es posible que necesite un examen ocasional CT/PET, para validar los resultados de la prueba de HCG. Trate de minimizar estas pruebas radiológicas. Estos lo exponen a una enorme cantidad de radiación. Una resonancia magnética es energía magnética, no radiación. Aun así, son muy caros y bastante ambiguos. Los análisis de sangre de marcadores de Cáncer (CEA, CA-125, etcétera) pueden ser innecesarios si usted está haciendo los exámenes de orina para HCG de la Clínica Navarro. Son menos precisos.

¿Qué tan Seguido Deberían Repetirse estos Exámenes?

El doctor Navarro dice que el tiempo óptimo entre exámenes es de ocho semanas. Estimamos que usted se pondrá impaciente y querrá ver el próximo resultado en menos de ocho semanas. Espere al menos de seis a siete semanas entre cada examen.

Otras Terapias Efectivas Contra El Cáncer

En la próxima sección le describiremos algunos otros tratamientos que hemos investigado. Todos estos son válidos y han funcionado para mucha gente. Sin embargo le sugerimos que trate el régimen que se definió anteriormente por al menos seis a ocho semanas (y mida su éxito o su progreso con al menos dos Exámenes Navarro de Orina para la detección del Cáncer) **antes de que usted empiece a añadir otros tratamientos.** Durante esas 6 a 8 semanas, trate de eliminar las causas que discutimos en los párrafos anteriores. En la mayoría de los casos, cuando nuestro régimen descrito anteriormente ha resuelto el problema del cáncer, son innecesarios protocolos adicionales.

Recuerde, el cuerpo tiene un ciclo de sanación de alrededor de seis semanas, además de que también las soluciones naturales toman su tiempo. No se olvide que le llevó, desde unos pocos meses, hasta unos pocos años, antes de que el cáncer se desarrollara lo suficiente para ser diagnosticado. ¡Sea paciente!

Hay dos razones por lo que sugerimos esto: Primero, demasiados tratamientos lo pondrán en riesgo de **perder la paciencia** con el protocolo completo y harán que lo abandone demasiado pronto -

"Esto es muy complejo. ¡Me rindo!" -Primero que nada, no queremos que le pase esto a usted; en segundo lugar, nuestro protocolo ha trabajado hasta ahora para tanta gente **con todos los tipos y etapas de cáncer** alrededor del mundo, que queremos que usted le dé una oportunidad justa a nuestro protocolo. Recuerde que la quimioterapia trabaja para menos del 3% de todos los pacientes de cáncer. No entre en pánico. El cáncer NO es una sentencia de muerte.

Recuerde**, un compromiso del 100%** a cualquier protocolo que esté bien diseñado va a casi garantizar su éxito -el muy conocido **"efecto cuerpo-mente".** La mejor oportunidad que usted tiene de vencer al cáncer es hacer cambios **"drásticos" y "permanentes"** a su estilo de vida y tratar las causas que originan el cáncer (refiérase a los párrafos anteriores).

Por supuesto, usted, y sólo usted está a cargo del cuidado de su salud. **Sólo usted puede hacer que usted se cure**. Por favor recuerde eso. Así que, si decide hacer tres o cuatro de las terapias siguientes, ¡Qué así sea! **Usted es literalmente el doctor**. Lo que está leyendo aquí es nada más ni nada menos lo que "Nosotros haríamos si fuéramos usted".

Así que, adelante...

Ejercítese Con la Terapia de Oxígeno (ETCO)

Este es un mensaje de otro miembro prominente de nuestra gran red de investigadores del cáncer, **Art Brown**.

"El acrónimo (EWOT) por sus siglas en inglés es **Ejercicio Con Terapia de Oxígeno (ETCO)** en español. Una persona simplemente se ejercita alrededor de **15 minutos al día** en una caminadora, mientras **respira oxígeno puro.** El oxígeno a presión es lo que hace esto posible, al ser forzado en el cuerpo mientras que el ejercicio hace que circule internamente. Hay una cierta presión de oxígeno requerida (6 lt. por minuto), ciertas vitaminas que hay que tomar media hora antes de iniciar, etc. Mucha gente parece estar informando de todo tipo de efectos maravillosos y rejuvenecedores de este tratamiento, especialmente entre la gente de más edad. **El Dr. Robert J. Rowen** de California es uno de sus más enérgicos proponentes. En el estado de Alaska donde él residió anteriormente, fue el principal responsable de hacer que se promulgaran leyes estatales que protegen a los profesionales de la salud que practican métodos alternativos en contra del ataque implacable del "establishment" médico convencional. No puedo dejar de pensar que éste tipo de terapia puede ser altamente beneficiosa para los pacientes con cáncer. Está perfectamente demostrado que el oxígeno es uno de los peores enemigos del cáncer".

En esta página web usted podrá encontrar más información sobre esto:

http://www.alkalizeforhealth.net/freshjuices.htm

EWOT

El doctor William Campbell Douglass recomienda ampliamente el EWOT (ejercicio con terapia de oxígeno, por sus siglas en inglés). Ejercicio con Terapia de Oxígeno es hacer un ejercicio ligero como en una caminadora o en una bicicleta estacionaria mientras está respirando oxígeno puro. El EWOT produce los beneficios de la terapia de peróxido de hidrógeno (agua oxigenada) y lo puede hacer en casa. Ajuste el flujo de oxígeno a 6 lt por minuto, colóquese el pequeño tubo en su nariz y ejercítese a un paso moderado por 15 minutos, mientras respira oxígeno puro. Como parte de su prevención del cáncer y su programa de mantenimiento de la salud, haga esto al menos una vez al mes. Si usted está enfermo, con cualquier enfermedad, utilice el EWOT más frecuentemente. Particularmente, sométase a la terapia de EWOT después de cirugías, quimioterapia, tratamiento de radiación, rayos X y quemaduras. Todos los spas, clínicas y clubes de salud en el país deberían de ofrecer EWOT.

Aclaración: si usted tiene solamente una cánula nasal, el flujo de oxígeno está limitado a 2 o 3 lt por minuto, independientemente de a qué nivel lo ajuste usted. Si quiere o necesita exceder 3 lt. por minuto, debe de usar una mascarilla facial.

Aquí hay un par de sitios web para investigar el equipo que usted necesitará si quiere hacer EWOT.

http://ewot.com

y

http://ocfitnesssource.com

Hablando de Art Brown, no se pierda la página web de este pionero de la sanación, utilizando fuentes naturales. Aquí está:

http://alternative-cancer.net

Té de Essiac

Si usted ha estado navegando alguna vez por Internet buscando tratamientos para el cáncer, ha escuchado sin duda del Té de Essiac. Hay muchos testimonios de su efectividad contra **todos los tipos de cáncer.** Aquí le presentamos algunos datos sobre él.

El Té de Essiac es una mezcla de diferentes hierbas. Esta fórmula ha sido transmitida a través de los médicos de la Tribu Indígena Ojibwa. **En 1922,** llegó a las manos de una enfermera de Ontario, Canadá, llamada Rene Caisse. Aunque Rene no estaba enferma en ese tiempo, ella pidió la fórmula en caso de que algún día pudiera necesitarla.

Desafortunada e irónicamente, un miembro de su familia había sido diagnosticado con cáncer y le habían dado seis meses de vida. Sintiendo que no tenía nada que perder, René decidió probar el producto que ella decidió llamar "Essiac", (Caisse deletreado al revés) con su tía moribunda. El resultado fue que la mujer **siguió viviendo por otros 21 años.** Eventualmente ella murió de causas naturales.

Inspirada por el éxito de su tía con el Té de Essiac, René Caisse empezó a ofrecer la receta de este remedio a cualquiera que se la pedía. Eventualmente, el doctor Charles Brusch (**el médico personal del Ex-Presidente John F. Kennedy**) escuchó del éxito del Té de Essiac y se convirtió en **socio investigador** con René.

La fórmula original del Té de Essiac aparentemente tenía ocho hierbas. La mezcla actual contiene Raíz de Bardana, Acederilla, Raíz de Ruibarbo Turco, Ajo Rojo, Berro, Cardo Mariano, Alga Marina y Corteza de Olmo. Aunque ningún estudio clínico formal ha sido realizado para comprobar los méritos del Té de Essiac, una gran cantidad de personas **han avalado su efectividad** para el alivio de muchas enfermedades que incluyen al cáncer, artritis, problemas circulatorios, infecciones de las vías urinarias, irregularidades de la próstata y asma.

De **1922 a 1978** la enfermera Caisse ayudó a miles de personas con su fórmula original herbal, en su clínica en Bracebridge, Ontario, Canadá. Aunque **no aceptaba que se pagara** por sus servicios, ella aceptaba donaciones para ayudar a financiar su clínica. René Caisse dedicó su vida a ayudar a otros aliviar su dolor y sufrimiento con la utilización de su fórmula Essiac (Marca Registrada).

La única precaución que debe de tomar es comprarla de una **fuente confiable.**

Si usted hace una búsqueda en Google, encontrarán **410,000** o más referencias al "Té de Essiac". Como una simple y barata adición al protocolo que le describimos arriba, esta es una buena opción. Esta es una fuente en la que confiamos. Allen Wenzel ha estado ayudando a pacientes con cáncer y otras condiciones degenerativas por 20 años. Él ha investigado el trabajo de René Caisse a fondo y ofrece una versión exacta de sus hierbas para ustedes. Allen siembra él mismo la mayor parte de las hierbas. Aquí está su sitio web:

http://AllensClub.com

Té Pau D'Arco

Mucha gente con todos los tipos de cáncer ha sanado tomando tè Pau d'Arco. (También conocido como té Taheebo). Obviamente, es algo de lo que usted debería de saber.

Roger DeLong, es un piloto retirado de aerolínea que se curó del cáncer utilizando el té Pau d'Arco. Él estaba tan convencido de que ayudaría a la gente, que estableció una sencilla y barata manera para los pacientes con cáncer de obtenerlo. Por algunos años, Roger lo importó a granel y lo vendió (incluso lo regaló a aquellos que no lo podían comprar). Esto ya no lo hace, pero tiene un sitio web con mucha información y **un par de fuentes en las que él confía**. El costo es de alrededor de $25 la libra, que es justo cerca de lo que se requiere para un mes. El sitio web de Roger es:

http://www.Pau-d-Arco.com

Este té nos parece que es una manera efectiva y barata de tratar con el cáncer. No hay ninguna precaución acerca de las interferencias con otros tratamientos de las que sepamos. Nuestra sola precaución para ustedes, es el de comprarla de una fuente confiable como las que recomienda Roger DeLong, para que estén seguros de obtener un producto verdaderamente efectivo.

Protocel/Cancell/Entelev

En esta sección, le presentaremos a usted a un extraordinario sobreviviente del cáncer, que usted puede llamarle, si así lo desea.

Elonna McKibben, Sobreviviente de Glioblastoma Multiforme

Hay pocas historias de sobrevivientes de cáncer tan dramáticas como esta de Elonna McKibben. En 1989, Elonna dio luz a quintillizos. Cuatro de los bebés sobrevivieron. Elonna educó en casa a los cuatro, hasta el nivel de preparatoria.

Cuando sus bebés tenían dos semanas y media de nacidos, Elonna fue diagnosticada con una forma rara de cáncer del sistema nervioso llamado **Glioblastoma Multiforme, Etapa IV.** (De acuerdo a la medicina convencional, los glioblastomas malignos son virtualmente siempre fatales). El diagnóstico fue el resultado de una tomografía computarizada a la que Elonna fue sometida debido a un dolor intenso que tuvo durante y después del embarazo. La tomografía mostró que la fuente de su dolor era un **tumor en la espina dorsal a nivel torácico.**

Después de la cirugía para extirpar el tumor, Elonna quedó paralítica de la cintura para abajo. Se le informó que el tumor era maligno. Los doctores dijeron que les fue **imposible extirparlo todo** y que no viviría para ver a sus cuatro bebés cumplir su primer año de vida.

Se le ofreció una quimioterapia muy agresiva de médula espinal o 30 tratamientos de radiación en un muy alto nivel de dosis. Los doctores le dijeron que este "tratamiento" le causaría **a su cuerpo un gran daño** y que su mejor esperanza con el tratamiento era que viviría de tres a seis meses más.

Afortunadamente para Elonna, su experiencia con el nacimiento de sus quintillizos y su subsecuente diagnóstico de cáncer resultó en una cobertura muy amplia de los medios. Elonna y su esposo, Rob, recibieron muchos correos con sugerencias para tratamientos "alternativos". Uno de esos era **Cancell.** Muy escépticos al principio, Elonna le dijo a Rob *"si hubiera una cura para el cáncer, ¿No pensarías tú que la estuvieran utilizando en lugar de permitir que miles de personas murieran?".*

Alentada por Rob, Elonna comenzó a tomar Cancell en noviembre 12 de 1989. Ella decidió **rechazar los tratamientos convencionales** debido a que le ofrecían muy poca esperanza. Al término de la segunda semana del tratamiento con Cancell, fue reingresada al hospital debido a problemas con coágulos sanguíneos y de hemoglobina. Afortunadamente, durante sus ocho días en el hospital, su familia le pudo traer el Cancell al hospital y dárselo día y noche.

Después de algunas semanas, Elonna empezó a notar una mejoría en su condición. De hecho, **18 horas** después de tomar la primera dosis de Cancell, **inició la muerte de células de cáncer.** Ella describe la "lisis" (eliminación de las células de cáncer muertas) de la siguiente manera:

"Literalmente se derramó fuera de mí: vomité; mis evacuaciones eran extremadamente sueltas, fibrosas y frecuentes. Las eliminé en mi orina; mi nariz tenía tanto flujo nasal que tenía que traer siempre conmigo pañuelos faciales. Sudé copiosamente y tuve bochornos de calor y frío y sudoración nocturna. Cuando las enfermeras me daban un baño de esponja después de una noche de sudoración, el agua estaba de un color café dorado, a lo que ellas se referían como 'pelotas de tapioca' flotando en ella".

Los síntomas de la lisis que Elonna sufrió valieron la pena. Para la sorpresa de todos, se le hizo un escaneo completo del cerebro y de su médula espinal en febrero de 1990, (sólo **tres y medio meses después** de que empezó el tratamiento con Cancell) y no había ninguna señal del cáncer.

Elonna tuvo que soportar una larga y dolorosa terapia física para recobrar su habilidad para caminar. Hoy, sin embargo**, está saludable y ocasionalmente utiliza una andadera.** Elonna ha aconsejado por teléfono y sin costo a cientos de pacientes con cáncer. Usted puede contactarla en su casa en Ohio. Para obtener su número telefónico, solo vaya a su página web: http://ElonnaMcKibben.com.

Para la historia completa de Cancell (que ahora se llama **Protocel**), solo vaya a la página web de Tanya Pierce:

http://www.OutsmartYourCancer.com

Allí, ella ofrece dos opciones. Usted puede comprar su excelente libro "Outsmart Your Cancer" ("Supere a Su Cáncer") o puede comprar un resumen del capítulo cuatro que contiene la **historia completa del producto Cancell/Protocel** -con información acerca de cómo tomarlo, que comer con éste, que no comer con él y muchas historias y testimonios. Éste resumen es un libro digital que puede **descargar por solo $9.95 dólares.**

Para comprar Protocel (el nombre actual excepto en Australia donde se llama "Entelev"), solo vaya a: http://www.ProtocelGlobal.com. Ellos no hacen ninguna afirmación de que cura al cáncer. Eso, por supuesto, es necesario para ayudar a que el sitio web siga funcionando y evitar acoso u hostigamiento por parte de la FDA.

Otra Recuperación con Protocel

Esta es otra carta que Bill recibió en julio de 2003 de uno de sus lectores en Brasil:

Querido Bill,

Gracias por contestarme tan rápidamente a pesar de que estás de viaje en algún lugar.

El día de hoy tuve otra reunión con el especialista en cáncer en Sao Paulo. Me dijo que quería extirparme mis nódulos linfáticos en el lado izquierdo de mi cuello y después aplicar radioterapia para quemar el tumor. Mi respuesta fue: ¡¡De Ninguna Manera!!

He estado tomando PROTOCEL desde el 4 de junio de 2003, y el tumor se está haciendo definitivamente más pequeño y YA NO TENGO el dolor que tuve por un tiempo. ¿Puede imaginarse eso? ¡En 12 días!

Mañana estaré internándome aquí en una clínica naturista, en donde alguien supervisará mi progreso más detalladamente. Te estaré informando de mi progreso. ¡Gracias de nuevo, Bill! ¡Eres una gran bendición!

Ove

El último reporte de Ove es de que está bien y libre de cáncer.

Guanábana

Un buen amigo de Bill, George Freaner, con 88 años de edad y con más de 25 años de haber sobrevivido al cáncer, fue muy amable de enviar un artículo sobre la guanábana. Usted pudo haber escuchado anteriormente de ella, porque está fácilmente disponible y es muy **económica (¡Barata!)**. Aquí está el artículo. Es de *"The Doctor's Complete Guide to Conquering Cancer,"* (La Guía Médica Completa para Conquistar al Cáncer) publicada por Agora Health Books de Baltimore, MD:

Un Agente Natural del Amazonas Contra el Cáncer Puede Ser 10,000 Veces Más Potente que la Quimioterapia

Los curanderos nativos en el Amazonas han conocido el árbol de la guanábana por siglos. Pero los pacientes de cáncer están apenas empezando a aprender acerca de los beneficios de esta medicina natural que nos provee con, lo que algunos dicen, es más poderoso que la quimioterapia.

En tantos como 20 estudios de laboratorios realizados en los pasados 30 años, se ha encontrado que la guanábana selectivamente mata células malignas de cáncer -células de seno, de colon, de próstata, de páncreas y de pulmón específicamente. En un estudio del año 2000 en la Universidad Católica en Corea del Sur, dos químicos extraídos de las semillas de la guanábana arrojaron resultados citotóxicos comparables a los de la Adriamicina, un agente de quimioterapia común. Otro estudio, publicado en 1996 en la revista Journal of Natural Products, encontró que la guanábana mataba a las células de cáncer de colon 'con una potencia 10,000 superior a la de Adriamicina'. Investigaciones en la Universidad Purdue encontraron que las hojas del árbol de la guanábana mataban a seis diferentes tipos de células cancerosas, mostrando efectividad particular contra el cáncer de próstata, cáncer de páncreas y células de cáncer de pulmón.

Proponentes de la utilización del árbol de la Guanábana reportaron que era capaz de eliminar selectivamente células cancerosas, sin dañar células saludables y sin efectos secundarios adversos.

Algunos que la han utilizado en altas dosis, han reportado malestar gastrointestinal; sin embargo, esto puede ser evitado tomando la guanábana con comida. Como un suplemento nutricional, no está sujeto a la aprobación de la FDA y está disponible a través de órdenes por correo de Raintree Nutrition; tel. (800) 780 5902. Raintree ofrece hojas de guanábana, que pueden ser hechas en té, así como cápsulas de guanábana. La dosis recomendada varía de 1 a 5 g de guanábana por día o seis a ocho cápsulas diariamente. El costo de la guanábana es de alrededor de 20 centavos de dólar por cápsula.

Investigación Original

Normalmente no "citamos" de documentos de investigación originales. Aquí hay un ejemplo con relación a la guanábana en el que le mostraremos por qué no lo hacemos:

"Son potentes inhibidores de NADH: ubiquinona oxido-reductasa, que es una enzima esencial en el complejo I y que lleva a la fosforilación oxidativa en la mitocondria. Un reporte reciente mostró que estos inhibidores actúan directamente en el sitio de la catálisis de la ubiquinona dentro del complejo I y en la glucosa deshidrogenasa microbiana. También inhiben a la enzima oxidasa NADH, ligada a la ubiquinona que es particular de las membranas de plasma de las células cancerosas".

Y Ahora - en Español

Sin embargo, aquí les presentamos un extracto de ese mismo reporte de la investigación sobre la guanábana de la Universidad de Purdue, que es un poco más descifrable para nosotros los seres humanos normales y que es muy importante.

"En 1997, la Universidad de Purdue publicó información con noticias prometedoras de que algunas Acetogeninas Annonaceous 'no sólo son efectivas en eliminar tumores que han mostrado ser resistentes a agentes anti-cancerosos, pero también parecen tener una afinidad especial hacia tales células resistentes'. En diferentes entrevistas después de que esta información fue publicada por el farmacólogo

de la Universidad de Purdue, el Doctor Jerry McLaughlin, investigador en jefe de la mayoría de los estudios de la Universidad de Purdue sobre los químicos de la Annona (guanábana), dice que las células cancerosas que sobreviven a la quimioterapia pueden desarrollar resistencia al agente originalmente usado contra ellas como también incluso contra otras drogas no relacionadas. El término (RMD), resistente a multi-drogas, (MDR, Multi Drug Resistant, por sus siglas en inglés) se ha aplicado a este fenómeno, dice el Dr. McLaughlin. Él explica que tal resistencia se desarrolla en un pequeño porcentaje de las células cancerosas, cuando éstas desarrollan una bomba que utiliza a la glicoproteína P como energía que es capaz de forzar a los agentes anti-cancerosos fuera de la célula antes de que la puedan matar. Las células normales muy rara vez desarrollan tal bomba. Si el tener esta bomba fuera tan bueno, todas las células la tendrían. Pero no todas las células la tienen, dice McLaughlin en un comunicado de Purdue. En una población de células cancerosas en una persona, tal vez sólo el 2% de las células cancerosas poseen tal bomba. Pero ese es el 2% de células cancerosas que eventualmente crecen y se expanden para crear los tumores resistentes a las drogas. McLaughlin y sus colegas dicen que se han hecho algunos estudios en donde han tratado de evitar estas bombas, intentando tenerlas ocupadas con dosis masivas de otras drogas, como el medicamento contra la alta presión arterial, verapamil. De esta manera, se esperaba que algunos de los agentes en contra del cáncer entrarían a las células y las destruirían. Pero solo causó efectos secundarios potencialmente fatales, tales como la pérdida de presión sanguínea.

En la edición de junio de 1997 de Cancer Letters, los investigadores de la Universidad de Purdue reportaron que la Acetogenin Annonaceous, bullatacina, (guanábana) preferencialmente eliminó a las células Resistentes a Multi-Drogas (RMD) porque bloqueó la producción de adenosina trifosfato (ATP) que es el compuesto principal de transporte de energía en el cuerpo. Una célula resistente a multidrogas, requiere una tremenda cantidad de energía para poder hacer funcionar la bomba y expulsar los agentes fuera de la misma, dice McLaughlin. Por medio de inhibir la producción de ATP, esencialmente estamos desconectándolas de su fuente de energía. ¿Pero qué hay acerca del efecto de la ATP en las células normales? Las células normales y las células cancerosas normales pueden minimizar el efecto de este compuesto debido a que no requieren de las grandes cantidades de energía que necesitan las células que tienen las bombas, dice el investigador de la Universidad de Purdue.

"La célula resistente está usando su energía extra para esta bomba como también la usa para crecer, por lo que está realmente necesitada de energía. Así que, cuando comprometemos la fuente de energía, esto mata a la célula".

Paw Paw

En el verano de 2003, Bill tuvo una conversación con el Dr. Jerry McLaughlin. Él es la misma persona a la que nos referimos en el párrafo anterior acerca de la Guanábana. El doctor McLaughlin dejó su posición como investigador en la Universidad de Purdue para irse a trabajar a una compañía llamada Nature´s Sunshine. Él explicó por qué hizo eso.

En Purdue, el doctor McLaughlin trabajó por **20 años** estudiando los efectos de los extractos como la guanábana, soursoup y **miles de otros extractos** sobre las células cancerosas. Él dijo que había estudiado 3,500 sustancias. Su investigación fue apoyada con 5 millones de dólares otorgados por el NCI (Instituto Nacional del Cáncer). A pesar de ésta donación, el **NCI nunca ha publicado los resultados** de los estudios exitosos del doctor McLaughlin que usted leerá en el párrafo siguiente. ¿Está usted sorprendido?

El árbol Paw Paw es común en el medio-oeste de los Estados Unidos. De hecho, hay un pueblo en el estado de Michigan llamado Paw Paw. El doctor McLaughlin ha pasado años estudiando las diferentes partes de este árbol y ha encontrado que las ramas y no la fruta, producen las acetogeninas más poderosas. Éstos son compuestos que **regulan la producción de ATP**, la fuente de energía de cada célula en el cuerpo humano. Por años el doctor McLaughlin había estado buscando una de estas acetogeninas que también **inhibieran el crecimiento** de células cancerosas resistentes a múltiples drogas (RMD).

Como se describe en el estudio mencionado arriba del doctor McLaughlin, la mayoría de los tumores contienen un pequeño porcentaje, de aproximadamente el 2%, de células RMD. La quimioterapia no es efectiva contra estas células. Después de la primera aplicación de la quimioterapia, si ésta es efectiva, todas las células que no son RMD son destruidas. Debido a que esto representa a la vasta mayoría de la masa tumoral, parecerá como que **si el tumor fuese destruido efectivamente**. Sin embargo las células RMD permanecen y empiezan a multiplicarse. Eventualmente, un nuevo tumor se forma y que es **totalmente RMD**. La siguiente vez que se utilice la quimioterapia, ninguna de las células es destruida debido a que todas son RMD. El Paw Paw **es aún mejor** que la guanábana contra las células RMD.

Al reducir la ATP, el Paw Paw también es capaz de **reducir el crecimiento de los vasos sanguíneos** que nutren a las células cancerosas, un proceso llamado "anti-angiogénesis". También, como el Protocel, **reduce los efectos secundarios de la quimioterapia**. Para resumir, después de sus muchos años de investigación, el doctor McLaughlin se convenció de que había encontrado lo que estaba buscando.

Para asegurarse de que la manufactura fuese correcta, el doctor McLaughlin fue a trabajar para la empresa Nature´s Sunshine, la compañía que hace las tabletas del árbol de Paw Paw. A pesar de que es vendido por un sistema de ventas de multinivel, el Paw Paw es **sorprendentemente barato**. El precio es de aproximadamente $30 dólares por mes.

Dosis

Tomar una cápsula con comida, cuatro veces al día a intervalos iguales. En el año de 2005, Nature´s Sunshine hizo que se practicaran pruebas contra todos los antioxidantes- vitamina C, E, y beta-caroteno; ácido alfa lipoico, etcétera y no encontraron que hubiese ninguna interferencia del Paw Paw con ninguna de estas sustancias.

Este producto **no es preventivo**. Aunque sí es efectivo contra enfermedades virales como el herpes y fuegos labiales, no deberá ser tomado a menos de que haya un problema celular específico, incluyendo por supuesto, al cáncer.

Efectividad

Los estudios del doctor McLaughlin y otros, muestran que el Paw Paw es efectivo **sólo el 50% del tiempo**. Los estudios acerca de la efectividad del Protocel muestran virtualmente el mismo 50% de efectividad.

Una vez más, necesitamos enfatizar que **ningún producto es una "fórmula mágica"** que cualquiera puede tomar y estar seguros de que el cáncer se eliminará y se mantendrá libre de él.

Nosotros le damos muchas opciones en este libro. ¿Es el Paw Paw una buena opción? Creemos que sí lo es, particularmente para aquellos de ustedes que han sido sometidos a **diferentes formas de quimioterapia,** por lo que probablemente han desarrollado las **células resistentes a multi-drogas (RMD).**

La Máquina VIBE

Bill fue introducido a la máquina VIBE en julio de 2005 por Buddy Stairs, uno de sus lectores en Montana. Buddy había tenido una máquina VIBE por aproximadamente 18 meses antes de esa fecha. Las historias que le contó a Bill acerca de sus experiencias con este equipo, sanando gente, realmente llamaron su atención. Se refería al **cáncer**, diabetes, artritis, fibromialgia y otras condiciones degenerativas. Todas estas personas parecían estar respondiendo positivamente al sentarse enfrente de esta máquina.

¿Pero qué es esta máquina VIBE? Bien, Bill sintió curiosidad, también. Las siglas de la palabra VIBE quieren decir en inglés **"Vibrational Integration Bio-Photonic Energizer". (Integración Vibracional Energizante Bio-Fotónica)**. Un verdadero trabalenguas. Había estado en el mercado desde principios del año 2003. Aun cuando Bill ya se había enterado antes de la máquina por un par de lectores que le habían enviado un correo electrónico, Buddy le dio la primera información real de resultados con ella.

Bill y su esposa, Terry, sintieron curiosidad. Ellos llamaron a las oficinas centrales de la máquina VIBE, que está en Greeley, Colorado y preguntaron dónde se encontraba la máquina más cercana a ellos. Estaba en Tennessee. El dueño era un **Doctor en Osteopatía retirado,** llamado Thomas Noll. Bill y Terry se llevaron a un par de amigos en el auto y lo fueron a visitar. Ellos estuvieron un día completo intercambiando historias con el doctor Noll y su querida esposa Katie.

El doctor Noll y Katie, un par de años antes, en 2003, habían ido a Greeley, Colorado y hablado con el inventor. Escépticos cuando fueron, regresaron totalmente **convencidos** y compraron una de estas máquinas. Tuvieron muchas experiencias de curaciones con ella, que compartieron con Bill y Terry.

Bill y Terry compraron la suya en septiembre de 2005. Fue la primera en Carolina del Norte o del Sur. Tuvieron muchos usuarios, casi todos generados por información que se pasó de persona a persona. Aquí hay un par de testimonios que recibieron de sus "clientes" de su máquina VIBE.

Abril 19 de 2006

Fui a ver a Bill y a Terry y a su Máquina VIBE con la esperanza de sentirme menos deprimido y con más energía. Y tengo una historia médica de problemas con el hígado y mi energía es muy variable (normalmente baja).

Tuve una desintoxicación suave después de mi primera sesión en la Máquina VIBE y después de eso, mis niveles de energía empezaron a subir. Ahora tengo un sentimiento de SALUD TOTAL que no había tenido desde mi adolescencia. Dolores y espasmos en mis articulaciones que había tenido por años han ¡DESAPARECIDO!

Además de lo anterior, la Máquina VIBE ha revitalizado a mi gato Boogiebear. Él casi murió esta navidad pasada y se estaba deshidratando y con mucha apatía. Tenía un bloqueo. Después de tres sesiones en la Máquina VIBE empezó a actuar como un animal joven (tiene 16 años de edad) ¡saltando y jugando! Ahora su pelo tiene un brillo saludable, está comiendo y actuando como un animal joven. Creo que la Máquina VIBE salvó su vida.

Mitch Langen

Marzo 28 de 2006

¡Tengo qué contarte lo que pasó ayer después de que regresé a casa! Primero, no estaba cansada por haber conducido (ella manejó 72 millas) -de hecho, éste puede ser el comentario ¡menos acertado del año! Usualmente ya para las tres de la tarde me canso. ¡Pero no ayer! ¡Tenía energía de sobra, que me mantuvo despierta hasta mi hora de acostarme a medianoche! Y aún entonces, mis pensamientos fluían -¡Todo positivo!

Me lastimé los muslos en el verano de 1993 cuando le ayudé a alguien a levantar unos tableros largos que estaban muy pesados para mí. Cuando esto pasó, sentí que algo se "rompió dentro de mi pierna". Todos esos 13 años desde entonces, nunca me había sido posible el sentarme confortablemente cruzada de piernas en el piso -mi pierna derecha se quedaría en un ángulo de 90° con respecto al piso y no se doblaría hacia el mismo. E incluso cuando yo me acostaba no me podía estirar cómodamente. ¡TRECE AÑOS! Y cada una de esas noches tenía que poner una almohada debajo de mi rodilla derecha para que pudiera acostarme de espaldas en cama -de otra manera, me dolía la parte alta de mi muslo, además de dolor de ciática en mi glúteo derecho.

Bien… esta madrugada cuando finalmente me fui a la cama y estaba acostada ahí por unos minutos, me empecé a dar cuenta que mi pierna estaba perfectamente recta, sin ninguna almohada debajo de ella y la sentía perfectamente bien. ¡No lo podía creer! Salté fuera de cama y traté de sentarme con las piernas cruzadas en el piso -hasta ahora, mi pierna derecha se dobla en un ángulo de alrededor de 45 grados sin problema. Tal vez con algunos estiramientos cada día, pudiera acercarla más hacia el piso. No lo quiero apresurar. En este momento, ¡aún esto parece como un milagro!

También sentí la parte alta de mi muslo, donde los músculos parecían sentirse tensos y rígidos -ahora están perfectamente relajados y no hay ningún dolor allí de ningún tipo.

¡¿Ahora entiendes por qué tengo que regresar allí hoy, en lugar de esperar a mañana?! [Una gran sonrisa]

Te veo pronto - ¡Y muchas gracias por tener disponible la VIBE! Tendría que checar el comprar una para mí…
Con amor y bendiciones,

Cheryl Franks

La Historia de Bill Brown

Aquí hay otra historia impresionante acerca del éxito para curar, utilizando la Máquina VIBE. Fue escrito por Willie Brown acerca de Bill, su esposo.

En septiembre de 2003, Bill fue diagnosticado con cáncer de próstata, huesos y de pulmón, con masas tumorales en sus glándulas adrenales. Es diabético y tiene hipertensión. Cuando fue diagnosticado, estaba gravemente enfermo y no podía someterse a quimioterapia ni a radiación. Los doctores le dieron de cuatro a seis meses de vida y nos dijeron que nos fuéramos a casa y pusiéramos nuestros asuntos en orden. Bill también tenía un catéter que le había sido implantado en ese tiempo y estaba en silla de ruedas.

Fue en noviembre que escuchamos acerca de la Máquina VIBE. Investigamos en Internet. Se me hizo muy lógico y le dije a Bill que iríamos al día siguiente, noviembre 21 de 2003. Fuimos a Greeley y utilizamos la Máquina VIBE por primera vez (ellos viven en Loveland, Colorado -como a 20 millas de Greeley). A Bill se le pidió que se comprometiera a ir diariamente por las siguientes seis semanas. Continuamos yendo….

Los exámenes de Bill antes de empezar a utilizar la máquina eran cada vez peores y su condición se deterioraba... En el primer examen después del uso de la máquina no hubo mejoría, pero tampoco hubo ningún deterioro. En el siguiente examen que se le realizó mostró una gran mejoría. Después de tres semanas de que empezó a utilizar la Máquina VIBE, manejó el carro por primera vez en meses.

En marzo de 2004, su doctor nos envió una carta diciéndonos que su PSA (Prostate Specific Antigen, Antígeno Específico de la Próstata por sus siglas en inglés) había bajado a 11.1 desde cerca de 100 en su examen anterior... Siendo el rango normal de 1 a 4. También estando con oxígeno, la concentración de oxígeno había subido de 57 a 94 (191 la concentración normal). Los medicamentos para su presión arterial y para la diabetes habían sido reducidos a la mitad. En septiembre de 2004, el doctor le dijo a Bill que su cáncer estaba totalmente inactivo. Al día de hoy Bill está trabajando fuera diariamente y viajando y pescando mucho.

Obtuvimos nuestra propia Máquina VIBE en febrero 9 de 2004. Abrimos nuestra casa a aquellos que necesitaban la máquina, pero que no podían pagar la cuota por su uso. Empezamos ofreciéndola como una donación y la respuesta ha sido increíble. Los resultados con una gran variedad de síntomas han sido sorprendentes. Hemos conocido algunas de las personas más amables y compartido sus triunfos.

Después de haber sido enfermera toda mi vida... El ver y usar este método alternativo para permitirle a mi cuerpo sanarse a sí mismo, ha sido maravilloso y un esclarecedor modo de culminar mi carrera en el campo de la enfermería.

En diciembre de 2004 el doctor de Bill le informó que el cáncer estaba totalmente inactivo. También le notificó que él era el primer paciente en la historia del V.A. Hospital (en Cheyenne, Wyoming) que se había recuperado de cáncer en Etapa IV. Nosotros sentimos que le debemos todo esto a la Máquina VIBE.

Por Willie (Sra. de Bill) Brown
(Enfermera por 50 años - actualmente retirada)
Bill Brown (70 años de edad)
Loveland, Colorado

Bill y Terry visitaron a Willie en Loveland en abril de 2006. Su hija es ahora la encargada de la operación de la Máquina VIBE. Está localizada en un centro comercial cercano a su casa. Ellos estuvieron allí un domingo por cerca de tres horas. Durante ese tiempo, todas las sillas alrededor de la Máquina VIBE estuvieron llenas cada minuto con un flujo estable de gente. Willie dice que tienen **más de 100 personas cada día** que utilizan la Máquina VIBE.

Incidentalmente, Bill no pudo evitar preguntarle a Willie qué otros cambios había hecho su esposo Bill en su "modo de vida" durante su recuperación. Ella dijo "Ninguno. Es demasiado terco. No va a cambiar nada ni a tomar nada. Todo lo que él hará, es sentarse enfrente de la Máquina VIBE por ocho minutos cada día".

Obviamente, nosotros no recomendamos que siga el camino de Bill Brown. Si utiliza la Máquina VIBE, ésta debería de ser sólo otra herramienta más en su arsenal de herramientas de recuperación. Esta es una herramienta poderosa. Sin embargo, en nuestra experiencia, para sanar condiciones serias, el cáncer toma tiempo y paciencia. Todos los operadores de la máquina VIBE con los que hemos hablado dicen la misma cosa. "Aquellos que vienen en un horario constante se mejoran". ¿Qué es un "horario constante?" Cuatro veces a la semana o más. Si esto no es posible, nosotros le sugerimos que use nuestro régimen básico o algún otro medio diferente a la Máquina VIBE para su programa de recuperación.

La máquina VIBE está actualmente siendo revisada por la FDA y no está disponible temporalmente. Para información sobre una máquina similar llamada The Quantum Pulse (El Pulso Cuántico), por favor vaya a:

http://TheQuantumPulse.com

Fred Eichhorn y Cell Synergy

Fred Eichhorn es un ingeniero arquitecto que se sanó a sí mismo de cáncer en la década de los ochentas. Él se ha dedicado desde entonces a ayudar a tantas otras personas a sanarse como le ha sido posible. Él ha sido realmente exitoso, particularmente con cáncer en etapas avanzadas.

Fred ha formado una fundación para ayudarse a vender el producto que ha desarrollado, que él llama **Cell Synergy**, no sin haber tenido su respectiva dosis de hostigamiento por parte de la FDA. Fred vive en St. James, New York. Él y su esposa trabajarán con usted para ayudarlo a sanar. Ellos están verdaderamente dedicados a su labor.

Para tener la historia completa sobre el Cell Synergy (previamente llamado Cellect), por favor vea este sitio web:

www.ncrf.org (todo el respaldo científico, testimonios, etc.)

El número telefónico para contactar a Fred está en el sitio web.

No hay información en el sitio web anterior acerca de los precios o para ordenar en línea. Para ordenarlo, usted necesita llamar al número de teléfono de la NCRF (National Cancer Research Foundation, por sus siglas en inglés, Fundación Nacional para la Investigación del Cáncer). Hemos podido estimar que el precio para la dosis que ellos recomiendan es de $350 dólares por mes. Si no fuera tan caro, incluiríamos este producto en nuestro protocolo de auto-tratamientos mencionados anteriormente.

Otros Cuatro Sencillos Auto-Tratamientos

Cerraremos este capítulo con cuatro tratamientos económicos y ampliamente disponibles. En el Capítulo 7, cubriremos aquellos que NO recomendamos que usted trate, al menos no por ustedes mismos (sin la supervisión profesional médica).

Cápsulas de Frambuesa Roja

¿Por qué? ¿Cuáles son los beneficios? Las frambuesas, como muchas otras frutas, contienen **elagitaninas**, compuestos que han mostrado que tienen muchos beneficios para la salud, **pero las frambuesas son las que tienen más de estos compuestos**. Estos beneficios incluyen:

> Prevención de ciertos tipos de daño celular por carcinógenos que resultan en cáncer.
> Disminución del crecimiento del tumor.
> Inducción a la muerte celular natural para las células cancerosas.

¿Usted creería que la Sociedad Americana del Cáncer no ha ni siquiera publicado información sobre las frambuesas rojas? Sabiendo lo que nosotros sabemos acerca de su propaganda, eso no nos da el más mínimo sentimiento de confianza.

Para poder comprar algunas de estas cápsulas de frambuesa roja, vayan al sitio http://www.HartAmerica.com. Ellos también venden guanábana y Solución ASAP, un producto de **plata coloidal** que es excelente para cualquier tipo de inflamación. Bill ha descubierto que es como un antibiótico natural -mucho más efectivo y mucho menos dañino.

Artemisina

A finales de 2001, dos investigadores bioingenieros de la Universidad de Washington publicaron su descubrimiento acerca de un tratamiento potencialmente prometedor contra el cáncer. Originándose en las antiguas artes medicinales tradicionales chinas, un derivado herbal del ajenjo se ha utilizado por 35 años para tratar la malaria.

En la revista Life Sciences, el Profesor Harry Lai y su asistente Narendra Singh, describieron cómo dirigieron la artemisina contra las células cancerosas. Los resultados fueron de hecho sorprendentes. Aunque sólo el 25% de las células fueron eliminadas en las primeras ocho horas, **casi todas las células cancerosas fueron eliminadas en 16 horas**.

"No solamente aparenta ser efectiva, pero es muy selectiva," dijo Lai. "Es **altamente tóxica para las células cancerosas**, pero tiene un efecto marginal sobre las células normales de seno".

La Artemisina trabaja contra la malaria reaccionando con las altas concentraciones de hierro encontradas en el parásito de la malaria. Cuando la artemisina entra en contacto con este mineral, se produce una reacción química, resultando en una generación de átomos cargados, que los químicos llaman "radicales libres". Los radicales libres atacan las membranas celulares, rompiéndolas y matando al parásito unicelular de la malaria.

En el año 2001, Lai empezó a hipotetizar que este proceso pudiera trabajar con el cáncer también.

"Las células de cáncer necesitan mucho hierro para replicar el ADN cuando se dividen", explicó Lai. "Como resultado, las células cancerosas tienen una mayor concentración de hierro que las células normales. Cuando empezamos a entender como trabajaba la artemisina, me empecé a preguntar si pudiéramos utilizar ese conocimiento para enfocarnos en las células cancerosas".

El trabajo de Lai ha sido financiado por una donación del Breast Cancer Fund (Fondo del Cáncer de Seno) de San Francisco. Sin embargo, el **valor de la artemisina no está limitado al cáncer de seno**. De hecho, un estudio anterior en el que se trataron células de **leucemia,** dio resultados más impresionantes. Estas células fueron **eliminadas en las primeras ocho horas**. Una posible explicación pudiera ser el nivel de hierro en las células de leucemia.

"Tienen una de las más altas concentraciones de hierro entre las células de cáncer", explicó Lai. "Las células de leucemia pueden tener más de 1,000 veces la concentración de hierro que las células normales".

Aquí le presentamos algunas páginas web con artículos que lo pondrán al día sobre esta interesante sustancia:

Http://news.bbc.co.uk/1/hi/health/1678469.stm

http://www.annieappleseedproject.org/artemisinin.html

Http://members.tripod.com/~altmedangel/cancherb.htm

A diferencia de algunas hierbas Chinas, ésta tiene 35 años de estudios científicos de occidente que la respaldan y es ampliamente usada para tratar la malaria, hemorroides (es antiinflamatoria) y ciertamente no es tóxica.

Afortunadamente para usted, la Universidad de Washington ha patentado la idea del Dr. Lai. Esto significa que una compañía farmacéutica probablemente no la pueda tomar, desarrollar una forma sintética y **venderla por veinte veces su valor**.

Así que, usted está convencido de que ésta sustancia es un avance interesante como tratamiento contra el cáncer. Siguiente pregunta. ¿Cómo obtenerla? Buena pregunta. Bill ha visto algunas fuentes, incluyendo a los productos "Canburst" y Hepalin 25 del Dr. Donsbach. Bill ha ordenado un frasco de **Hepalin 25** (a $56 dólares el frasco con 30 cápsulas de 100 mg - provisión para un mes) y terminó de tomarla.

Gracias al Dr. Russell K. Griffith, quien es uno de los lectores atentos de Bill, aquí hay una **fuente muy barata** para comprar la artemisina.

La artemisina (90 píldoras de 100 mg) puede ser obtenida de Vitanet (artículo no. 72160) por $39.10 dólares. Éste es un producto de la compañía Allergy Research Group. Ordénela en:

Http://www.myvitanet.com/index.html

Sólo escriba "artemisina" (sin las comillas) en su ventana de búsqueda. En lugar de casi $2 dólares por día de la empresa que vende el Hepalin 25, los reducimos a $0.43 dólares por día en el caso de Vitanet en la dosis recomendada de una píldora por día.

Gracias, Dr. Griffith

Les presentamos un relato de una recuperación, utilizando la artemisina con todos los detalles para usted de Kyle Nienberg, que se llama a sí mismo "investigador".

"Hace cuatro años la tomografía que se hizo mi esposa mostró doce manchas blancas de un octavo de pulgada en su páncreas. Seis meses después un nuevo examen resultó limpio. He aquí lo que ella tomó para lograr esta curación. Este gran producto que curó su cáncer es la Artemisina. Se convierte en peróxido de hidrógeno dentro de las células. No daña las células normales. Las células de cáncer absorben tanto hierro como les es posible. Cuando la Artemisina penetra las células cancerosas y se convierte en peróxido de hidrógeno, las células cancerosas estallan. Necesita tomar este producto a la dosis de dos cápsulas por día por dos años. Esto va asegurar que todo el cáncer se elimine. Usted también debe de tomar lactato de calcio en polvo en la dosis máxima que usted pueda tolerar, para barrer células muertas por el resto de su vida.

Esta es la liga al sitio web para comprar la Artemisina:

http://www.nutricology.com/Artemisinin-90-Vegetarian-Caps-p-16414.html

Prostabel

Si usted es un varón de la raza humana, le tenemos una sugerencia. ¡Preste atención a su próstata! Junto con problemas de corazón y cáncer de pulmón, el cáncer de próstata es la **causa principal de muerte entre los hombres**. La mayoría de nosotros, con 25 años o más jóvenes que la edad que Bill (79) tiene actualmente, estamos enfrentando problemas con el engrandecimiento de la próstata, anteriormente conocida como

Hiperplasia Benigna de la Próstata (BPH, Benign Prostate Enlargement, por sus siglas en inglés).

Bill ha probado una docena de productos en los pasados 25 años para ayudarle con los problemas causados por su engrandecimiento de la glándula prostática. Sólo uno ha probado ser exitoso a largo plazo. Se llama **Prostabel**.

Usted puede conocer como este producto se desarrolló en un libro interesante llamado "Extraordinary Healing" ("Sanación Extraordinaria") por el Dr. Stephen Coles. El Dr. Coles estudió la vida y la investigación que realizó el **Dr. Mirko Beljanski**, un bioquímico e investigador. El Dr. Beljanski trabajó durante **50 años** en el Instituto Pasteur en Francia y también trabajó por su cuenta estudiando el tratamiento del cáncer.

Fue perseguido, como lo han sido muchos de los pioneros. El pasó aproximadamente los últimos 18 meses de su vida en una prisión en Francia. Su ofensa, pareciera, fue **retar el "status quo"**. Él descubrió que los genes eran frecuentemente modificados en sus efectos por lo que se llama (y ahora está completamente aceptado) **"transcripción inversa"**. Esto es el ARN afectando el ADN (ARN es Acido Ribonucleico y ADN es Ácido Desoxirribonucleico). En ese tiempo, esto cuestionaba el dogma aceptado acerca de la función de los genes y el ADN.

El Dr. Coles ha recopilado el desarrollo de la **mezcla mágica,** a través de muchos años de investigación del producto Prostabel. Son dos hierbas que el Dr. Beljanski encontró que revertían a las células cancerosas y a las células inflamadas con hiperplasia benigna, a células normales otra vez. Los dos ingredientes son Pau Pereira de América del Sur y Rauwolfia Vomitoria de África.

La mezcla de hierbas del Dr. Beljanski que es parte ahora del producto Prostabel, fue usada por un doctor en Francia para **sanar** al Presidente François Mitterrand de **cáncer de próstata** y permitirle terminar su segundo mandato como Presidente de Francia de 1995-1997. Cuando el público se enteró de las noticias, el Dr. Beljanski se llenó con pedidos de su producto para pacientes con cáncer en Europa. Esta publicidad le ocasionó que fuera encarcelado. ¡¡¡Imagínense usted esta historia!!! Tiene que leer el libro del Dr. Coles.

Después de su muerte, la esposa y la hija del Dr. Beljanski vinieron a los Estados Unidos. Compartieron los documentos de la investigación del Dr. Beljanski con el Dr. Philip Katz, un **urólogo prominente** de la Universidad de Columbia. El Dr. Katz inició un estudio utilizando el Prostabel con 37 hombres en el año 2006. Todos estos hombres tenían un resultado mayor a 10 en el examen de PSA (Antígeno Específico de la Próstata) y se les había practicado biopsia, la cual había salido negativa para cáncer. El mismo patrón que Bill tiene.

Los resultados del estudio no han sido publicados todavía, pero el doctor Katz ha indicado que los resultados iniciales son **"muy positivos"**. Mientras tanto, la hija del Dr. Beljanski ha iniciado una compañía en Nueva York llamada Natural Source International. Uno de los productos que están ofreciendo es Prostabel. Dele un vistazo a su sitio web, que es http://www.Natural-Source.com. Ellos también ofrecen una versión para mujeres utilizando los mismos ingredientes. El producto es **Ladybel**. Incluye ginko hoja de oro, también conocido por sus actividades de regulación enzimática y protección celular.

Bill ha estado utilizando el Prostabel desde mediados de marzo de 2011. Los resultados han sido **espectaculares**. A diferencia de la otra docena de productos que ha probado, éste redujo el tamaño de su glándula de la próstata y **mejoró sustancialmente** sus problemas urinarios. Él disfruta de un buen dormir y orina con menor frecuencia. El flujo de su orina es fuerte en lugar de "goteo".

Debido a las limitaciones que la FDA le impone, Natural Source International no puede hacer ninguna afirmación acerca de los efectos de sus productos sobre el cáncer de próstata ni sobre cualquier otro cáncer. Nuestra conclusión es que, debido al éxito que ha tenido en Europa, si tuviéramos cáncer de próstata o cualquier **otro cáncer de tipo hormonal** (seno, ovario, etc.) nosotros utilizaríamos el Prostabel o el Ladybel.

Si usted ordena este producto, tanto en su sitio web o llamando a sus oficinas en Nueva York (el número del teléfono está en su sitio web), asegúrese de mencionar que usted lo escuchó de Bill Henderson. Le darán un 20% de descuento en su primer pedido. **Bill no tiene ningún interés económico en este producto.**

Una Palabra Acerca de los Exámenes de la Próstata (PSA)

El Dr. Thomas Stanley, profesor de urología en la Escuela de Medicina de la Universidad de Stanford desarrolló la prueba de sangre del Antígeno Específico de la Próstata (Prostate Specific Antigen, PSA, por sus siglas en inglés) en los años '80s. Recientemente, en una conferencia médica, él hizo el siguiente anuncio:

"Necesitamos reconocer que el PSA no es ya más un marcador para cáncer de próstata. Originalmente pensamos que estábamos haciendo lo correcto, pero ahora estamos intentando descubrir cómo nos equivocamos".

Nosotros diríamos, **ya era tiempo** Dr. Stanley. Se ha reportado por años en fuentes en las que confiamos (el boletín "Second Opinion" del Dr. Robert Rowen, por ejemplo) que el 70% de los hombres con niveles elevados en los exámenes de PSA resulta que no tienen cáncer (un falso positivo). Bill es uno de ellos.

Pero tan malo como puede ser el que le digan que usted puede tener cáncer -o que tiene que someterse a una biopsia muy peligrosa e incómoda de su próstata -esto no es lo que hizo al doctor Stanley cambiar de parecer acerca del examen. Lo que a él le preocupaba era el número alarmante de **falsos negativos**.

El doctor Rowen dice: *"En un estudio reciente, investigadores dieron seguimiento a 9,459 hombres a quienes se les practicaba exámenes anuales de PSA. De este grupo 2,950 tuvieron resultados que mostraban próstatas muy saludables. Pero cuando a estos hombres "saludables" se les practicaron biopsias, ¡Un enorme 15%*

dieron positivos para cáncer! Muchos tenían cáncer avanzado. ¡Y el examen de PSA falló en todos ellos!"

Y la incidencia de falsos negativos puede ser incluso más alta. Vea usted, las biopsias de próstata se toman por un pinchazo de aguja al azar dentro de la glándula. No importa que tantos pinchazos se hacen, no hay manera de saber si el cáncer acecha afuera de la trayectoria de la aguja.

En resumen: no se base en que los exámenes de PSA le digan si tiene o no tiene cáncer. Enfóquese, en lugar de eso, en otros estudios de diagnóstico.

Uno de los mejores exámenes que no es invasivo o peligroso en lo absoluto, es el **Ultrasonido Trans-Rectal**. Busque clínicas en su ciudad para encontrar quien le pueda realizar este examen. Está disponible en todas las ciudades medianas y grandes.

Otra prueba confiable para la detección del cáncer, es la prueba de orina HCG (Gonadotropina Coriónica Humana) descrita anteriormente en este libro. Otra más, por supuesto, es el "examen rectal digital" (DRE, por sus siglas en inglés) al que la mayoría de los hombres se han sometido.

La mayoría de los Urólogos (que por cierto, **son todos cirujanos**) aún se basan en los exámenes PSA y en las biopsias para diagnosticar el cáncer. Esté consciente que tendrá que buscar otros tipos de exámenes más confiables por usted mismo.

Recuerde que la mayoría de los hombres mueren "con" cáncer de próstata pero no de "esto". Sea cuidadoso tanto de los estudios que se haga (particularmente las biopsias) como de la cirugía. Hay métodos mejores y menos invasivos para tratar problemas de próstata.

¡Siéntase Mejor Rápidamente!

Permítanos cerrar esta sección sobre auto-tratamientos con un tratamiento que hemos probado en **nosotros mismos**. Trabaja para hacerlo sentir mejor, **sin importar cuál es la razón** por la que se siente mal.

Bill recibió esto de Phil Dyer, un amigo que publica un boletín. Phil dice que esto viene de "Doctor Yourself Newsletter" por el Dr. Andrew Saul, (Boletín Sea su Propio Doctor). La adaptó del Dr. Abram Hoffer, "The King of Niacin" (El Rey de la Niacina).

"Si usted no se siente bien y yo iría tan lejos como para decir que por cualquier razón, intente este plan engañosamente simple. Trate por todos los medios de saturarse rápidamente de los siguientes cuatro nutrientes esenciales clave: niacina, vitamina C, agua y caroteno. No es complicado, de rápida acción, y muy efectivo en una gran variedad de enfermedades".

Ciertamente el cáncer es una de estas enfermedades. Aquí les presentamos la información a la que Phil se está refiriendo del Dr. Hoffer por medio del Dr. Saul:

*1) **LOGRE LA SATURACION DE NIACINA,** que es caracterizada por una suave y tibia vasodilatación rosada conocida como "FLUSH" (rubor). Si se está sintiendo estresado, ansioso, deprimido, preocupado o simplemente "apagado", pruebe esto:*

Inmediatamente tome de 100 a 200 mg de niacina (no niacinamida) cada 10 minutos hasta que se sienta alegre y feliz. Si usted piensa que esto no va a funcionar, es porque usted no lo ha intentado. Mientras estamos en esto, algunos HECHOS IMPORTANTES DE LOS RUBORES:

Si me dieran un centavo por cada persona preocupada acerca de los "RUBORES" que experimentan cuando toman grandes dosis de niacina, yo sería un hombre rico. Los rubores de niacina son inofensivos. Algunas personas (incluyéndome a mí) lo disfrutan, especialmente en este tiempo del año, cuando son acompañados con un cierto tipo de calidez muy deseada. El Dr. Hoffer dice que entre más niacina tome usted ahora, menos se "ruborizará" después.

Tiempo necesario para ver mejoría: menos de una hora.

*2) **LOGRE LA SATURACION DE VITAMINA C.** La mejor manera es tomar "Vitamina C Liposomal". Busque éste término en Internet utilizando su motor de búsqueda favorito. Encontrará muchos sitios web que venden esta forma de vitamina C en gel. Cada paquete de gel es el equivalente a **10 gramos** de vitamina C intravenosa. La mejor marca de vitamina C es Livon Labs. Lypo-spheric Vitamin C.*

Tiempo necesario para ver mejoría: menos de un día.

*3) **LOGRE LA SATURACION DE AGUA Y CAROTENO**. Esto se puede lograr simultáneamente tomando jugos de vegetales dos veces al día, tales como zanahoria y cualquier otro vegetal verde o de color naranja. Sí, vegetales verdes, como también los anaranjados están totalmente saturados con caroteno. Sí, usted realmente tiene que tomarlo. ¿De qué tiene miedo? ¿Cuándo fue la última vez que una persona murió de una sobredosis de vegetales? Se logra la saturación de caroteno cuando su piel se tiñe de un agradable color zanahoria. Se le llama "hipercarotenosis", es inofensiva. Se ve interesante también, muy parecido a un bronceado. La ingesta abundante de agua se garantiza con la ingesta abundante de jugos. Cuando su estómago esté lleno de jugos y tenga que orinar mucho, usted logró la saturación de agua.*

Dentro de su piel, usted es un animal acuático. El agua es buena. Los jugos de vegetales son mejores. Si usted está preocupado por obtener suficiente minerales traza, relájese. La mayoría de estos se encuentran abundantemente en los vegetales.

Tiempo necesario para ver mejoría: menos de una semana.

Si usted piensa que estoy bromeando, piénselo de nuevo. Nunca lo he dicho tan en serio. Cuando trabajo con gente muy enferma, la primera "tarea" que les doy es que se hagan un "Blush", se saturen con vitamina C, se hidraten y adquieran un "bronceado zanahoria". Suena absurdo, ¿No les parece? Pero la gente que lo hace se siente bien inmediatamente. Los resultados de sus exámenes mejoran inmediatamente. Y aprenden algo de valor práctico duradero".

¡Ahora vaya usted y tiñase de anaranjado zanahoria!

$$$$ Para Sus Tratamientos

Casi todo lo que hemos discutido en este capítulo -suplementos, la mayoría de las pruebas, etc. -no son **reembolsados por las compañías aseguradoras**. Aquí les presentamos alguna información que les puede servir:

¿Ha escuchado usted de algo llamado **"arreglos para viáticos?"** Nosotros tampoco lo habíamos escuchado. Un arreglo para viáticos es **la venta de una póliza de seguro de vida** expedida sobre la vida de una persona a quién, en este contexto se le llama un "viator". Está basada en una ley que fue promulgada por el Congreso y que entró en vigor el 1 de enero de 1997 (En los Estados Unidos de América). Se le llama "The Health Insurance and Accountability Act of 1996" (Acta de Seguro de Salud y Responsabilidad de 1996).

La persona a nombre de quien se extiende la póliza no tiene que ser la "dueña" de la misma. Por ejemplo, el cónyuge puede ser el "dueño" de la póliza y/o el beneficiario.

Lo que es importante notar aquí es que hay opciones disponibles para obtener dinero **AHORA** de la póliza de seguro de vida. Ese dinero puede ser más útil ahora que después de la muerte de la persona a quien se le extendió la póliza. Lo que realmente es irónico es que el dinero obtenido de esta manera puede de hecho extender la vida del "viator" por muchos años. (Un consejo: ¡No deje que la gente que compre su póliza sepa qué tan efectivo son los tratamientos "alternativos" que usted estará tomando!)

Este procedimiento, que se refiere a vender la póliza a una tercera persona, cubre todos los tipos de pólizas de seguro de vida - pólizas de vida por tiempo, pólizas hasta la muerte, pólizas de acuerdos de compra/venta, etc. Básicamente, es que alguien está comprando el beneficio del seguro de vida poner menos que la cantidad total que se pagaría a la muerte de la persona (50-85%, dependiendo de la expectativa de vida).

Para personas de 70 años o más, las pólizas pueden ser vendidas **independientemente de la salud del asegurado**. Generalmente, las ganancias de la venta son **libres de impuesto**. Obviamente, se requiere mucho tiempo y trabajo, **así que no se demore**. Si usted está interesado en más información, éste es un número gratis al cual puede llamar para obtener un folleto de una compañía que se especializa en esto (no es la única). El número al cual llamar es (888) 321-90 57. Es una compañía llamada Viatical Settlement Professionals, Inc. en Richmond, Virginia. Ellos también tienen un sitio web (¿Quién no lo tiene?). Ellos están en: http://www.vspi.com

CAPÍTULO 6:
RECURSOS CLÍNICOS

En este capítulo, le daremos un poco de información acerca de las clínicas y otras opciones en los E.U.A., Canadá, México y Europa. Si usted cuenta con los recursos económicos necesarios, le recomendamos que busque alguna de estas clínicas u otras alternativas. La atención personalizada que recibe durante su estancia en la clínica, puede salvarle la vida. El asesoramiento integral y conocimientos que se lleva a casa al salir, no tienen precio. Las mejores clínicas, incluyendo las que mencionamos aquí, se dedican a darle seguimiento hasta quedar libre de cáncer y aún después de ello.

Clínica Utopia Wellness

El Dr. Carlos García (coautor de este libro), en la clínica *Utopia Wellness*, en Clearwater Florida, ha estado tratando con cáncer y todas las demás condiciones crónicas degenerativas desde el 2005. Capacitado como doctor en medicina tradicional, el Dr. García en 1996, después de 12 años de practicar medicina alópata decidió concentrarse en la **medicina holística,** tratamientos integrales del cáncer, terapia de quelación, terapia hormonal de reemplazo bio-idénticas, vitaminas de administración intravenosa, antioxidantes y pérdida de peso.

Sus éxitos en ayudar a personas con cáncer en etapa IV a que se curen a sí mismas, lo han hecho famoso mundialmente. Los pacientes acuden a él de todas partes del mundo. La clínica *Utopia* también cuenta con terapias únicas que han ayudado a personas a encontrar la cura para el SIDA, herpes tipo II, enfermedades autoinmunes como lupus, condiciones gastrointestinales tales como la enfermedad de Crohn o colitis ulcerativa, enfermedades cardiovasculares, toxicidad por metales pesados y muchas más. El

Dr. García tiene la certeza de que cada enfermedad tiene una cura **natural y libre de químicos.**

Él y Bill se han convertido en "hermanos del alma", con visiones virtualmente idénticas acerca de lo que causa el cáncer y de cómo superarlo de manera definitiva. Desde febrero de 2010, han participado juntos en conversaciones y en sesiones de preguntas y respuestas en http://www.TalkShoe.com. En febrero de 2011, de manera conjunta, patrocinaron un seminario de siete días llamado "El Crucero Cúrate a Ti Mismo" en un barco de la Línea "Celebrity" en el Caribe. Treinta y cuatro personas agradecidas participaron.

El tratamiento en la clínica Utopia Wellness es de forma ambulatoria. Usted puede hospedarse en uno de los moteles locales. El personal de la clínica Utopia es de mucha ayuda en este proceso.

Usted puede ver 17 videos de testimonios convincentes acerca del Dr. García y de su clínica en: http://UtopiaWellness.com. Uno de los videos más contundentes es el de Candice. No se lo pierda. Antes de llegar a la clínica Utopia, ella pasó 18 años de sufrimiento y diagnósticos equivocados de 32 médicos. El Dr. García la ayudó a curarse a sí misma, consiguiendo le limpiaran las cavidades infectadas en su mandíbula (ocasionadas por una extracción inadecuada de una muela del juicio). Esto llevó a su recuperación total.

Para una consulta gratuita acerca de su condición, puede llamar al Dr. García al (727) 799-9060 (Hora del Este).

[He aquí algunos comentarios del Dr. García acerca de la diferencia entre el cuidado en una clínica y la ayuda de un Guía Instructor como Bill.]

Muchos de mis pacientes preguntan lo siguiente: "¿Cuáles son las diferencias entre tener un Guía Instructor e ir a una clínica holística de cáncer tal y como Utopia Wellnes?"

Una de las mayores diferencias que he observado es que el Guía Instructor puede recomendar la misma suplementación que el médico. Sin embargo, usted estará limitado a consumir suplementos orales, opuesto al suplemento intravenoso que sólo el médico puede administrar. Según el grado de la enfermedad, puede ser que el paciente necesite una absorción más agresiva, que sólo las terapias intravenosas pueden proporcionar.

Segundo, a no ser que el Guía Instructor cuente con las credenciales y la proximidad para tratar el dolor del paciente, este tendrá que depender de la buena voluntad de un doctor tradicional para prescribir medicamento para el dolor. Aunque esto no es imposible, ha sido mi experiencia que los doctores tradicionales con frecuencia dan de alta a los pacientes que desean tratarse con medicina alternativa. Es decir, o es **a su manera (quimioterapia y radiación) o es nada.**

Tercero, Si el paciente requiere **pruebas de diagnóstico**, que deban ser prescritas por un médico, el paciente está nuevamente a la voluntad del médico practicante con licencia que acepte ordenar los estudios. Esto no está limitado a estudios radiográficos como TAC /TEP o las IRM (Tomografía Axial Computarizada, Tomografía por Emisión de Positrones o Imágenes de Resonancia Magnética por sus siglas en español) sino que incluye también **pruebas de rutina de laboratorio y transfusiones.**

En resumen, los pacientes se encuentran ante el reto de encontrar un médico que los respete lo suficiente, para permitirles ser parte de su propio proceso de curación y de utilizar el conocimiento que ofrece el Guía Instructor. Desafortunadamente, no es algo sencillo de lograr. Tradicionalmente, los médicos, a menudo se refieren respecto a los Guías Instructores como charlatanes, sin preparación y sin las certificaciones para dar una opinión. También he escuchado de algunos médicos autorizados para ejercer medicina, que presentan una denuncia criminal en contra de un Guía Instructor, alegando que éste estaba practicando medicina sin el título profesional correspondiente.

Tener un Guía Instructor para el cáncer, es la respuesta para muchos pacientes que buscan tratar su cáncer utilizando medicina natural y que no tienen los medios o posición financiera para viajar a una clínica del cáncer holística. Todos los días recibimos correos electrónicos preguntando qué medidas puede tomar una persona en casa para mejorar sus probabilidades de vencer su cáncer. Estas son personas que se sienten desesperadas por encontrar formas naturales para tratar su cáncer, pero que se encuentran económica o logísticamente imposibilitados para trasladarse al tratamiento. Son personas que necesitan un Guía Instructor tal y como Bill Henderson. Sin él, podrían perderse.

Pero para aquellos que sí tienen las posibilidades, recomiendo ampliamente pasar un par de meses en un centro holístico de cáncer. Dado que no cuento de primera mano con el conocimiento sobre otras clínicas holísticas para el cáncer dentro o fuera de los Estados Unidos, voy a limitar esta discusión a la clínica Utopia Wellnes. En Utopia Wellness somos capaces de proporcionar una atmósfera total propicia para su completa curación, que incluye lo mejor que la medicina natural y alternativa tiene para ofrecerle al paciente con cáncer. No solamente podemos incorporar las recomendaciones de un Guía Instructor, sino que además podemos proporcionar al paciente un Médico con certificación para ejercer su profesión, para administrar terapias intravenosas más agresivas, controlar y dirigir el programa de tratamiento y llevar a cabo pruebas diagnósticas para supervisar la respuesta del paciente a los tratamientos.

El hecho de que el director en la clínica Utopia Wellnes sea un Doctor en Medicina (yo), permite a los pacientes, familiares y aquellos que apoyan en el proceso, a tener un mayor nivel de confianza. Esto es importante ya que a la mayoría de los pacientes en Utopia, se les ha comunicado de una forma u otra que no existe esperanza para ellos. Se genera confianza por el hecho de que otro profesional con el mismo tipo de especialidad, no está de acuerdo con este pronóstico desalentador.

Una de las formas en que la clínica Utopia Wellness es diferente a las clínicas médicas tradicionales, es que nosotros buscamos la causa de la enfermedad en lugar de tratar los síntomas. Además, frecuentemente hay problemas de salud subyacentes, que a menudo se pasan por alto, al enfocarse en la enfermedad principal. Como lo discutimos ya anteriormente en este libro, los pacientes que han sido expuestos a quimioterapia, radiación o cirugía, pueden sufrir de efectos residuales secundarios como resultado de estos tratamientos. Estos otros problemas, derivados de los efectos residuales secundarios, requieren distintos enfoques curativos, que si se dejan sin tratamiento, pueden con frecuencia impedir la curación.

Una reflexión final: soy un médico formado profesionalmente de manera tradicional, entiendo este tipo de medicina, también veo las deficiencias en ello y elegí instruirme en la medicina integral funcional que practico hoy en día. No asistí a la Universidad para aprender acerca de tratamientos alternativos para el cáncer. Leí, investigué y escuché a los pacientes, conversé con médicos que utilizan medicina alternativa, aprendí del trabajo de otras personas, básicamente, **aprendí por mí mismo**, que no es diferente a lo que hace un Guía Instructor como Bill.

Ya sea que elijas a un Guía Instructor para el cáncer o a una clínica de cáncer para guiarte en tu recuperación, debes de estar seguro de educarte a ti mismo y saber qué preguntas hacer. Un paciente educado es un paciente fortalecido. Cuanto más conozcas sobre tus propios padecimientos, más y mejor te ayudará a hacer las preguntas para cuestionar al médico o Instructor antes de escogerlo (la) para el tratamiento.

Clínica Lubecki Wellness

Bill y su esposa, Terry, conocieron por primera vez al Dr. John Lubecki en su oficina en FairOaks, California (cerca de Sacramento), el 19 de octubre de 2009. Habían oído hablar acerca de sus métodos curativos, en un Simposio de Médicos en la Convención de la Sociedad de Control de Cáncer, en la ciudad de los Ángeles el 8 de septiembre de 2009.

En la Convención, el Dr. Lubecki llevó con él a dos pacientes con cáncer que había curado recientemente. Las dos señoras habían escrito libros acerca de su experiencia. Después de escuchar a Dolores Geisler y Susan Gorkovsky hablar sobre sus experiencias con el Dr. Lubecki, Bill y Terry inmediatamente compraron los libros. Sus impresionantes historias de curación los dejaron con la "boca abierta". Si está usted interesado, los libros son: "Let's Put An End to Cancer" (Pongamos Fin al Cáncer), escrito por D. J. Geisler y "Conquering Disease" (Conquistando la Enfermedad), escrito por Susan Gorkovsky. Los dos libros están disponibles llamando a la oficina del Dr. Lubecki (véase a continuación).

El Dr. Lubecki es un quiropráctico de 81 años de edad, con más de 40 años de práctica. Se ha convertido en un experto en homeopatía y medicina energética, así como en su trabajo básico en la quiropraxia. Ha escrito 10 libros acerca de la curación natural.

Cuando Bill y Terry fueron a visitar al Dr. Lubecki, ellos esperaban estar media hora más o menos comentando con él acerca del "Imprinter Homeopático" que habían comprado y conversando sobre su experiencia con este sistema. Ellos quedaron impactados, cuando les dedicó OCHO HORAS, desde medio día hasta las 8 pm, para darles la introducción a sus métodos curativos.

Es un hombre excepcional. Durante toda la tarde, mencionaba una y otra vez lo siguiente, *"Si el mundo conociera lo que les estoy mostrando a ustedes aquí, no habría más cáncer. No existe razón alguna para que alguien esté enfermo".*

¿Qué fue lo que les mostró? Bueno, les mostró un sistema de diagnóstico y tratamiento completo. Sus métodos de diagnóstico homeopáticos pudieron determinar cuáles eran sus deficiencias y cuánto de una sustancia en particular se necesitaría para corregirlo. Fue capaz de decirles si tenían inflamación y en qué lugar se ubicaba. Realizó rayos X del cuello de Terry y de la espalda alta, que revelaron un problema potencial serio. Le enseñó varios métodos de ejercicios para corregirlo. Les midió el flujo sanguíneo arterial varias veces para mejorarlo. Realineó sus cabezas en su vértebra "atlas" (el hueso superior de la espina donde descansa la cabeza). Este es el único método quiropráctico convencional que utiliza.

Les mostró el "láser suave". Esta máquina admirable puede curar casi cualquier infección en cuestión de minutos. Es una máquina grande (aproximadamente de seis pies de altura) que cuesta alrededor de $25,000 dólares y solamente puede utilizarse en su oficina. También les enseñó cómo utilizar en casa la versión portátil de este tipo de láser para tratar el dolor y virtualmente cualquier otra condición. Les demostró el uso del "Imprinter Homeopático" que libera al cuerpo de todos los "patógenos".

Les enseñó la importancia de dar masaje a las cicatrices (como las cicatrices de la histerectomía de Terry) utilizando un aceite de Vitaminas A y E para "desbloquear el flujo de energía". Él cree que el flujo de energía es vital para todas las funciones del cuerpo. Por supuesto, esto es consistente con los meridianos energéticos de la Medicina Tradicional China y el concepto del "chi".

Durante la tarde, Bill y Terry conocieron a una señora de Alemania que estaba ahí para curar su cáncer de colon. Ella estaba realmente emocionada acerca de su progreso. Susan Gorkovsky (ver arriba) llegó y estuvieron encantados de conocerla y de poder comentar su experiencia con el Dr. Lubecki acerca de su curación de cáncer de cerebro.

Si usted está buscando a una persona que verdaderamente pueda ayudarle a superar su cáncer (o cualquier otra condición degenerativa), necesita conocer a este maravilloso caballero. Existen algunos videos testimoniales (incluyendo el de Susan Gorkovsky) en esta página web: http://lubecki-chiropractic.com. La información para contactarlo se encuentra ahí también.

Dr. Simon Yu

Ahora que usted ya cuenta con una opción de tratamiento en la Costa Este y Oeste, permítanos proporcionarle otra en el Medio-Oeste. El Dr. Simon Yu es un médico practicante en St. Louis. Para tener una visión más amplia de su filosofía y del tratamiento que ofrece a sus pacientes, lo único que usted debe hacer es leer su libro "Accidental Cure". El libro se encuentra disponible en Amazon.com.

La preparación del Dr. Yu impresionó por completo a Bill cuando leyó el libro. El Dr. Yu se capacitó en padecimientos ocasionados por toxinas dentales y en la técnica de Escaneo Electro-dérmico (al que él llama Evaluación de Acupuntura de Meridianos) del Dr. Douglas Cook, un dentista de Wisconsin. Después de trabajar por diez años con muchos dentistas capacitados, Bill considera al Dr. Cook "el mejor dentista del mundo".

Este es un resumen de lo que el Dr. Yu ha encontrado que son los cinco tratamientos principales para toda enfermedad:

> ➢ **Eliminación de parásitos** con hierbas naturales y medicamento de prescripción.
> ➢ **Terapia de Desintoxicación**, incluyendo la extracción de amalgamas de mercurio.
> ➢ Detección y erradicación de **infecciones dentales ocultas**.
> ➢ Solución de las **alergias por alimentos**.
> ➢ **Nutrición** y apoyo dietético.

¿Le suena esto a usted como un doctor en medicina tradicional? El Dr. Yu trata a personas que han consultado a docenas de médicos tradicionales y que no lograron mejorar sus problemas. Al examinar los padecimientos mencionados anteriormente, él puede curar a muchas personas. Básicamente, él trata personas, no enfermedades. Existen muchos ejemplos y casos de estudio en este libro.

La dirección y el teléfono del Dr. Yu se encuentran en su página web:

http://www.PreventionAndHealing.com

Clínica Calgary para Medicina Naturopática

En octubre de 2010, Terry y Bill visitaron una clínica muy interesante en Calgary, Alberta, Canadá. Ellos estuvieron realizándose pruebas y diagnósticos por cuatro días, y discutiendo todas las modalidades de tratamientos con los dos jóvenes doctores en medicina naturopática (Naturista. N. del traductor), que son los directores de esta clínica.

Terry y Bill estuvieron de acuerdo que ambos estaban entre los médicos profesionales más competentes que ellos habían conocido - y habían conocido a muchos. Terry fue enfermera registrada en España durante 24 años y sabe reconocer buenos médicos con sólo verlos.

Los Doctores Naturistas Jeoff Drobot y su compañero el Dr. Shaun Riddle, se quejaron con Bill y Terry diciendo "No tenemos ningún modelo de lo que estamos haciendo". Pero después de observar lo que ellos hacen, Terry y Bill están de acuerdo en que ellos **SON** el modelo.

El Dr. Jeoff tiene 36 años y el Dr. Shaun unos 40. Ambos se graduaron de la escuela de medicina Naturopática, después de cuatro años de estudio. Ellos eligieron este tipo de medicina sobre la alópata (tradicional), porque creen en el tratamiento de la causa de los desequilibrios en el cuerpo, en lugar de los síntomas. Se reunieron hace 9 años y fundaron la Clínica Calgary para Medicina Naturopática.

Estos jóvenes han gastado cientos de miles de dólares buscando el conocimiento que ahora pasan a sus pacientes. Han viajado por el mundo para estudiar los procedimientos y el equipo utilizado por médicos profesionales que son exitosos y han mejorado las rutinas de tratamiento y diagnóstico que han observado. Viajaron hace algunos años durante una semana a "Paracelsus Cancer Klinik" en Suiza, y desde entonces se han reunido cada año con el personal de esta clínica en Massachusetts, para intercambiar experiencias.

Viajaron a la clínica "Johns Hopkins" en la Ciudad de Panamá, Panamá, la cual es mucho más liberal que la clínica "Johns Hopkins" en E.U.A. También han viajado a clínicas en Alemania, donde pagaron para que les "cedieran" el personal médico, que estaba a cargo del tratamiento de pacientes, por tres días, esto con la finalidad de aprender de ellos y estudiar el equipo que utilizan. Viajaron al Mar Báltico para pasar tiempo con el inventor de una máquina en particular de electromedicina, en la que estaban interesados. Han estado tres días con el Dr. John Lubecki (ver arriba). Han visitado algunas clínicas mexicanas para Cáncer.

En cada caso en el que Bill y Terry observaron el diagnóstico y el tratamiento que ellos llevan a cabo, se dieron cuenta de que están un paso adelante de los otros. Ellos realizan un tipo de termografía como una técnica inicial de diagnóstico. Se utiliza una sonda infrarroja para examinar 112 sitios en la parte superior del cuerpo, esto se realiza dos veces. Esto incluye medidas computarizadas en cada uno de los 32 lugares donde se encuentran los dientes en la mandíbula, así como cada órgano en el cuerpo. Después de que el cuerpo se estresa en un cuarto frío, se realiza el segundo escaneo, para mostrar la respuesta del cuerpo a este estrés. Estas son imágenes termográficas escaneadas, mucho más sofisticadas que las que Bill y Terry hayan visto.

Después de esto, ellos realizan un análisis de sangre de célula viva, un análisis de impedancias biológicas, un examen de variabilidad de la frecuencia cardiaca y una prueba electrodérmica. Ellos realizan, además, un análisis especializado de cultivo de orina para la toxicidad intestinal, niveles de calcio y el estado de oxidación del cuerpo. También llevan a cabo, si se necesitan, exámenes especializados para alergias a alimentos, examen de hormonas salivales y análisis de metales pesados. Logran con esto obtener un panorama general del estado de desequilibrios del cuerpo y qué los está causando. A esta serie de análisis ellos le llaman "Health Optimization Assessment" (Evaluación para la Optimización de la Salud), o HOA.

Ya que tienen el panorama completo, el cual no toma mucho tiempo (de 2 a 3 horas), ellos pueden trazar los tratamientos para la persona. Estos incluyen, canalizaciones intravenosas, inyecciones, limpieza de la sangre, láseres, tratamientos de homeopatía hechos a la medida, algunos tipos de electromedicina (que incluye un generador de frecuencia que es superior a la máquina tipo Rife GB-4000, incluyendo el "M.O.P.A. add on", que han investigado), suplementos y medicamentos (en su mayoría naturales) de todo tipo.

El Análisis de Sangre de Célula Viva de Bill, mostró membranas que estaban iluminadas y "brillaban por lo saludable". El Dr. Jeoff atribuyó este indicador positivo, a la mezcla de queso cottage y aceite de linaza que Bill ha estado comiendo todos los días por los últimos nueve años. Él mezcló una sustancia homeopática hecha exclusivamente para ayudar a Bill a la inflamación de la próstata. Le dieron también algunas cosas para ayudarle con la excreción del mercurio acumulado en su cuerpo proveniente de sus amalgamas dentales, para ayudarle a la desinflamación de su próstata y para el fortalecimiento de sus riñones.

Estos son unos fragmentos del folleto de esta clínica, que le pueden dar una idea de su filosofía y enfoque:

-Con estabilidad o equilibrio, tu cuerpo cuenta con todas la habilidades inherentes (cuando se le provee de la energía y medio ambiente adecuados) para maximizar la salud y asegurar la supervivencia.

- Puede que su cuerpo tenga un pobre funcionamiento antes de que algunos análisis de laboratorio identifiquen las anormalidades. Durante estos años, los desequilibrios se pasan por alto y nos quedamos conmocionados cuando recibimos la noticia inquietante de que tenemos una condición crónica que necesita atención inmediata.

- El "HOA" está diseñado para mostrarle a usted las adaptaciones en FUNCIÓN que su cuerpo realiza, mucho tiempo antes de que los cambios por lesión sean mucho más difíciles de tratar.

-Usted quedará sorprendido de ver la cantidad de información para la salud que recibirá y que será una guía para los cambios que pueda realizar para obtener una salud óptima.

- En la Clínica Calgary para Medicina Naturista, nuestra misión con cada paciente es OPTIMIZAR y EQUILIBRAR su salud en todos los niveles, de este modo se mejora el coeficiente ANTI-EDAD y la calidad de vida.

- Entendemos que las personas que pasan por el proceso de Evaluación para la Optimización de la Salud en la Clínica Calgary, pueden estar en estados muy serios de desequilibrio y que requieran tipos específicos de intervención inmediata.

- Nuestro enfoque de bienestar en la Clínica Calgary para Medicina Naturista está orientado a:

1. El por qué el síntoma ha surgido [comprenden plenamente sobre la prevalencia de "toxinas dentales".]

2. Lo que el cuerpo está intentando lograr con el síntoma. [Recordar que un tumor canceroso es sólo un síntoma.]

3. Y qué cambios específicos se necesitan hacer para devolver el equilibrio y de este modo optimizar todo el cuerpo.

Contáctalos

Entonces, si usted está considerando un tratamiento para cáncer en una clínica, por favor estudie a fondo esta opción. Le proporcionamos la página web principal, donde puede conocer a estos dos doctores maravillosos, así como a los otros tres médicos que forman parte del personal de la clínica y que se especializan en cuestiones como medicina de acupuntura china y termografía:

http://www.CalgaryNaturopathic.com

Tienen planeado abrir una sucursal en el área de Phoenix, Arizona en el otoño de 2011. La página web quedará igual.

Clínicas Mexicanas para Cáncer

Probablemente, usted haya oído hablar acerca de las múltiples clínicas para cáncer en Tijuana, México así como en otras ciudades del país. Existen algunas muy buenas. Para conocerlas, les recomendamos visitar la página, http://www.Adiós-Cáncer.com. Ahí encontrarán un libro electrónico o la versión impresa, con el nombre de Adiós Cáncer, escrito por Frank Cousineau. Frank, es en definitiva la autoridad mundial en estas clínicas. Durante 35 años ha hecho visitas guiadas a ellas, para doctores y pacientes con cáncer. En este libro, Frank con la ayuda de Andrew Scholberg, le proporciona información detallada de siete de estas clínicas. El documento contiene una descripción del tipo de métodos curativos que se utilizan, ejemplos de historias de pacientes, nombres de los doctores e información de contacto y muchos detalles más. Él le informa dónde quedarse si es una clínica ambulatoria, le da un aproximado de costos y de cómo lograr que su seguro le cubra su tratamiento. Esta es por mucho, la mejor fuente de información acerca de estas clínicas.

Al final de este reporte de 60 páginas, Frank le proporciona la información de contacto para otras 13 clínicas mexicanas para cáncer. También le da su teléfono y dirección de correo electrónico en caso de querer contactarlo para preguntas.

Clínicas Alemanas para Cáncer

Andrew Scholberg, el mismo caballero que ayudó a Frank Cousineau a escribir el libro Adiós Cáncer, visitó seis clínicas para cáncer alemanas en la primavera de 2008. Su libro digital acerca de estas clínicas es excepcional. Parece ser que cada una de ellas utiliza una técnica muy efectiva que no se usa en ninguna otra parte del mundo. Es una forma de hipertermia en la que se usan (ondas cortas) radio frecuencias que penetran bien en el organismo.

Andrew menciona a muchas celebridades que han utilizado estas clínicas para recuperarse. Los doctores que intervienen en estas clínicas, ciertamente parecen tener una verdadero enfoque holístico para curar.

Si tuviéramos cáncer, ciertamente estudiaríamos este libro electrónico e investigaríamos algunas de estas clínicas alemanas. Para obtener el libro digital visite la página:

http://www.GermanCancerBreakthrough.com

Centro Budwig

Anteriormente, mencionamos al Centro Budwig en Málaga, España como una gran fuente de información acerca del protocolo Budwig. Esto es mucho más útil que si usted está buscando una clínica para tratarse. En el sitio web, http://BudwigCenter.com, encontrará mucha información detallada acerca de los tipos de tratamiento que se realizan en esta clínica y su historia. De igual forma, usted puede descargar un libro digital gratis de 90 páginas, en el sitio web ya mencionado. El libro describe todos los tratamientos que se realizan, así como mucha información sobre dieta y tratamientos para administrarse uno mismo.

Chéquenlo amigos. Nosotros definitivamente consideraríamos al Centro Budwig si estuviéramos en Europa o estuviéramos interesados en viajar.

Dra. Judy Seeger, Doctora Naturopática

Una de las mejores fuentes que hemos encontrado para consultar sobre la curación del cáncer, es la Dra. Judy Seeger. Ella es una doctora Naturopática que ha trabajado con cientos de pacientes con cáncer durante 35 años y les ha enseñado métodos para una curación natural. La Doctora hace énfasis en limpieza y desintoxicación de los órganos de curación del organismo -hígado, vesícula biliar, riñones, vejiga y colon.

La Dra. Seeger vive en Florida. Lleva a cabo sesiones gratis de entrenamiento para limpieza y desintoxicación en línea. También cada pocos meses, realiza un Campamento de Limpieza para

Cáncer, de tres días. Para obtener información acerca del próximo entrenamiento en línea o para registrarse para el campamento, puede usted llamar a la Dra. Seeger al (321) 403-9447. También puede contactarla por correo electrónico en: Judy Seeger, ND info@cancercleansecamp.com.

El Curso "Salva Tu Vida" de Sam Biser

Si usted está realmente interesado en curarse, necesita considerar el Curso "Salva Tu Vida" de Sam Biser. Sam ha creado 15 DVD's y un libro de 600 páginas acerca de los métodos herbolarios curativos del Dr. Richard Schulze. La experiencia de curación herbolaria del Dr. Schulze con pacientes "terminales" de todo tipo, es única. Este curso le enseñará como preparar infusiones, tés y cataplasmas en casa para lidiar con emergencias (infartos, derrame cerebral, por ejemplo). Pero también le enseña cómo evitar todos estos tipos de problemas físicos.

Este curso se ofrecía por $350 dólares hace una década. Ahora se ha actualizado y puesto en DVD's (en vez de VHS) y el precio es mucho menor. Es el mejor material en el tema de limpieza herbolaria que hemos visto. Para pedirlo sólo visite la dirección: http://www.sambiser.com.

CAPÍTULO 7:
OTROS TRATAMIENTOS QUE DEBERÍA USTED CONOCER

"Lo primero, es no hacer daño"
Hipócrates (400 A.C.)

Hay una gran cantidad de tratamientos para curar el cáncer que son promovidos por expertos confiables y por aficionados no tan confiables. Muchos de estos tratamientos son bastante efectivos **SI** un profesional médico se los administra en una clínica en la que usted está bajo supervisión constante. Otros, simplemente no han demostrado ser eficaces o son inferiores a otros tratamientos fácilmente disponibles o son demasiado costosos.

Usted probablemente escuchará hablar de cada uno de ellos en algún momento de su recorrido. Es igual de útil, en nuestra opinión, que usted conozca acerca de los tratamientos que no son tan eficaces o que requieren la supervisión de profesionales como los que se mencionan anteriormente en el capítulo de auto-tratamiento. El objetivo es hacer de usted, un **experto "co-médico"**.

Laetril/Amigdalina/Vitamina B17

Un buen ejemplo es Laetril. Nosotros creemos que el Laetril ha ayudado a miles de pacientes con cáncer desde que fue descubierto por primera vez en 1953. Primero, algunos antecedentes:

Un Mundo Sin Cáncer

El mejor libro que hemos encontrado sobre el tema de Laetril es *"World Without Cancer"* (*Un Mundo sin Cáncer*) por G. Edward Griffin, publicado por primera vez en 1974. El libro ha pasado por **muchas actualizaciones**, incluyendo 15 impresiones desde entonces - la más reciente en febrero de 2010. El autor ha investigado exhaustivamente la historia y la ciencia del Laetril (B17). Él ha investigado personalmente la razón por la que la FDA (Food and Drug Administation) prohibió el Laetril. Una vez que usted lea este libro, ya no creerá en la *"protección"* que proporcionan los organismos como la FDA, la Asociación Médica Americana (AMA) y la Sociedad Americana del Cáncer (ACS).

Si usted va al sitio web de la Fundación "*Cancer Cure*", que es:

http://www.cancure.org

y escribe B17 en la página de "Buscar por palabra", aparecen una serie de artículos. El primero de ellos abarca las dos fuentes de B17 (Laetril), las cápsulas y las semillas de albaricoque (chabacano) y las clínicas de todo el mundo que utilizan esto como parte de su protocolo de curación del cáncer; es un artículo completo que incluye incluso los números de teléfono.

Edward Griffin documenta la supresión del Laetril y de sus defensores de lo que es -una **conspiración** para prolongar los excelentes beneficios de la **"Industria del Cáncer".** El libro contiene evidencia muy convincente de que el Laetril funciona. Esto incluye muchos casos de estudio con los nombres y lugares de origen de las personas. Vamos a citar sólo uno, para darle una idea del poder de este libro:

WILLIAM SYKES

En el otoño de 1975, William Sykes de Tampa, Florida, desarrolló leucemia linfocítica y además cáncer en el bazo y el hígado. Después de la extirpación del bazo, los médicos le dijeron que tenía, cuando mucho, unos cuantos meses más de vida.

Aunque le recomendaron quimioterapia -no como una cura, sino simplemente para tratar de retrasar la muerte unas semanas más - el Sr. Sykes eligió Laetril en su lugar. En sus propias palabras, esto es lo que sucedió:

"Cuando vimos al doctor unas semanas más tarde, nos explicó cómo y por qué Laetril estaba ayudando a muchos pacientes con cáncer, y sugirió que me aplicara inyecciones intravenosas de 30 centímetros cúbicos de Laetril diariamente durante las siguientes tres semanas. También me dio enzimas y una dieta a seguir con suplementos alimenticios.

En unos pocos días me sentía mejor, pero en nuestra tercera visita al doctor, él dijo que ya no me podía seguir tratando. Le habían dicho que su licencia médica sería revocada si continuaba utilizando Laetril. Enseñó a mi esposa como aplicar el Laetril, nos vendió lo que tenía y nos dio una dirección donde podíamos obtener más.

A la semana siguiente, continué con el tratamiento y me sentía mejor cada día. Una tarde, el médico de Ann Arbor me llamó para preguntar por qué no había regresado a la quimioterapia. Él dijo que estaba jugando a la "ruleta rusa" con mi vida. Finalmente, me convenció para volver a la quimioterapia, así que fui a Ann Arbor y comencé los tratamientos. Cada día me sentía peor. Mis ojos me ardían, mi estómago se sentía como si estuviera en llamas. En muy pocos días me sentía tan débil que apenas podía levantarme de la cama... ¡La "cura" me estaba matando más rápido que la enfermedad! No podía soportarlo más, así que dejé la quimioterapia, regresé a mi tratamiento de Laetril y suplementos alimenticios y rápidamente comencé a sentirme mejor. Me tomó más tiempo esta vez ya que estaba luchando contra los efectos de la quimioterapia, así como contra los del cáncer...

En un período corto de tiempo podía yo hacer de nuevo todas mis flexiones y ejercicio sin cansarme. Ahora, a los 75 años de edad [20 años después de que me dijeron que tenía sólo unos cuantos meses de vida], sigo jugando frontenis dos veces por semana.

En una carta a Edward Griffin, autor de *"World Without Cancer" (Un Mundo sin Cáncer)*, con fecha 19 de junio de 1996, la señora Hazel Sykes ofrece esta información adicional:

Después de que Bill venció a su cáncer, un doctor fue a buscarlo un día. (Este fue el doctor que le dio la quimioterapia en un hospital muy conocido.) Quería saber cómo Bill había conquistado su cáncer, porque su esposa estaba muy enferma con cáncer. Bill dijo: "¿Por qué no le das quimioterapia?" Su respuesta fue: "¡Yo nunca le daría quimioterapia a ninguno de mis amigos o familia!" Él no fue el único médico que buscó a Bill con la misma pregunta.

El Doctor está "In"

Muchos doctores en medicina han dado sus opiniones acerca del uso del Laetril para controlar el cáncer. Aquí hay algunos ejemplos:

En 1994, el **Dr. P. E. Binzel,** publicó sus resultados del tratamiento de pacientes con cáncer con Laetril entre 1974 y 1991. Él utilizó una combinación de Laetril intravenosa y oral. Las dosis intravenosas comenzaban con 3 gramos, incrementándose hasta llegar a 9 gramos. Después de un período de meses, se iniciaba con Laetril vía oral, 1 gramo al acostarse en lugar de las inyecciones. El Dr. Binzel también utilizó varios suplementos de nutrientes y enzimas pancreáticas, una dieta sin comida chatarra así como con baja proteína animal, como parte de su tratamiento en los pacientes con cáncer.

De una serie de 180 pacientes con cáncer primario, (sin metástasis o confinado a un solo órgano o tejido), 138 seguían con vida en 1991 cuando él recopiló sus resultados del tratamiento. En ese momento, a 58 de los pacientes se les había dado seguimiento de 2 a 4 años, mientras que **80 habían tenido un seguimiento médico de 5 a 18 años. De los 42** pacientes que habían muerto para 1991, 23 murieron a causa de sus cánceres, 12 por causas no relacionadas, y 7 murieron por "causa desconocida".

Entre sus pacientes con cáncer **metastásico**, 32 de 108 murieron a causa de su enfermedad, mientras que 6 murieron de causas no relacionadas y 9 fallecieron por "causa desconocida". De sus 61 pacientes aún vivos en 1991, 30 tuvieron un seguimiento entre 2 y 4 años, mientras que 31 habían tenido un seguimiento de 5 a 18 años.

Los resultados de Binzel son impresionantes. Algunos de los pacientes individuales mencionados en este libro seguían vivos (¡Y bien!) **15 a 18 años** después de su tratamiento inicial de Laetril. Binzel también menciona que **ninguno** de los **diagnósticos** de cáncer fueron realizados por él, un "doctor familiar" de un pueblo pequeño. Todos los pacientes tenían diagnósticos de otros médicos. Muchos habían sufrido ya los **estragos de la medicina estándar "que corta, que quema y que envenena"** (cirugía/radiación/ quimioterapia), antes de haber sido considerados como casos **sin remedio** por doctores ortodoxos.

Su libro se llama "Alive and Well" (*Con Vida y con Salud*) por el Dr. P. E. Binzel, publicado por "American Media" en 1994 en Westlake Village, California.

El Dr. Manuel Navarro (Doctor en Medicina), ex profesor de medicina y cirugía en la Universidad de Santo Tomás en Manila, escribió en 1971: "Yo... me he especializado en oncología en los últimos 18 años. Los mismos años que he utilizado Laetril-amigdalina en el tratamiento de mis pacientes con cáncer. Durante este período de 18 años he tratado a un total de más de quinientos pacientes con Laetril-amigdalina, a través de varias vías de administración, incluyendo la oral y la intravenosa. La mayoría de mis pacientes que estaban tratándose con Laetril-amigdalina habían estado en etapa terminal cuando el tratamiento con esta substancia comenzó.

"Es mi criterio clínico cuidadosamente considerado, como un oncólogo practicante e investigador en este campo, que he obtenido resultados más significativos y alentadores con el uso de Laetril-amigdalina en el tratamiento de casos terminales y que estos resultados son comparables o superiores a los resultados que he obtenido con el uso de los agentes citotóxicos estándar más tóxicos".

[Este es el mismo Dr. Navarro, quien fundó la Clínica Navarro que todavía realiza la prueba de orina HCG para la detección del Cáncer (Capítulo 5). El Dr. Efrén Navarro, su hijo, es quien ahora dirige la clínica].

Esta cita es del libro "World Without Cancer" (Un Mundo Sin Cáncer) por G. Edward Griffin, mencionado anteriormente y en el Apéndice A de este libro.

"El Dr. Ernesto Contreras de Tijuana, México, ha utilizado el Laetril como piedra angular en su tratamiento contra el cáncer desde 1963. Él señala que "para la prevención de cáncer y el mantenimiento de la remisión, no hay nada tan eficaz como el Laetril..." Su no-toxicidad permite su uso indefinidamente mientras que la cirugía, la radiación y la quimioterapia sólo pueden ser administradas por un tiempo limitado... la mayoría de los cánceres que se presentan con mayor frecuencia, tales como cáncer de pulmón, mama, colon, ovarios, estómago, esófago, próstata y los linfomas, son muy ayudados por el Laetril".

La siguiente cita es de un libro llamado "An Alternative Medicine Definite Guide to Cancer" (Una Guía Definitiva de Medicina Alternativa para el Cáncer), publicado en 1997 por Future Medicine, Tiburon, California.

El Dr. Hans Nieper, es un oncólogo de fama mundial en Alemania. Él es el creador del fármaco estándar citotóxico anticanceroso ciclofosfamida. En 1970, fue co-autor de un documento breve sobre Laetril junto con Dean Burk, en el que afirmó que "... en el tratamiento del cáncer, el principio activo de los nitrilósidos es para ser utilizado principalmente en la profilaxis [prevención] y en la terapia de protección temprana... Por otro lado, la atoxicidad total [falta de toxicidad] de este método de tratamiento, que tal vez no es otra cosa más que un principio natural redescubierto, permite el uso ilimitado de esta sustancia".

Esta cita es de un artículo titulado "Problems of Early Cancer Diagnosis and Therapy" (Los Problemas del Diagnóstico de Cáncer

Temprano y Terapia), publicado en 1970 en el periódico alemán Aggressologie, Volumen 11, página 1-7.

En 1972, el Dr. Nieper dijo a los periodistas, mientras visitaba los E.U.A.: "Después de más de 20 años realizando este tipo de trabajo especializado, he encontrado que los nitrilósidos no tóxicos -es decir Laetril -es muy superior a cualquier otro tratamiento conocido para el cáncer o como tratamiento preventivo. En mi opinión, es la única posibilidad existente para el control definitivo del cáncer".

Esta última cita es de *"World Without Cancer"* (*Un Mundo Sin Cáncer*) mencionado anteriormente.

El gurú de la "Revolución de la Dieta", **Dr. Robert Atkins**, señaló que *"La 206 parece neutralizar los compuestos oxidativos que promueven el cáncer, tales como los radicales libres... es solo un componente clave más, que impide al cáncer que crezca o se propague. Contrario a lo que la gente ha dicho acerca del Laetril... debería considerarse como un tratamiento efectivo y completamente seguro para todos los tipos de cáncer".*

¿Por qué No Tratarse uno Mismo con Laetril?

A la vista de la evidencia anterior y los comentarios de los médicos, ¿Por qué no incluir Laetril/amigdalina/vitamina B17 en el capítulo de "Auto-Tratamiento" de este libro? Aquí están las razones:

El uso de Laetril para curar el cáncer tiene que ser parte de un protocolo completo de dieta, enzimas, ejercicio, suplementos y supervisado por un profesional médico.

Por ejemplo, se requiere un nivel adecuado de zinc en el cuerpo para que Laetril sea eficaz. No funciona sin la vitamina C adecuada. La vitamina A interfiere con sus efectos. Un incremento paulatino de vitaminas, enzimas y una dieta adecuada durante al menos dos semanas antes de comenzar el tratamiento con Laetril es necesario. Un estómago lleno reduce el efecto del Laetril.

Finalmente, la dosificación de Laetril requiere inyecciones así como cápsulas. La reacción debe ser monitoreada de cerca y ajustar la dosis durante un período de al menos tres semanas después de que el cuerpo se ha preparado adecuadamente para recibir el Laetril. Definitivamente éste no es un procedimiento de "hágalo usted mismo".

Otros tratamientos, los que le sugerimos a usted como universalmente necesarios para los pacientes con cáncer, incluyen cosas que puede hacer usted mismo sin supervisión. Estos incluyen: reforzadores del sistema inmunológico, aceite de linaza/queso cottage, vitamina C con L-Lisina y L-Prolina, cápsulas de cebada, pruebas de pH, una dieta radicalmente diferente, un suplemento de vitaminas/minerales y vitamina D3. (Consulte el Capítulo 5). Ninguno de estos interfiere con algún otro tratamiento que usted pueda estar tomando.

En Resumen

Laetril (amigdalina) es un preventivo y un tratamiento eficaz para el cáncer. Se debe utilizar bajo la supervisión de un profesional médico calificado.

Cartílago de Tiburón

Otro tratamiento con el que usted debe estar familiarizado, pero que nos gustaría esperar para discutirlo con su profesional médico CAM elegido, es el cartílago de tiburón. A partir de octubre de 1991, el Dr. Williams ha publicado **numerosos artículos** sobre este tema en su boletín informativo *"Alternatives"*.

Nosotros creemos que la mejor manera para que usted se familiarice con esta opción, sin embargo, es citar un artículo escrito por quien **descubrió** el cartílago de tiburón, el **Dr. I. William Lane.**

Como usted lo recordará anteriormente del Capítulo 5, la FDA logró cerrar Lane Labs, el principal distribuidor del cartílago de tiburón descubierto por el Dr. Lane por poco tiempo en 2004. Ya están de nuevo en operación, ahora con una amplia variedad de suplementos. Su sitio web es:

http://www.lanelabs.com/

Aquí le daremos a usted información acerca del cartílago de tiburón, porque pensamos que es un caso interesante de estudio de la naturaleza desgarradora de la lucha para poder tener acceso a los tratamientos naturales.

El doctor Lane comenzó a estudiar el cartílago de tiburón como una terapia potencial para el cáncer en septiembre de 1983. **Utilizando sus propios fondos**, llevó a cabo estudios en Bélgica y México. Los estudios en los Estados Unidos eran demasiado costosos. Sin embargo, en septiembre de 1992, logró despertar el interés del **Ministerio de Salud de Cuba**. Ellos lo invitaron a hacer un estudio con pacientes con cáncer terminal que ya no respondían a ningún tratamiento. He aquí un extracto de un artículo que escribió en 1995 para *"Terapias Alternativas y Complementarias"* -*Una Publicación Bimestral para Profesionales de la Salud:*

*"Los cubanos accedieron a proporcionarme 29 pacientes y un equipo de cinco oncólogos, siete enfermeras y la mejor manera posible para darles seguimiento posterior. El estudio cubano se ha convertido en una leyenda, como resultado de **una amplia cobertura** e historia por **Mike Wallace y '60 Minutes'**.*

*Los 29 pacientes no podían levantarse de la cama y todos fueron designados como pacientes **terminales y moribundos**. Habían **dejado de responder** a todas las terapias convencionales disponibles para el cáncer. Casi me di por vencido en el primer día. Sentí que mis posibilidades con este tipo de pacientes avanzados eran **nulas**, una creencia compartida por los oncólogos cubanos, encabezados por el teniente coronel Dr. José Menéndez.*

*Había representados en éste grupo de pacientes 10 tumores diferentes, incluyendo cinco de **próstata**, seis de **seno**, cinco en el **sistema nervioso central**, dos en el **estómago**, dos en el **hígado**, dos en el **ovario**, dos en el **útero**, dos en el **esófago**, dos en las*

amígdalas y uno en la **vejiga**. *Para la quinta semana tuve conocimiento a través de mi teléfono y fax, que el equipo cubano estaba muy esperanzado. Estaba previsto que yo los visitara en la sexta semana.*

Anteriormente, yo había sido contactado por CBS y '60 Minutos'. La estación quería continuar con la historia, la misma estación que **inicialmente había considerado la historia como una estafa.** *Para la visita en la sexta semana de la terapia, fui acompañado por el* **Dr. Quiropráctico David Williams,** *el editor del boletín de salud "Alternativa", cinco personas de 60 Minutes "(incluida* **la productora Gail Eisen**, *quien estaba* **orientada medicamente** *y en un principio* **muy negativa** *sobre la historia) y el Dr. Charles Simone, un consultor a quién había yo pedido ayuda para evaluar los resultados. Estaba claro para todos nosotros que un número de los pacientes* **estaban ya respondiendo.**

Este mismo grupo visitó de nuevo A LOS PACIENTES a las 11 semanas y de nuevo a las 16 semanas, excepto por el Dr. Simone, quien se unió a nosotros en la semana 16. En esta ocasión, se nos unió Mike Wallace, quien se quedó con nosotros en Cuba durante tres días para revisar los resultados y hacer la filmación.

Para este momento, los cubanos habían añadido al equipo, al Dr. Fernández Britto, **patólogo de clase mundial**. *Él mostró, por primera vez,* **diapositivas con muestras de patología de una autopsia,** *que demostraron la acción del cartílago de tiburón en la estimulación del crecimiento rápido de tejido de fibrina,* **reemplazando y encapsulando las células cancerosas.** *Sus diapositivas, que ahora incluyen* **el "antes" y el "después"** *de la* **biopsia**, *se añaden como material a la explicación sobre si funciona y cómo, el cartílago de tiburón.*

El equipo de "60 Minutos" mostró posteriormente **imágenes de rayos X,** *junto con los registros de los análisis de sangre al doctor Eli Gladstein, de la Universidad de Southwestern Texas, para su colaboración. El Dr. Gladstein* **confirmó los hallazgos** *y lo hizo* **sin saber que el cartílago de tiburón era el agente terapéutico.**

El equipo de "60 Minutos" estaba tan entusiasmado con estos resultados, que el programa se transmitió dentro de los 10 días siguientes después de que se terminó la grabación; y lo transmitieron dos veces, algo que rara vez se realiza. El equipo también promovió la historia durante cuatro días, cada vez, antes de la transmisión del programa.

*Afortunadamente, este programa contaba con un presupuesto que era lo suficientemente grande para **estudia**r verdaderamente **los efectos, ver a los pacientes** y luego informar de los resultados positivos que ellos mismos observaron. Los Institutos Nacionales de Salud (NIH), por otra parte, sorprendentemente, **nunca se tomaron el tiempo de escuchar la presentación completa, ver las diapositivas, hablar conmigo o hablar con los médicos involucrados".***

*"De los **29 pacientes terminales** originales, nueve **(31 por ciento) murieron de cáncer,** todos dentro de las primeras 17 semanas; **ninguno ha muerto de cáncer** desde entonces, mientras que otros seis murieron a causa de accidentes, paro cardíaco u otras **causas naturales,** 14 **(el 48 por ciento**) se encuentran completamente bien y libres de cáncer después de 34 meses (casi tres años) al 15 de junio de 1995. Después de los 60 gr/día de cartílago de tiburón durante 16 semanas, estos pacientes continuaron con la **dosis de mantenimiento** de 20 gr/día, lo que parece haber **mantenido a los pacientes bien**, durante casi tres años. Eran pacientes en etapa IV, esto es muy impresionante, incluso increíble, aún si uno o dos pacientes se encontraban en la etapa III, en lugar de la etapa IV al inicio del tratamiento.*

Todos los cánceres habían sido confirmados por biopsia. El oncólogo cubano a cargo, el Dr. Menéndez, recientemente me dijo, "En mi historia como oncólogo, nunca había visto o experimentado algo como esta respuesta con el cartílago de tiburón".

Estas son las propias palabras del Dr. Lane sobre su descubrimiento:

"Me siento orgulloso de que estuve dispuesto a poner mi propio dinero sobre la mesa para desarrollar la terapia de cartílago de tiburón y voy a defender los resultados al igual que otros que han visto las respuestas.

La revisión de resultados por colegas especialistas, es una piedra angular de nuestro sistema, pero otros resultados, si se encuentran bien documentados y sustentados, no deberían ser desechados y ridiculizados.

Los malos resultados de la terapia convencional contra el cáncer, deberían sugerir que cualquier nueva terapia que parezca prometedora debiera ser investigada, sobre todo si es económica, no tóxica y no invasiva. En estos tiempos con los costos de salud fuera de control y con la epidemia de cáncer que no parece ceder, todas las posibilidades merecen atención".

Resumen

El cartílago de tiburón, tanto en su presentación en polvo como en cápsulas, está disponible por Lane Labs (véase el sitio web mencionado anteriormente). Nosotros no recomendamos el auto-tratamiento con este producto. Nuestra preocupación tiene que ver con la dosis y la supervisión. Para ambas cuestiones, es necesario el asesoramiento de un profesional médico.

Dicloroacetato (DCA)

En febrero de 2007, Bill publicó un artículo "DCA – La Más Reciente Cura para Cáncer" en su boletín informativo "Libre de Cáncer". Citó un artículo de David McRaney, Editor Ejecutivo de "Student Printz" sobre DCA. He aquí un extracto de ese artículo:

"Los científicos puede que hayan curado el cáncer la semana pasada".

Ajá.

Pero, ¿Por qué los medios de comunicación no han mencionado nada?

Esta es la historia. Investigadores de la Universidad de Alberta en Edmonton, Canadá, encontraron una medicina económica y fácil de producir que mata casi todos los tipos de cáncer. La medicina es dicloroacetato y puesto que ya se utiliza para tratar trastornos metabólicos, sabemos que no debería ser problema el utilizarla para otros fines.

¿No parecería ser esta una noticia de primera plana de todos los periódicos?

El medicamento no tiene patente, lo que significa que se podría producir a precios muy bajos en comparación con los que las empresas farmacéuticas investigan y desarrollan.

Los científicos probaron DCA en células humanas cultivadas fuera del cuerpo donde ésta mató células cancerosas de pulmón, seno y cerebro, pero además no hizo ningún daño a las células sanas. Los tumores que invadían a las ratas se redujeron cuando éstas fueron alimentadas con agua suplementada con DCA.

Una vez más, esto parece que debería estar como noticia principal en los informativos de la noche, ¿No?

Las células cancerosas no utilizan las pequeñas centrales eléctricas que se encuentran en la mayoría de las células humanas -la mitocondria. En su lugar, utilizan la glicólisis, que es menos eficiente y requiere más energía.

Los doctores han creído durante mucho tiempo, que la razón para esto es porque las mitocondrias fueron dañadas de alguna manera. Pero, resulta que las mitocondrias estaban inactivas, en estado latente y el DCA las activa nuevamente.

El efecto secundario de esto es que también reactiva un proceso llamado apoptosis. Vea usted, las mitocondrias contienen un botón demasiado importante de auto-destrucción, que no es funcional en las células cancerosas. Sin este botón, los tumores crecen más grandes ya que las células se niegan a ser extinguidas. Las mitocondrias con pleno funcionamiento, gracias al DCA, pueden nuevamente volver a morir.

Con la glicólisis terminada, el cuerpo produce menos ácido láctico, por lo que el tejido malo alrededor de las células cancerosas no se descompone y evita ser el semillero para nuevos tumores.

Aquí está el truco. Las compañías farmacéuticas probablemente no van a invertir en la investigación del DCA ya que no se beneficiarán de ella. Es fácil de producir, sin patente y podría ser añadida al agua potable. Imagínese, Gatorade con control del cáncer.

Así, la base del trabajo de investigación tendrá que ser hecho en las universidades y laboratorios con financiamiento independiente. Pero, ¿Cómo se supone que reúnan apoyo si los medios de comunicación ni siquiera están hablando de ello?

"Todo lo que puedo hacer es escribir esto y espero que Google News recupere ésta información. Mientras tanto, informe a todos sus conocidos y realice su propia investigación".

Nuestros Comentarios

Bill realmente le agradeció a alrededor de ocho de sus maravillosos y leales lectores que le hayan traído éste nuevo desarrollo para su atención a principios de 2007. Él investigó un poco más. El mejor sitio web para información acerca del DCA es: http://www.TheDCASite.com.

Usted encontrará en este sitio gran cantidad de información, que incluye una fuente para ordenar el DCA. Por desgracia, a causa de una visita de la FDA a Jim Tassano, el hombre detrás del sitio web anterior, en julio de 2007, ya **no tiene permitido enviar pedidos dentro de los Estados Unidos**. Los puede enviar a otros países.

Usted encontrará muchos testimonios de pacientes con cáncer en este sitio web. En el foro donde las personas charlan acerca del DCA, encontramos un comentario muy interesante:

"Si usted revisa la dieta de la Dra. Budwig de aceite de linaza y queso cottage bajo en grasa (de 1950), se podrá dar cuenta que la normalización del potencial de la membrana celular de la mitocondria es la teoría que hay detrás de esta... Las similitudes entre el proceso que se atribuye al DCA y al de aceite de linaza y queso cottage bajo en grasa, en el restablecimiento de los potenciales correctos, es muy interesante".

Es posible que al tomar su licuado FO/CC (aceite de linaza y queso cottage bajo en grasa) todos los días (vea el Capítulo 5 arriba), usted estaría **logrando lo mismo que si tomara el DCA.** Ciertamente, parece probable, inferido sólo por el efecto "Ave Fénix resurgiendo de las cenizas" que hemos escuchado de **cientos de pacientes** con cáncer en **"etapa avanzada"** comiendo su FO/CC.

Como el DCA no está disponible en los Estados Unidos, (gracias a nuestra diligente FDA), si nosotros fuéramos usted, redoblaríamos esfuerzos para hacer del FO/CC parte de nuestro régimen alimenticio diario. De todas maneras, infórmese acerca del DCA. Es un caso clásico de una sustancia simple, inofensiva que es muy prometedora para curar el cáncer, pero que está siendo suprimida en los Estados Unidos.

Jugo de Uva

El jugo de uva es un tratamiento que estábamos considerando incluir en la categoría de "auto-tratamiento". He aquí un recuento de un "verdadero creyente".

"Mi experiencia con esta dieta de semilla de uva es buena. Hace unos 5 años me encontré con ella en un libro llamado "Magnetic Therapy" (Terapia Magnética) por Abbot George Burke, 1988, DeVorss & Company, PO Box 550, Marina Del Rey, CA 90294.

En el libro, el autor describe la Cura con Uva, como lo sugirió Fred Wortman, de Albany, Georgia, y como lo menciona Joseph F. Goodsavage, también impreso en este libro, "Terapia Magnética."

"Los médicos", menciona el Sr. Wortman, "se negaron a operar cuando descubrieron la condición de mi cuenta bancaria". Siendo un gran lector, recordó un remedio muy simple para el cáncer que se encontraba en un libro de una "Señora Brandt", y lo buscó. El remedio fue bastante complicado y engorroso de seguir, por lo que lo redujo a lo esencial, tomó la cura y después de un mes estaba completamente libre de cáncer.

Wortman entonces hizo que sus experiencias fuesen publicadas en el "Independent" y recibió cientos de respuestas. Más de doscientos enfermos de cáncer reportaron recuperación total y una cura completa. El tratamiento de la uva curó el cáncer de pulmón en dos semanas, informó. El cáncer de próstata tardó un poco más - alrededor de un mes. Sólo cuatro casos de leucemia (cáncer de la sangre) fueron tratados, pero el uso sensato del jugo de uva los curó a todos.

El Auto-tratamiento

Inicie el tratamiento así: Empiece con veinticuatro onzas de jugo de uva (variedad Concord oscura) a primera hora de la mañana. No coma nada hasta mediodía. Tome un par de tragos cada diez o quince minutos (no se lo tome todo de un solo trago). Después de las doce del mediodía, viva el resto de su día con normalidad, pero no coma nada después de las 8 en punto de la noche... La comida parece que arrastra al agente curativo en el jugo de uva, que puede ser el magnesio, por lo que, apéguese al ayuno entre las 8:00 de la noche y el mediodía del día siguiente.

Haga esto todos los días durante dos semanas a un mes... El tratamiento de jugo de uva Concord oscura es reportado ser casi 100% efectivo.

Tiempo después, Wortman recopiló información sobre cuatrocientos casos tratados con éxito de esta manera. (Todo esto se encuentra en las páginas 52 y 53 en el libro antes mencionado.)

Cuando tomé el jugo varias veces por cuestión de salud en general, me sentía muy bien, perdí un poco de peso (alrededor de cinco a ocho libras en un mes) y era fácil de hacer. Estoy agradecido por haber encontrado esta "dieta" porque recuerdo a los viejos italianos diciendo constantemente: 'Se vuoi stare bene devi fare una mangiata di uve per due settimane, ogni tanto.' (Si usted desea permanecer saludable, hay que comer una gran cantidad de uvas, [sólo uvas], por un período de dos semanas de vez en cuando.) Mmm... parecían saber mucho en ese entonces, ¿Verdad? ...

El peligro de esta dieta puede ser que el jugo de uva Concord (o cualquier jugo de uva oscuro) puede estar contaminado con pesticidas, hormonas (OMG), y/o las uvas pueden estar cultivadas en suelo donde hay fluoruro en el agua que es absorbido por ellas. Para minimizar este riesgo, puede comprar jugo de uva orgánico, jugo de uva Kosher o conocer la granja donde se cultivan las uvas y hacer su propio jugo. (También, cantidades excesivas de azúcar se encuentran ahora en una gran cantidad de jugos de uva elaborados de concentrados, "para que tengan mejor sabor"/marcas de supermercados... etcétera).

"Esta búsqueda de buenos zumos de uva podría ser un poco incómoda a veces, pero puede ser más eficaz como tratamiento de auto-aplicación y sin duda vale la pena el esfuerzo extra. Buena suerte".

Precaución

Lo anterior parece indicar que este alimento básico común podría valer la pena probar. Es comida, después de todo. La nota de precaución que se aconseja, es el resultado del siguiente correo electrónico que Bill recibió unas pocas semanas después de que se publicó lo anterior en uno de sus boletines informativos.

"Hola,

"Mi nombre es Bob Rabel. Mi esposa ha estado luchando contra el cáncer de ovario durante tres años. Hemos intentado suplementos y cambios en la dieta, algunos con éxito, algunos no. Aprecio mucho sus boletines informativos, sin embargo es posible que desee informar a sus lectores lo que experimentó mi esposa. Ella probó la terapia de jugo de uva mencionada en su boletín. Utilizó jugo orgánico 100% de uva Concord tal como la terapia lo aconsejó. Muchos saben que las células cancerosas crecen de 3 a 5 veces más rápido en altos niveles de glucosa. Estábamos un poco escépticos sobre el contenido de fructosa en el jugo de uva. Y resultó que acertamos. Si lo eran. Su marcador tumoral casi subió un 100%, cuando en sus 3 1/2 años nunca había incrementado un porcentaje superior al 25%. Tenga usted en cuenta que esto fue solamente durante el período de un mes. Una palabra: "precaución" podría utilizarse con esta terapia, ya que, en mi opinión, el jugo de uva fue el responsable".

Atentamente, Bob Rabel.

Gracias, Bob. Sólo podemos esperar que el efecto en la condición de su esposa sea temporal. Debido **a los efectos adversos del azúcar** sobre el cáncer, les sugerimos que si desean probar el tratamiento de semillas de uva lo pueden ordenar como "Extracto de semilla de uva", 50mg, 60 cápsulas por $7.47 dólares de www.ourhealthcoop.com

El Cáncer Es un Hongo - Dr. Tullio Simoncini

Muchos de ustedes han oído hablar del oncólogo italiano, el Dr. Tullio Simoncini y su teoría de que el cáncer es un hongo - expresamente **cándida**. He aquí un extracto de un artículo del 2 de agosto de 2007, del boletín informativo de Bill, "Cancer Free" (Libre de Cáncer) acerca de este tema:

"Esta puede ser una de las piezas más importantes de información sobre el cáncer que he compartido con ustedes en los últimos siete años de escribir este boletín".

¿Conseguí su atención?

Muy bien. Finalmente, la semana pasada, me enteré de que el trabajo del Dr. Tullio Simoncini, el oncólogo italiano, había sido traducido al inglés. Usted puede haber oído hablar de él. Ha estado apareciendo en las noticias últimamente. Él ha estado sanando pacientes con cáncer utilizando bicarbonato de sodio durante algunos años ya. Usted puede conocer acerca de su trabajo y comprar su libro, "El Cáncer Es Un Hongo" en forma impresa en: http://www.curenaturalicancro.com

Consígalo, ahora. Lo que él dice es que el microbio que se introduce en la célula y que hace que ésta se vuelva una célula fermentadora (cancerosa) no es otra cosa que **cándida***. Y el tratamiento para ella no requiere nada más que conseguir que el bicarbonato de sodio se encuentre en contacto con la zona de las células cancerosas y las células mueren. Eso puede parecer una explicación demasiado simplificada, pero no por mucho.*

Hay algunos videos interesantes en el sitio web y mucha más información. Por ejemplo, esta es una lista de los cánceres que él dice haber tratado con éxito, con el bicarbonato de sodio:

Cáncer de orofaringe
Cáncer de estómago
Cáncer de hígado
Carcinomatosis peritoneal
Cáncer de intestino
Cáncer de bazo
Tumor del páncreas
Tumor de vesícula biliar
Tumor de próstata
Tumor de pleura
Tumores de las extremidades
Cáncer de cerebro

Cáncer de pulmón
Cáncer de seno
Cáncer de la piel

Impresionante lista, ¿No? Su información sobre los procedimientos está siendo conocida y compartida con los verdaderos médicos holísticos. Sólo tengo espacio para citar a dos de ellos. He aquí un extracto de un mensaje de correo electrónico de la Dra. Dana Flavin. La Dra. Flavin, es una doctora especializada en cáncer, de Connecticut:

"El Dr. Simoncini, está revirtiendo cánceres con solución al 5% de bicarbonato de sodio en la arteria del tumor. 6 días se aplica y 6 días descansa. Después de 4 sesiones los tumores han desaparecido. Seno, páncreas, colon, cerebro, pulmón, etcétera. Él también trata carcinomatosis peritoneal, con terapias intra-peritoneales. El rota a sus pacientes ¼ de vuelta cada 15 minutos, durante una hora para cubrir toda la zona. Dice que se está deshaciendo de los hongos. Creo que también está añadiendo nuevamente oxígeno, sacando el hidrógeno y añadiendo el CO_2, así como también creando un entorno que no es deseable para los hongos. Los tumores odian el oxígeno y los hongos también... Me dijeron que funcionaba mejor con cisplatino y ¿adivinen qué? El cisplatino es tóxico para los hongos. ¿No es esto casi lo más irónico que has escuchado? A veces sonrío y pienso en lo fácil que Dios ha hecho las cosas y lo complicado que las hemos interpretado".

El Dr. Flavin recomienda otro sitio web:

http://www.cancerfungus.com

"Allí encontrará varios videos, incluyendo videos de las conferencias del Dr. Simoncini sobre este tema y algunos testimonios de pacientes".

Nuestros Comentarios

Como todos, incluyendo a varios médicos de quienes hemos escuchado, nos quedamos impresionados con los descubrimientos del Dr. Simoncini. Sin embargo, nosotros tenemos **tres dudas** respecto a que usted busque a alguien que lo cure utilizando el procedimiento del bicarbonato de sodio:

En primer lugar, encontrar a un **médico debidamente capacitado** no es fácil. Como usted verá en los videos anteriores, el tratamiento de tumores internos en los pulmones, etcétera, requiere la inserción de un catéter en una arteria y guiarla al sitio del tumor con la ayuda de un radiólogo. Esto no es sencillo y **ciertamente es muy costoso.**

En segundo lugar, el tratamiento se enfoca **en matar a las células cancerosas**. Y como usted ya se habrá dado cuenta, nuestro énfasis está en la revisión de su estilo de vida, para hacer que su cuerpo sea hostil a las células del cáncer. Cualquier tratamiento que se concentra en la eliminación de las células cancerosas tienden a **quitar el foco de ese proceso**. Usted sana el cáncer al cambiar drástica y permanentemente su estilo de vida, no con el objetivo de dirigir su artillería al tumor, el cual es sólo un síntoma.

Por último, **existen muchas otras teorías acerca de los hongos y el cáncer**. Por ejemplo, el Dr. Hamer (Nueva Medicina Alemana) dice que los hongos son parte del proceso de curación natural del cuerpo. El hongo trabaja para limpiar a las células cancerosas, cuando el cerebro así lo instruye. Su teoría, que está respaldada por miles de tomografías computarizadas del cerebro, explicaría por qué todas las autopsias de pacientes con cáncer muestran hongos en y alrededor del tumor de cáncer.

Recuerde que los hongos prosperan en una variedad de ambientes hostiles incluyendo los ácidos.

Cloruro de Cesio

Un artículo que Bill leyó recientemente, le recordó los momentos difíciles que tuvo intentando conseguir un médico para su esposa, que controlara su dolor. Finalmente, descubrió una clínica en la Universidad de Texas para el dolor, Health Science Center. Un médico maravilloso de ese lugar, le logró controlar el dolor utilizando

MS-Contin, una forma de morfina de liberación prolongada. Eso sucedió en 1994.

Pero ahora, puede haber una mejor solución -una sustancia natural, que no requiere receta médica llamada cloruro de cesio, que controla el dolor intenso causado por el cáncer.

Este es el fragmento que llamó nuestra atención:

A partir de la página 313 del libro *"Pain Free in Six Weeks"* (*"Libre de Dolor en Seis Semanas"*) por la Dra. Sherry Rogers:

El Dolor de Cáncer Terminal

No existe un dolor más aterrador que el dolor de cáncer terminal. Y usted estará tan sorprendido como yo, al descubrir que los investigadores han demostrado que este dolor puede ser eliminado en algunos casos en menos de un día, de hecho, en cuestión de horas, con un simple mineral que se vende sin necesidad de receta médica. Esto es a pesar de que estos casos son resistentes a la morfina y a otros tratamientos con narcóticos estándar. Y aún más emocionante, el uso constante de este mineral común ha sido parte de un programa donde los tumores en etapa terminal, inoperable o metastásico, incluso han disminuido y desaparecido totalmente.

El cesio, es un mineral no tóxico, que ha quitado el dolor por cáncer a muchas personas dentro de las primeras 12 a 24 horas. Y cuando se combina con otros minerales y vitaminas, todos los cuales se consiguen sin necesidad de prescripción médica, en algunos casos ha ocasionado la completa desaparición de los tumores dentro de los 3 meses a los dos años (esto depende de la carga tóxica total de cada persona y de la bioquímica individual).

¿Por qué no hemos oído hablar de él? Por la misma razón por la que los medios de comunicación no dan a conocer las historias de personas con cáncer en fase terminal que se han curado totalmente a sí mismos del cáncer y metástasis, con dieta y otros tratamientos no prescritos por doctores. Con estas historias no hay ganancia

económica, y más importante aún, no deifican y empoderan a aquellos que quieren tener un control total sobre su dolor y la salud.

Las células normales se transforman en células cancerosas a través de la combinación de: (1) Los productos químicos ambientales que generan radicales libres y; (2) Las deficiencias nutricionales consecuencia de una mala alimentación. Incluso los estudios del gobierno muestran que el 95% del cáncer es causado por la dieta y el medio ambiente. Los radicales libres a su vez, dañan la genética, a otros mecanismos regulatorios y a las membranas. Con las membranas celulares dañadas, como por ejemplo, el oxígeno ya no puede entrar con facilidad a la célula de cáncer, pero sí lo hacen la glucosa y el azúcar. De hecho, el azúcar es como un fertilizante para las células del cáncer.

Para una mejor comprensión de cómo funciona el cesio, veamos brevemente al interior de una célula cancerosa y observemos qué más la hace diferente a las células normales. Las células sanas normales viven, respiran y producen energía a través de un proceso llamado metabolismo aeróbico (con oxígeno). Ellas dependen del oxígeno. La célula cancerosa no depende en gran medida de este proceso, ya que al cambiar su composición química a un proceso fermentativo, utilizan mucho menos oxígeno, pero una gran cantidad de azúcar (anaeróbico). Ahora usted puede entender por qué darle una caja de dulces a un paciente con cáncer, es como ponerle gasolina al fuego. El azúcar y el alcohol son como fertilizantes para el cáncer.

El cloruro de cesio (la única forma adecuada para el consumo humano) está disponible en:

http://www.TheWolfeClinic.com/cesium.html

Tienen tabletas en diferentes tamaños - 10 mg, 50 mg, 100 mg, 500 mg y 1000 mg. Un bote con 100 comprimidos de 500 mg, por ejemplo, cuesta $75 dólares. Un bote de 100 comprimidos de 10 mg cuesta $29.95 dólares. El alivio del dolor con esta sustancia, obviamente, no se limita a los pacientes con cáncer terminal.

La empresa no tiene permitido enviar este producto a una dirección en Canadá. Ellos pueden realizar envíos dentro de los Estados Unidos. Los envíos a otros países dependerán de los reglamentos de la aduana.

Existe un **pedido mínimo de tres frascos** en un envío. Pueden ser de diversos tamaños. Los envían en 4-6 días hábiles o express día siguiente, si usted lo solicita. La clínica está ubicada en British Columbia, por lo que están en la zona horaria del Pacífico. Usted puede localizarlos en el (800) 592-9653 o (250) 765-1824.

Precaución

Una lectora que tiene algo de experiencia con esta sustancia, advierte que hay que tomarla **con alimentos**. Ella menciona que puede causar **sangrado estomacal e irritación** al no hacerlo así. También se debe tomar con **potasio** y **otros suplementos**, para evitar palpitaciones del corazón.

Otro lector, un enfermero titulado, con un poco de experiencia, advirtió de no hacerlo como un auto-tratamiento.

Una observación importante: el cesio provoca una disminución en los niveles de potasio en la sangre. Es fundamental que usted se revise su nivel de potasio en sangre. Este producto es bueno y útil, sin embargo, debe ser tratado con cuidado, ya que puede **precipitar una condición cardíaca** conocida como síndrome Q-T prolongado, que requiere intervención médica.

En base en lo anterior, le recomendamos que utilice cloruro de cesio, solamente **bajo la supervisión de su profesional médico**.

PolyMVA

Varios lectores han comunicado a Bill de una sustancia llamada PolyMVA. Esto parece ser una sustancia válida, tanto como **preventivo como de auto-tratamiento**.

El PolyMVA (MVA= minerales, vitaminas y aminoácidos) es un antioxidante no tóxico, compuesto de ácido alfa lipoico y paladio. Fue desarrollado en los E.U.A. por el Dr. M. Garnett, quien descubrió el Segundo Código Genético, y ya ha demostrado que es eficaz contra muchas enfermedades degenerativas incluyendo el cáncer.

Nuestra investigación en internet arrojó al Hospital para Tumor Avanzado de Cerebro y Cáncer Poly-MVA en Tijuana, México, como uno de los primeros centros de tratamiento en este tipo de terapia. Desde hace 23 años comenzaron a tratar tumores cerebrales, ahora ellos han determinado que la terapia es igualmente de eficaz para prácticamente todos los tipos de cáncer.

Para una gran cantidad de testimonios y para ordenar en línea, visite estos dos sitios:

http://www.polymva.net

http://www.polymvasurvivors.com

El Problema

Uno de los sobrevivientes es ahora una amiga personal de Bill. Ella organizó una reunión de su grupo de mujeres de negocios en Austin, Texas para que él diera una plática.

Así que, ¿Cuál es el problema? ¿Por qué este tratamiento no podría calificarse como un buen auto-tratamiento? En una palabra - ¡¡**Costoso**!! Un frasco de 8 oz. cuesta $330 dólares.   El requerimiento para un mes es de cuatro de ellos. Existen alternativas mucho más simples y más baratas y que, en nuestra opinión, son igualmente efectivas.

OTROS TRATAMIENTOS CONTRA EL CÁNCER

En esta sección, vamos a resumir todos los otros tratamientos "alternativos" de cáncer que hemos encontrado en nuestros muchos años de investigación. Al estudiarlos, hágase la pregunta obvia: "¿Por qué no, al menos uno de estos tratamientos ha inspirado a la **comunidad de investigación oficial del cáncer** para investigar más a fondo?"

Resonancia Eléctrica Rife

La terapia del cáncer y la de frecuencia de resonancia eléctrica, se encontraron por primera vez en la década de 1930. El Dr. Royal Rife construyó el dispositivo. En 1934, los **médicos** de la Universidad del Sur de California, llevaron a cabo **ensayos clínicos**. La máquina fue utilizada por numerosos médicos de la época. Muchos doctores tuvieron un gran éxito con ella. Conforme el éxito de Rife se hacía más patente, la junta médica le presentó a Rife 16 pacientes con cáncer en el Rancho Scripps en California. ¿Los resultados? Dentro de los primeros 60 días, 14 de las 16 personas se diagnosticaron como **curadas** de cáncer. Las dos personas restantes fueron pronunciadas como **curadas** dentro de los siguientes 60 días. Poco después, Rife y aquellos doctores que tenían generadores de frecuencias Rife fueron perseguidos o sus licencias médicas fueron revocadas.

El Dispositivo Rife, que utilizaba la resonancia de frecuencia de radio, tenía la capacidad de **destruir o desvitalizar** células y microorganismos específicos. Se dice que tiene la capacidad de eliminar las **cataratas** de los ojos de los pacientes.

De varias fuentes, tenemos conocimiento que la máquina más efectiva en el mercado hoy en día, que utiliza la tecnología de Rife es el GB-4000. Tiene una opción de equipo "adicional" llamado M.O.P.A. El Dr. García la tiene para sus pacientes en *Utopía Wellness* (véase más arriba).

Para obtener más información sobre esta máquina y a un precio con descuento, le sugerimos que contacte a Ron Strauss en California al (707) 928-4170 (hora del pacífico).

"La Cura para Todos los Cánceres" (?)

La Dra. Hulda Regehr Clark, (Naturópata), fue una **persona notable**. Estamos seguros que usted encontrará su libro, *"La Cura para Todos los Cánceres"*, tan fascinante como lo hicimos nosotros. Publicado en 1993, este libro no sólo documenta 100 casos de cáncer que ella trató personalmente, sino también instrucciones para la construcción de un **dispositivo electrónico** para replicar sus pruebas.

La hipótesis de la Dra. Clark es que los parásitos o trematodos intestinales, causan todos los cánceres. Su doctorado fue en biofísica y fisiología celular. Después de trabajar en proyectos de investigación del gobierno canadiense durante once años, empezó a dar consulta privada en 1979. En 1990 estableció su teoría sobre **la causa del cáncer y su cura**.

Los parásitos que la Dra. Clark afirma haber aislado, provienen de todo tipo de **toxinas** en nuestra comida, agua, nuestros cosméticos e incluso (como nosotros) en los **empastes en nuestras bocas**. Comer de un recipiente de poliestireno, es un "No-No". De hecho, ella enumera varios elementos que utilizamos cotidianamente, que contienen trazas de 33 "productos químicos no naturales" dañinos para nuestro cuerpo (arsénico, bario, cobalto, plomo, radón, estaño y así sucesivamente).

Las **limitaciones** que ella sugiere en su vida, para evitar todos estos **"causantes de cáncer"** son tan graves, que la mayoría simplemente caería en la desesperación, así como nosotros lo hicimos. Por ejemplo, debe dejar de fumar (¡Buena idea!); cambiar las tuberías de agua de **cobre** a **plástico**; eliminar todas las **sustancias químicas** de su casa; hospedar a sus **mascotas** con un amigo, deshacerse de cualquier posible fuente de **asbesto** (secadora de cabello y de ropa); realizar un examen de **radón** a su casa; eliminar todo lo posible que contenga **formaldehído** ("si su dormitorio está construido con paneles, muévase fuera de él y mantenga la puerta cerrada"); eliminar todo el **arsénico** posible (pegamento para tapiz, insecticida para las cucarachas, químicos para el césped, etc.); revise su hogar de fibra de vidrio expuesta y revise su calentador de gas y calentador de agua para detectar fugas.

Esto no es todo. Usted también tiene que eliminar todos los **empastes de metal** de la boca y que un cirujano dentista biológico le extraiga los dientes infectados y le limpie las **"cavidades o huecos"** en la mandíbula. Estamos de acuerdo con ella en que las **toxinas** de lixiviación de nuestros dientes son la causa no reconocida de muchas enfermedades [Véase el Capítulo 5 sobre "Endodoncias"].

Las teorías de la Dra. Clark sobre la causas del cáncer, no son tan "radicales". Ella menciona **"mutaciones"** de células, así como el Dr. Roizen [en el capítulo 2] lo hizo. Su argumento, es que ella ha descubierto la CAUSA de las mutaciones. Son los "trematodos intestinales", que migran principalmente debido a la presencia en el cuerpo de alcohol isopropílico.

La Dra. Clark ha **contribuido mucho** al entendimiento de las **causas y los tratamientos** para el cáncer. Ningún estudio de los tratamientos alternativos/complementarios está completo sin observar su trabajo. Al igual que otros pioneros, ella ha sido **perseguida** por nuestro "sistema" médico. En 1999, el FBI **la arrestó** en San Diego y la extraditaron a Indiana, donde fue juzgada por "practicar medicina sin licencia". Después de haber pasado **varios meses en la cárcel, todos los cargos fueron retirados** en un juicio en abril de 2000.

La Dra. Clark, después dirigió una de las muchas clínicas de cáncer en Tijuana, México, hasta su muerte en 2009. Usted puede obtener la historia completa sobre la Dra. Clark, incluyendo su breve paso por la cárcel en 1999 en:

http://www.drclark.ch/

En este sitio web, se incluyen más de **100 testimonios detallados** de los pacientes con cáncer que se curaron utilizando sus métodos.

En resumen, existen métodos menos costosos, mejores (en porcentajes de curaciones) y más sencillos para quedar libre de cáncer que los que la Dra. Clark recomienda.

"On Our Own Terms" ("En Nuestros Propios Términos") y "Wit" ("Amar la Vida") - Un Comentario

En el año 2000, Bill vio un programa especial de TV, de Bill Moyers´ de seis horas, que trataba sobre el morir y la muerte llamado *"On Our Own Terms"* (*"En Nuestros Propios Términos"*).

Las entrevistas íntimas con personas a punto de morir, de sus asistentes y de sus médicos, eran extremadamente conmovedoras. Este programa trajo muchos recuerdos de la propia experiencia de Bill con su anterior esposa, Marjorie. También le causó una gran frustración ver el sufrimiento **innecesario y la muerte** que está ocurriendo todos los días, debido a la ignorancia acerca de lo que usted está leyendo aquí.

Otro momento realmente conmovedor para Bill en 2006, fue el ver la película **"Wit" (Amar la Vida) de Emma Thompson**. Si usted tiene cáncer, necesita ver esta película. Está disponible en Netflix o Amazon.com.

Ninguna de las terapias alternativas de las que aquí estamos hablando, de hecho **acortan su vida**, como sí lo hacen la mayoría de los tratamientos de quimioterapia y radiación. Éstas no destruyen su **sistema inmunológico**, como sí lo hacen la mayoría de los tratamientos de quimioterapia y radiación. Son **no-invasivas y no-tóxicas**. No matan a los pacientes, incluso cuando no los curan.

"La mayoría de los pacientes con cáncer en este país muere por la quimioterapia", nos dice el Dr. Alan Levin de la Universidad de la Escuela de Medicina de California. *"La quimioterapia, no elimina el*

cáncer de mama, de colon o de pulmón. Este hecho ha sido documentado durante más de una década. Las mujeres con cáncer de seno son propensas a morir más rápido con la quimioterapia que sin ella".

Al leer acerca de las diversas terapias en este libro, recuerde que se incluyen aquí porque han sanado al menos a algunos pacientes con cáncer. A diferencia de la medicina convencional, no definimos "curados" solo a sobrevivir durante cinco años. Definimos "curados" al ser capaces de volver a un estilo de vida normal, y mantenerlo indefinidamente a través de una expectativa de vida normal.

Terapia de Antineoplastones

El siguiente es un **ejemplo clásico** de cómo nuestro sistema médico reacciona a un descubrimiento que puede alterar fundamentalmente las creencias actuales. Esta reacción negativa es paralela al **castigo público** impuesto a los médicos pioneros a través de las épocas.

"El cuerpo en sí tiene un tratamiento para el cáncer", dice el Dr. Stanislaw Burzynski. El médico-bioquímico, nacido en Polonia, radicado en Houston, Texas; descubrió que un grupo de péptidos (cadenas cortas de aminoácidos) y los derivados de amino-ácidos de origen natural en todo nuestro cuerpo **inhiben el crecimiento de células de cáncer.**

En su opinión, estas sustancias son parte de un sistema bioquímico de defensa **completamente diferente** a nuestro sistema inmunológico. A diferencia del sistema inmunológico, que nos protege al destruir agentes invasivos o células defectuosas, el sistema bioquímico de defensa, **reprograma** o corrige a las células defectuosas. Éste lleva la información "correcta" a las células anormales, dándoles instrucciones para que se desarrollen normalmente. ¿Te recuerda esto al "corrector" de células del cual discutimos anteriormente? Nuestros cuerpos son creaciones **maravillosamente complejas**.

El Dr. Burzynski le llamó a estos péptidos antineoplastones, debido a su capacidad para inhibir el crecimiento celular neoplásico o canceroso. Él descubrió que los pacientes con cáncer tienen una drástica escasez de estos compuestos en sus cuerpos. Las muestras de sangre de pacientes con cáncer avanzado revelan sólo de un 2 a 3 por ciento de la cantidad que normalmente se encuentra en los individuos sanos. Simplemente el reintroducir los péptidos en la sangre del paciente, ya sea por vía oral o por vía intravenosa, se provoca la **reducción del tumor o la remisión completa** del mismo. En muchos casos, apenas unas semanas después del inicio del tratamiento, los tumores se han reducido en tamaño o han desaparecido.

Desde que el Instituto de Investigación Burzynski (BRI) abrió sus puertas en 1977, éste médico ha tratado a unos 4.000 pacientes con cáncer, la mayoría de ellos en etapas avanzadas. No hay duda, por la literatura **(150 artículos científicos)** que ha publicado y que han sido revisados por sus colegas, su tratamiento funciona, al menos para algunos pacientes. De hecho, él posee **20 patentes** para el tratamiento con antineoplastones que abarca **a 16 países**. El Dr. Burzynski informa que los tratamientos de antineoplastones no son eficaces contra todos los tipos de cáncer ni son para todos los pacientes.

Los avances de Burzynski, son ávidamente seguidos en el extranjero. Hay estudios clínicos que están en marcha en **Japón, Polonia, Gran Bretaña, Italia y China**. En septiembre de 1990, el Instituto de Investigación Burzynski, suscribió una carta de intención con *Ferment*, una importante empresa farmacéutica Soviética, para llevar a cabo ensayos clínicos con antineoplastones en pacientes con cáncer en **Rusia.**

¿Cómo se ha recibido su trabajo en los Estados Unidos por el "Sistema" del Cáncer? Bueno, probablemente usted ya lo adivinó. Su trabajo ha sido descartado como **charlatanería** por las agencias gubernamentales que están interrelacionadas, tales como el Instituto Nacional del Cáncer y la Administración de Drogas y Alimentos (FDA). Cuando se le pregunta a los oncólogos acerca de los pacientes del Dr. Burzynski, ellos responden que **él no ha publicado nada.**

La FDA presentó una **demanda** en contra del Dr. Burzynski en marzo de 1983, en un intento de llevarlo a la quiebra. Ordenó al médico y a su Instituto, detener todo tipo de investigación, desarrollo, fabricación y uso de antineoplastones. Un juez federal le permitió al doctor continuar con su investigación y tratamiento **en el estado de Texas**, pero le dictaminó que no podría enviar los medicamentos fuera de las fronteras estatales.

En julio de 1985, los agentes de la FDA y los alguaciles federales, armados con una orden de allanamiento ilegal para buscar vagas "violaciones", **irrumpieron** en el Burzynski Research Institute (Instituto de Investigación Burzynski) y se apoderaron de más de 200.000 **documentos confidenciales**, incluyendo expedientes médicos privados. Revisaron la correspondencia personal del Dr. Burzynski y vaciaron su maletín. Los oficiales federales se llevaron once de sus archivos en su camión, en una violación escandalosa de sus (y de los pacientes) libertades constitucionales y civiles. El Dr. Burzynski demandó a la FDA para que le devolvieran sus registros, pero todos los documentos permanecen en manos de la FDA hasta el día de hoy.

La Junta de Examinadores Médicos del Estado de Texas trató de revocar la licencia médica de Burzynski en 1988, por cargos técnicos sutiles, que no tenían **ninguna relación** con la calidad de la atención médica que él brinda. Cientos de cartas de apoyo fueron enviadas al consejo de la Junta por sus pacientes, sus familiares y amigos. La siguiente es una carta típica de un adolescente del medio oeste:

"Tengo 13 años y tengo un hermano de 7 años. Amamos mucho a nuestro papá. Gracias al tratamiento del Dr. Burzynski, el tumor de mi papá ha dejado de crecer. Todos los médicos en mi estado natal de Missouri, dijeron que no había cura para su enfermedad. El Dr. Burzynski le dio una nueva oportunidad de vida. Por favor, no nos quiten esto".

Existe más información acerca de esta historia. Si desea conocer la historia completa y varios casos de estudio, usted puede ver un documental en su computadora o comprar un DVD que se llama "La película Burzynski" en http://www.BurzynskiMovie.com.

La Información de contacto para la clínica en Houston del Dr. Burzynski se encuentra en el Apéndice A de este libro.

Una Experiencia Personal

La Información de Bill acerca de la terapia de Burzynski es de segunda mano. Una amiga cercana a quién llamaremos "Paula" (no es su verdadero nombre) tuvo una histerectomía el 17 de septiembre de 2001. El informe de patología mostró células de cáncer de endometrio en la pared del útero. En pocos días después de la operación, ella comenzó a tomar magesterol, que es una hormona.

Ella se recuperaba muy bien y comenzó a tomar varios productos CAM - MGN-3, beta glucano, cartílago de tiburón y acidophilus. Ella se sentía bien.

Paula y su marido leyeron mucha información acerca del cáncer, incluyendo el primer libro de Bill, "Cure Your Cancer" (Cura Tu Cáncer). Ellos decidieron probar la Clínica Burzynski en Houston, Texas (a pesar de la advertencia de Bill, por cierto). Después de enviar los expedientes de Paula un par de semanas antes, visitaron la clínica a finales de octubre de 2001. Su experiencia **no fue nada positiva.**

Después de esperar por más de una hora para su cita programada, fueron recibidos por uno de los médicos. Paula le comentó que probablemente no habrían tenido que esperar una hora si ella hubiese sido **Jane Seymour o una de las otras celebridades** cuyas fotos llenaban las paredes del edificio de la lujosa clínica.

Su entrevista con el médico demostró que él no había visto los expedientes de Paula. Esto, por supuesto, le molestó.

Paula tuvo una discusión con el Dr. Burzynski. Ella le preguntó si tenía estadísticas sobre el éxito del tratamiento con los cánceres de ovario como el suyo. Él dijo que no tenían suficientes estadísticas para calcular tasas válidas. Ella también le pidió nombres de médicos simpatizantes con CAM (Complementary and Alternative Medicine, por sus siglas en inglés), en San Antonio. Él dijo que le conseguiría algunos.

En cuanto a Paula, se le dio una gran cantidad de pastillas denominadas PBN (fenilbutirato de sodio). Le dijeron que comenzara con 1 cada dos horas, seis veces al día. Eso hasta llegar a hasta **NUEVE cada dos horas**. Le dijeron que continuara tomando la MGN-3, pero que dejara de tomar el beta glucano y acidophilus, ya que interferían con este tratamiento.

En el momento en que llegó al nivel de las **CINCUENTA Y CUATRO** pastillas, Paula se encontraba muy enferma. Ella sentía muchas náuseas, no podía ingerir ninguna de las pastillas Burzynski o cualquier otro medicamento o alimento. Ella llamó a la Clínica. El médico le dijo que dejara de tomar la PBN hasta que la náusea desapareciera y luego comenzara nuevamente en un nivel más bajo.

Cuando Paula pidió los nombres de los médicos-CAM competentes que el Dr. Burzynski había prometido, el médico dijo que el Dr. Burzynski estaba fuera de la ciudad y que no sabía nada de eso.

Paula falleció a principios de 2003. Su esposo dijo que ella era simplemente incapaz de controlar sus antojos por los alimentos poco saludables.

Las **estadísticas** que publica Burzynski **no son muy impresionantes**. Por ejemplo, mostraron que al mes de julio de 2001, la tasa de "**respuesta objetiva**" tanto en cáncer de colon como de seno era 57.2%. El resto tenía o "enfermedad estable" o "enfermedad progresiva". Una respuesta objetiva significa "respuesta completa, respuesta parcial o una disminución sustancial en el tamaño del tumor".

El costo: **$4,500 dólares POR MES**. Ellos manejan sólo pacientes ambulatorios. El pago parece abarcar sólo las visitas al consultorio (aproximadamente cada seis semanas, en el caso de Paula) y los medicamentos. Mientras que algunas compañías de seguros sí le reembolsarán el tratamiento, Medicare no lo hará.

Varios otros clientes de Bill recientemente han hecho comentarios negativos acerca del tratamiento de Burzynski. Un cliente gastó más $90,000 dólares en este tratamiento y no obtuvo ninguna curación en absoluto.

Obviamente, no somos grandes fans del tratamiento Burzynski. Lo consideraríamos sólo como **un último recurso para los tumores cerebrales.**

Ahora, les damos un método novedoso y muy económico para el método Burzynski: beba su orina. Para aquellos que piensan que estamos bromeando, pues no lo estamos. La orina es estéril. La orina es donde se concentran los péptidos de antineoplastones. Puede que no funcione, pero no le hará daño y el costo es cero.

El Compuesto 714-X y Gaston Naessens

Un biólogo francés que ahora vive en Canadá, Gaston Naessens desarrolló un tratamiento no tóxico para el cáncer y otras enfermedades degenerativas. Llamado 714-X, el compuesto es una solución acuosa de nitrógeno, enriquecido con moléculas de alcanfor. El alcanfor es una **sustancia natural** que se deriva principalmente del árbol de alcanfor de Asia Oriental. El compuesto de alcanfor-nitrógeno se inyecta en el sistema linfático del cuerpo. Se dice que fortalece el sistema inmunológico devastado del paciente, el cual después libra al cuerpo de la enfermedad.

Basado en **cuarenta años** de investigación microscópica y biológica, el tratamiento Naessens le ha devuelto la salud a **cientos** de pacientes con cáncer, muchos de ellos diagnosticados por los médicos ortodoxos **como terminales**. Muchos pacientes experimentan beneficios espectaculares, incluido el **alivio del dolor**, mejora en el apetito y aumento de peso, aumento de la fuerza, el cese de los vómitos y la sensación de bienestar. Un ciclo de tratamiento consiste en inyecciones diarias durante al menos tres períodos de 21 días, con un descanso de 3 días entre cada período. Para el cáncer avanzado o metastásico, se recomienda un promedio de siete a doce períodos. Los pacientes pueden aprender a auto-administrarse el tratamiento.

Una vez más, la información detallada sobre la ciencia de este remedio y estudios de casos están disponibles en el libro de Richard Walters *"Options" (Opciones)*. También puede encontrar allí información detallada sobre las **fuentes** para conseguir el compuesto y el tratamiento. No vamos a detallar más acerca de este tema porque consideramos que otras sustancias mencionadas anteriormente son mucho más fáciles de obtener e igual de eficaces.

No es ninguna sorpresa que el sistema médico canadiense haya perseguido a Naessens. El grupo médico farmacéutico de Quebec ha descartado su tratamiento como "sin valor". Sin embargo, los canadienses pueden obtener el 714-X a través de la oficina de medicamentos de emergencia del gobierno federal, para los pacientes que sufren de enfermedades degenerativas (cáncer, SIDA, etcétera).

Su investigación tiene **mucho en común** con la de otros investigadores de cáncer. Su descubrimiento de los organismos pleomórficos (que cambian de forma) en la sangre, va con las teorías inmunes de la Dra. Virginia Livingston (véase más adelante) y el generador de frecuencia desarrollado por Royal Rife (véase más arriba).

Terapia Revici

El Dr. Emanuel Revici ha desarrollado otro enfoque original para el tratamiento del cáncer. Su quimioterapia no tóxica utiliza **lípidos** y otras sustancias para corregir un desequilibrio en la química del paciente. Lípidos -compuestos orgánicos tales como ácidos grasos y esteroles -son parte **importante de todas las células vivas.**

El médico de origen rumano, que ejerció su profesión en la Ciudad de Nueva York, había aplicado sus amplios descubrimientos durante más de **sesenta años** al tratamiento del cáncer. La gran mayoría de sus pacientes con cáncer estaban en etapas avanzadas de la enfermedad. Muchos años después de recibir su tratamiento, algunos de estos pacientes estaban en remisión, **sin signos de cáncer activo**.

Al comentar sobre el libro de 1961 de Revici, *"Investigación en Fisiopatología como Base de Quimioterapia Guiada con Aplicaciones Especiales para el Cáncer"*, el Dr. Gerhard Schrauzer, una autoridad líder en selenio, escribió, *"He llegado a la conclusión de que el Dr. Revici es un genio médico innovador, químico excepcional y un pensador muy creativo. También me he dado cuenta de que pocos de sus colegas médicos serían capaces de seguir su línea de pensamiento y por lo tanto estarían demasiado dispuestos a desestimar su trabajo"*.

El Dr. Revici adaptaba su tratamiento a cada persona. Un paciente, un hombre de cuarenta y tres años de edad, fue diagnosticado con un cáncer invasivo severo de la vejiga, en el Centro de Cáncer Memorial Sloan-Kettering, en septiembre de 1980. Ellos le dijeron: "La única manera de poder tratarlo nosotros es **quitarle la vejiga** y ponerle una **colostomía** a un lado". Él dijo que no. El paciente visitó al Dr. Revici en octubre y recibió su terapia. Él no ha tenido ningún otro tratamiento. En 1987, regresó al Sloan-Kettering para una cistoscopía, que le mostró que estaba libre de cáncer.

Otro paciente, una mujer de veintinueve años de edad, fue operada en el Memorial Sloan-Kettering en octubre de 1983, por un cordoma, un tumor cerebral. El tumor fue extirpado de forma incompleta y se le dio **radioterapia**. Su condición empeoró progresivamente durante los doce meses siguientes a la cirugía. El Dr. Revici la vio por primera vez en mayo de 1984. En ese momento, estaba confinada a una silla de ruedas con **funciones limitadas**. Ella inició el programa Revici. Posteriormente tuvo **dos bebés** y sus funciones están bien. Su único problema es que **camina con un bastón**.

La terapia no tóxica de Revici para el cáncer, nunca recibió un análisis justo o apoyo financiero en los Estados Unidos. Eso **no debería ser una sorpresa** para cualquiera de ustedes que han leído hasta este punto. Sus métodos se han estudiado y puesto formalmente en práctica en Francia, Italia y Austria. Él fue un médico distinguido, que se graduó como primero de su clase en la Universidad de Bucarest.

Los medios de comunicación estadounidenses lo hicieron pasar por un charlatán que debería haber sido **llevado a la bancarrota**. La Sociedad Americana del Cáncer registró la terapia de Revici en su lista negra de Métodos No Probados en 1961. En 1984, el Estado de Nueva York intentó revocar su licencia médica permanente bajo las bases de desviación de la medicina convencional, por negligencia, incompetencia, fraude, uso de medicamentos experimentales no aprobados y cargos similares. Después de **cuatro años** de lucha, Revici ganó en julio de 1988. La decisión de la corte le permitió continuar el tratamiento de pacientes con cáncer.

Para evitar la suspensión de su licencia, los pacientes de Revici y varios grupos médicos cívico-liberales, emprendieron una **intensa presión** en el capitolio estatal. A nivel federal, el congresista Guy Molinary de Nueva York, llevó a cabo una audiencia durante todo el día en marzo de 1988, para abordar el asunto Revici y todo lo relacionado con las terapias alternativas contra el cáncer. El Dr. Seymour Brenner, un Radiólogo en Oncología respetado en la práctica privada en Nueva York, testificó en nombre de Revici.

El Dr. Brenner había investigado una serie de pacientes en **fases muy avanzadas** de cáncer **incurable** por los métodos ortodoxos. Revici, había puesto **a cada uno** de éstos pacientes en remisiones largas. El Dr. Brenner había solicitado a un panel independiente de patólogos, que confirmara el diagnóstico y la etapa de la enfermedad antes de la visita inicial de cada paciente con Revici. Declaró que sus descubrimientos personales sugerían fuertemente que Revici tenía un tratamiento para cáncer que **merecía un estudio más profundo** y propuso que la FDA realizara una evaluación.

En una carta al congresista Molinari, Brenner describió un protocolo en el que un panel de médicos supervisaría a los pacientes con cáncer colocados en terapias alternativas. Todos estos pacientes habían sido declarados como **incurables** por medios convencionales. La carta contenía **historias clínicas detalladas** de diez pacientes con cáncer avanzado a quien Revici había sanado.

Han pasado casi **cincuenta años** desde que Revici desarrolló su quimioterapia no tóxica. El "sistema" para el cáncer **nunca ha llevado a cabo** una evaluación imparcial, abierta y sin prejuicios. Una vez más, la industria del cáncer tuvo éxito en la supresión de un tratamiento no tóxico, alternativo que parecía una promesa para **reemplazar o al menos mejorar los resultados** de la quimioterapia tóxica y la radiación.

Un interesante libro sobre la curación del cáncer del Dr. Revici, escrito por William Kelley Eidem, fue publicado en 1997. Se llama "The Doctor Who Cures Cancer" (*"El Doctor Que Cura al Cáncer"*). El Sr. Eidem se curó a sí mismo utilizando métodos de Revici y lo entrevistó cuando él tenía 98 años. Él ha hecho un excelente trabajo al documentar el trabajo de éste médico.

Si el tipo de supresión y ridiculización de curas prometedoras de cáncer le interesa, usted encontrará doce casos cuidadosamente documentados en el libro de Daniel Haley "Politics in Healing" (*"Políticas en la Curación"*). Se lo recomendamos ampliamente.

Combatiendo la Caquexia con Sulfato de Hidrazina

La caquexia (se pronuncia ka-KEK-si-a) es el proceso de desgaste que mata a **dos tercios** de todos los pacientes con cáncer, incluyendo a la difunta esposa de Bill, Marge. El sulfato de hidrazina dramáticamente revierte este proceso. Es un fármaco barato, sin efectos secundarios. Tiene una acción antitumoral clínicamente documentada. Provoca que tumores malignos dejen de crecer, se reduzcan en tamaño, y en algunos casos, desaparezcan.

Aproximadamente la **mitad** de todos los pacientes que toman sulfato de hidrazina experimentan un **aumento de peso**, se restablece su apetito, logran un mayor **tiempo de supervivencia** y una reducción significativa del **dolor y el sufrimiento**. Muchos pacientes reportan un aumento en el vigor y la fuerza y la desaparición de los síntomas de la enfermedad, junto con sentimientos de bienestar y optimismo.

Mientras que el sulfato de hidrazina puede no ser una cura infalible para el cáncer (¿Y cuál sí lo es?), las pruebas clínicas a gran escala sugieren que ataca a todo tipo de tumores en todas sus etapas. Se puede administrar ya sea por sí solo o en combinación con quimioterapia citotóxica o radiación, para hacer al cáncer más vulnerable a las formas estándar de tratamiento.

El Dr. Joseph Gold descubrió los efectos del sulfato de hidrazina en 1968. El cáncer tiene dos principales efectos devastadores en el cuerpo. Uno de ellos es la **invasión** del tumor a los órganos vitales y la destrucción de las funciones de los órganos. Para la mayoría de las personas, esto suena como la causa más común de muerte por cáncer. De hecho, sólo representa el **23%** de las muertes por éste mal cada año.

El otro efecto devastador del cáncer es la **caquexia,** el terrible desgaste del cuerpo. Significa pérdida de peso y debilidad. En el cáncer, como en el SIDA, los pacientes **mueren a causa de las enfermedades que los acompañan**, que ellos de otro modo sobrevivirían si no fuera por el síndrome de desgaste.

"En cierto sentido, nadie muere de cáncer", señala el Dr. Harold Dvorak, jefe de patología en el Hospital Beth Israel en Boston. *"Ellos mueren de otra causa- de neumonía, por el fallo de uno u otro órgano. La caquexia acelera ese proceso de infección y la acumulación de venenos metabólicos. Ésta causa la muerte mucho más rápido que el tumor".*

¿Pero qué causa la caquexia? Las células cancerosas, devoran el azúcar de diez a quince veces más que las células normales. El azúcar que consumen las células cancerosas se genera principalmente en el hígado, que convierte el **ácido láctico en glucosa.** (Las células normales son mucho más eficientes en la utilización de la glucosa, que se deriva de los alimentos que comemos, **no a partir del ácido láctico**).

Cuando las células cancerosas usan azúcar (glucosa) como combustible, ellas **sólo la metabolizan de manera parcial**. El ácido láctico- **el producto de desecho** de ésta combustión incompleta- se derrama hacia la sangre y se absorbe por el hígado. El hígado entonces **recicla** el ácido láctico (y otros productos de degradación metabólica) en glucosa. El azúcar se consume en cantidades cada vez mayores por las células cancerosas **voraces.**

El resultado es un círculo vicioso, a lo que el Dr. Gold llama una **"relación enfermiza"** entre el hígado y el cáncer. Las células sanas del paciente mueren de hambre, mientras que las células cancerosas crecen vigorosamente. Algunas células sanas incluso se disuelven para alimentar al tumor en crecimiento.

Para romper esta relación enfermiza, el doctor Gold razonó, que lo único que necesitaba era encontrar un medicamento **seguro, no tóxico** que inhibiera la gluconeogénesis (una palabra larga que significa: el reciclaje en el hígado de ácido láctico en glucosa). En 1968, esbozó su teoría en un artículo **publicado en la revista "Oncology" ("Oncología").** *"El silencio era ensordecedor,"* recuerda.

Un año más tarde, por una coincidencia notable, Gold se enteró que el bioquímico Paul Ray, había entregado un documento, en donde explica que el **sulfato de hidrazina** podría inhibir la enzima necesaria para la producción de glucosa a partir del ácido láctico. Gold había encontrado por casualidad una manera **eminentemente lógica** de hacer morir de hambre al cáncer. De inmediato probó el sulfato de hidrazina en ratones y encontró que de acuerdo con su teoría, el fármaco **inhibió tanto la gluconeogénesis como el crecimiento tumoral.**

Este es sólo uno de los muchos casos de estudio de los efectos dramáticos del sulfato de hidrazina. En 1987, a Erna Kamen, una paciente de sesenta y tres años de edad con cáncer de pulmón, se le administró sulfato de hidrazina después de haber sido dada de alta de un hospital de Sarasota, Florida. *"Básicamente, mi madre fue **enviada a casa a morir**"*, dice Jeff Kamen, "un reportero de televisión ganador de un Emmy". *Para entonces, ella había perdido una cantidad muy significativa de peso**, no tenía apetito** y **prácticamente no tenía voluntad para hacer nada**"* (inquietante recuerdo de la condición de Marge en 1994).

Un médico le comentó al padre de Jeff, Ira Kamen, que el sulfato de hidrazina ofrecía al menos **"un disparo en la oscuridad"**. Así que un lunes de agosto de 1987, una enfermera le dio a la señora Kamen **una pastilla de sulfato de hidrazina**, poco antes de servir el almuerzo. *"El martes por la mañana"*, recuerda Jeff, *"hubo una conmoción en la casa. Mi madre **se había levantado de su cama** como el ave fénix que renace de las cenizas. Ella estaba exigiendo que la enfermera la llevara abajo para que pudiera desayunar conmigo... Cuando la gente que amas se encuentra boca abajo con la muerte, simplemente uno está **increíblemente agradecido** por cada momento".*

Así es como Jeff describe la recuperación de su madre, *"su dolor agudo se había ido; su apetito regresó al galope"*. En tres semanas, la terrible tos había desaparecido y podía caminar sin ayuda. *"En los meses previos a su muerte, ella se presentó conmigo en televisión para decirle a la nación sobre el sulfato de hidrazina. El Instituto Nacional del Cáncer dejó de criticar el sulfato de hidrazina y comenzó a referir a todos aquellos con preguntas y dudas al equipo de la Escuela de Medicina de UCLA, cuyo trabajo había validado la eficacia del medicamento mucho antes de que Erna Kamen comenzara a tomarlo".* Jeff atribuye la muerte de su madre meses después a que *"por mala decisión, se le dejó de dar el sulfato de hidrazina y se sometió a **una sustancia experimental no comprobada**".*

En pacientes con cáncer, el sulfato de hidrazina se administra generalmente por vía oral, en cápsulas o pastillas de 60 miligramos, aproximadamente una a dos horas antes de las comidas. Primero se administra una vez al día durante varios días, después dos veces al día y después tres o cuatro veces al día dependiendo de la respuesta del paciente y del **criterio del médico**. En este régimen, muchos pacientes terminales y semi-terminales han obtenido beneficios considerables. Los pacientes en las **primeras etapas** de cáncer obtienen el mayor beneficio.

Aproximadamente la mitad de los pacientes a quienes se les administra el medicamento en las primeras etapas de cáncer, muestran un aumento de peso **casi inmediato** y la reversión de los síntomas. En algunos casos, el tumor finalmente desaparece.

Los tipos de cáncer que son más frecuentemente reportados como los más beneficiados por la terapia de sulfato de hidrazina, son: el cáncer de colon y rectal, cáncer de ovario, cáncer de próstata, cáncer de pulmón, enfermedad de Hodgkin y otros linfomas, cáncer de tiroides, melanoma y cáncer de seno. Estos representan más del **90 por ciento** de los cánceres reportados en este país.

De nueva cuenta, para más información sobre cómo obtener este medicamento o investigar más a fondo, realice su propia búsqueda en Internet o lea el libro de Richard Walters, "Options" (*Opciones).*

Nuestras Preocupaciones

Nosotros no recomendamos el sulfato de hidrazina como un auto-tratamiento. También interactúa con ciertos medicamentos, tales como los inhibidores de la MAO (monoamino oxidasa) y ciertos alimentos que contienen tiramina tales como habas, chucrut, encurtidos, plátanos, aguacates, etcétera. Además, no tiene un nivel de dosis segura probada y ni un régimen de tratamiento establecido. Usted, por supuesto, es libre de formar su propia opinión. Ciertamente es de bajo costo y fácilmente disponible.

Terapias Inmunes

Mucho antes de que el Dr. Ghoneum descubriera la sustancia natural a la que él llamó MGN-3 en 1995, los investigadores de las grandes empresas farmacéuticas habían estado trabajando en diversas maneras de utilizar el sistema inmunológico del cuerpo para combatir el cáncer. En este momento, gran parte de la investigación se centra en las **vacunas**. Puede que usted escuche hablar de algunas de ellas, por lo que vale la pena estar familiarizado con algunos de los términos.

Los anticuerpos monoclonales son **células sintéticas** creadas a través de manipulación genética. Los glóbulos blancos de la sangre del paciente con cáncer se fusionan con las células de cáncer. Cuando los *hibridomas* resultantes se reintroducen en el cuerpo del paciente, estos fabrican anticuerpos específicos. Estos atacan solamente a células cancerosas. Adheridas a los medicamentos contra el cáncer o a las toxinas naturales, los anticuerpos **monoclonales sirven como "misiles guiados"** al dirigir a los anticuerpos que ellos fabrican hacia su presa maligna.

Los anticuerpos monoclonales, todavía en fase de investigación, prometen ser **tremendamente costosos**. Estos serán de un gran beneficio para el monopolio farmacéutico médico si alguna vez se utilizan para el tratamiento del cáncer. Los medios de comunicación con frecuencia se refieren a ellos como el próximo gran avance para el cáncer.

La Sociedad Americana del Cáncer admite abiertamente que tomará *"muchos años encontrar el rol adecuado de estos agentes [ortodoxos de inmunoterapia] en el tratamiento del cáncer".* Los observadores conocedores del tema, dicen que esto significa otros **veinte años o más**. Mientras tanto, la SAC continúa utilizando su enorme poder para limitar o suprimir terapias seguras y no tóxicas contra el cáncer que utilizan terapia del sistema inmune y ha producido **resultados clínicos notables** en los seres humanos. Nosotros revisamos en el Capítulo 5 varios estimulantes del sistema inmunológico que actualmente están disponibles. Hubo anteriormente otras terapias inmunológicas naturales tales como la del Dr. Lawrence Burton, (discutido abajo) y de la Dra. Virginia Livingston.

La Vacuna Bacteriana Mixta de Coley

Irónicamente, la vacuna bacteriana mixta de Coley, que tal vez ha mostrado una mayor tasa de curación que cualquier otro tratamiento contra el cáncer, no está disponible. El Dr. William Coley (1862-1936) fue un eminente cirujano de la ciudad de Nueva York e investigador del Sloan-Kettering. En la década de 1890, desarrolló una vacuna hecha de toxinas bacterianas que activan los mecanismos de resistencia inmune en pacientes con cáncer y curó a cientos de ellos.

Su hija, Helen Coley Nauts, Doctora en Ciencias, ha conservado y continuado con su importante labor. Sin embargo, a pesar del uso con éxito de las vacunas bacterianas ampliamente descritas en la literatura médica desde el cambio de siglo, las grandes compañías farmacéuticas de hoy en día, no tienen ningún interés en lo que ellos ven como un producto no rentable.

La conclusión, queridos lectores, bastante atroz para tener en cuenta, es que en un momento dado, hay miles de pacientes en los Estados Unidos que reciben quimioterapia agresiva que se beneficiarían de terapias inmuno-estimuladoras, incluso de una nutrición de apoyo o suplementos vitamínicos. ¿La están obteniendo? A menos que la busquen a través de publicaciones como ésta, la respuesta, lamentablemente, es no.

Terapia de Burton Inmuno-Aumentativa

El Dr. Lawrence Burton utiliza cuatro proteínas de la sangre - sustancias de origen natural en el cuerpo -para tratar el cáncer. Su inmunoterapia Aumentativa (IAT), se desarrolló cuando él estaba como Jefe de Oncología en el Hospital San Vicente en la ciudad de Nueva York en la década de 1960. La terapia no "ataca" al cáncer. En lugar de ello, su objetivo es **restaurar el funcionamiento normal del sistema inmunológico,** por lo que el sistema inmunológico del paciente destruye a las células cancerosas. Hazte la pregunta de qué fue lo que le pasó a la siguiente evidencia, en los siguientes cuarenta años.

Burton descubrió que los componentes de la sangre, a los que él llamó **fracciones de la sangre**, son deficientes en el paciente con cáncer. Cuando están presentes en un equilibrio correcto, trabajan **sinérgicamente** para controlar el crecimiento de las células cancerosas y eliminar los tumores.

Su terapia consiste en la reposición de las fracciones deficientes de sangre, mediante la inyección de ellas en los pacientes, con base **a uno o dos análisis diarios de sangre.** Los pacientes continúan con la auto-administración de las inyecciones de suero con las fracciones deficientes por el tiempo que sea necesario, así como un diabético toma insulina. La terapia IAT **no es tóxica y no tiene efectos secundarios.**

El Dr. Burton no afirma que la terapia IAT sea una cura. Él la describe como un medio para controlar y combatir el cáncer. Sin embargo, según los registros clínicos, **de 50 a 60%** de los pacientes experimentan la **reducción del tumor.** Muchos experimentan regresión a largo plazo. Algunos, incluso aquellos con **cáncer terminal,** han logrado una **remisión completa.**

Muchos pacientes de cáncer **metastásico** de colon y de abdomen, tratados con la terapia IAT de Burton, han logrado vivir más allá de los cinco años de recuperación. Este es un logro notable ya que el Instituto Nacional del Cáncer dice que este tipo de cáncer tiene una tasa **cero** de supervivencia a cinco años.

Hay una clínica en las Bahamas que trata a los pacientes hoy en día, basada en la teoría de Burton. Para obtener información acerca de esta clínica, visite:

http://www.immunemedicine.com

Terapia Citoluminiscente (CLT)

Una de las nuevas vertientes en el tratamiento del cáncer se llama "Terapia Citoluminiscente" (CLT por sus siglas en inglés). Ésta se conocía como Terapia Fotodinámica (PDT), que era similar, pero utilizaba un agente de "sensibilización" diferente. Una clínica en

Irlanda se especializa en la terapia CLT. El Dr. Ralph Moss los ha visitado y ha publicado un informe bastante entusiasta acerca de la eficacia de este tratamiento. Hay rumores recientes de que se está introduciendo en los E.U.A.

Vamos a citar un e-mail de una señora que visitó la clínica de Irlanda para este tratamiento a finales de 2002. Así es como ella describió el tratamiento:

"... La teoría detrás de CLT (PDT con un nuevo agente) es que uno ingiere un agente sensibilizante, éste se hace de la espirulina, que se adhiere casi exclusivamente a las células cancerosas y después con luz infrarroja y luz de LED que se proyecta en el cuerpo, activará el agente a través de la sangre (como si viajara a las células cancerosas en las sustancias semejantes al colesterol en la sangre), ocasionando una excitación celular y la creación de un ion de oxígeno (O-), un proceso oxidativo, que a su vez hace que las células de cáncer básicamente exploten.

Lynnette"

Problemas

Además del costo exorbitante ($20,000 dólares) y el hecho de que se tiene que reservar en la clínica de Irlanda con varios meses de anticipación, Lynette informa que han estado recibiendo muchas quejas sobre la falta de seguimiento después de que el paciente regresa a su casa -una parte esencial de este tratamiento. También hemos escuchado que los propietarios originales de la clínica se habían separado y que ahora administran clínicas que compiten entre sí en Irlanda.

"La Cura del Cáncer en una Noche"

Si usted ha leído hasta aquí, nos gustaría recompensarlo con la descripción de un método de curación que no sólo es una gran promesa, sino que además se ha utilizado con éxito en algunos "conejillos de indias" voluntarios con cánceres avanzados. Se le ha apodado "La Cura del Cáncer en una Noche" (OCC, Overninght Cancer Cure por sus siglas en inglés).

Este tratamiento económico y muy eficaz se describe en detalle en esta página web:

http://www.New-Cáncer-Treatments.org/Cancer/OCC.html

Como el autor de la página web, Webster Kehr, Presidente de la Fundación Independiente para la Investigación del Cáncer, dice:

"Este tratamiento del cáncer es nuevo. Es experimental, aunque se ha demostrado que es totalmente seguro, incluso para los pacientes con cáncer muy avanzado. En otras palabras, su seguridad no es experimental, sólo su eficacia es experimental. Este tratamiento se basa en gran medida en una gran cantidad de evidencia científica combinada con una teoría sólida del cáncer".

Este tratamiento es muy prometedor ya que no mata a las células cancerosas que causan todos los síntomas "de lisis" provocados por la "muerte" de las células de cáncer. En cambio, se mata al "microbio" dentro de la célula cancerosa (visto por primera vez por Royal Rife en la década de 1920 con su poderoso microscopio). La célula de cáncer vuelve luego al funcionamiento de operación normal celular, con la restauración del "Ciclo de Krebs" (también llamado el "ciclo del ácido cítrico") y la "Cadena de Transporte de Electrones" en la mitocondria.

Las mitocondrias son las moléculas dentro de la célula que producen la energía (también conocidas como ATP) y controlan la apoptosis o muerte celular. Ellas se encuentran inactivas en la célula cancerosa. Una vez que son reactivadas (como lo hacen con este tratamiento), la célula entonces activa nuevamente las propiedades de muerte celular (apoptosis) que es lo normal en células sanas. La célula cancerosa muere en su ciclo normal -no como una célula de cáncer, sino como si fuera una célula normal. Como tal, no satura el hígado, los riñones, el sistema linfático y otros órganos con células cancerosas muertas, como la mayoría de los otros tratamientos contra el cáncer lo hacen.

Si usted desea entender los detalles de este tratamiento que está respaldado por cientos de estudios y varios libros sobre el tema, por favor lea la descripción que Webster hace del tratamiento en el sitio web mencionado anteriormente. Si desea leer más sobre la teoría del cáncer, visite:

http://www.New-Cancer-Treatments.org/Theory/CancerTheory.html

Muchas Terapias para el Cáncer

La amplia variedad de terapias contra el cáncer que han demostrado su eficacia durante los últimos 50 años **aturde la mente**. Nos limitaremos a enumerar algunas más de ellas, para proporcionarle las palabras que necesita para investigar más a fondo en Internet:

Hierbas Asiáticas
Ayurveda
Terapias Bioeléctricas
Calostro Bovino
Carctol
Chaparral
Medicina China
Clorela
Co-enzima Q10
Plata Coloidal
Concentrado de Aloe Vera
Desintoxicación
Terapia DMSO
Terapia Infrarroja Profunda
Germanio
Terapia Gerson
Terapia Hans Nieper, M.D.
Haelan 951
Homeopatía
Terapia de Hoxsey
Unidades Hiperbáricas
Hipertermia
Immunocal

IP6
Terapia de Cuerpo Completo Issels
Terapia Nutricional- Metabólica de Kelly
Lactoferrina
Terapia de Célula-Viva
Terapia Livingston Linfotónica PF2
Almohadillas Magnéticas para dormir
Tratamientos Cuerpo-Mente
Mistletoe (Iscador)
Dieta Anti-Cáncer de Moerman's
MycoSoft
N-Tense
Jugo Noni
Oncotox
Terapia de Ozono
Psicoterapia
Terapia de Peróxido
Hierbas de la Selva Lluviosa
Selenio
T-Plus
Ukrain
VG-1000
Terapia Wigmore

... Y muchas más...

Revise algunas de ellas en su motor favorito de búsqueda en la web. Usted se sorprenderá de la gran cantidad de material acerca de ellas. Hemos tratado de evitar la sobrecarga de información en este libro cubriendo en detalle los tratamientos que usted debería considerar seriamente. Obviamente, esto es una cuestión de criterio. No estamos descartando ninguna de la lista anterior. Algunos pacientes con cáncer han sido sanados por alguna de ellas.

Conclusión

No confíe en el "sistema" para cuidar de su cáncer o el de su ser querido. Vuélvase **proactivo.** Realice la investigación. Obtenga conocimiento. **El conocimiento es poder.**

Conozcan esto. **Ahora existen** muchos diferentes enfoques prometedores para la curación del cáncer y/o para la prevención de su recurrencia.

Es posible que desee viajar a las Bahamas, México, Alemania o España, pero usted no tiene que hacerlo más. Su tienda local de alimentos naturistas maneja las cosas que usted necesita o puede solicitarlos a las fuentes que enlistamos en este libro.

Es posible que desee encontrar a un médico que le ayude a utilizar estos tratamientos para mejorar el resultado de la terapia "convencional" y monitorear su progreso. Es posible que usted desee **evitar la terapia convencional por completo.**

La curación sin ninguna asistencia médica, hoy en día, es totalmente posible. Si se siente cómodo con ello, lleve a cabo su propia curación y sus exámenes. Si no, al menos**, comience con el régimen de auto-tratamiento,** mientras busca a ese médico o clínica perfecta. Hay uno por ahí. Nosotros nunca elegiríamos a un oncólogo, radiólogo o cirujano de cáncer. Su elección puede ser diferente de la nuestra, pero continúe con la búsqueda. Sabemos de médicos competentes que utilizan técnicas de curación suaves y no tóxicas en los Estados Unidos, Canadá, México, Singapur, Malasia, Gran Bretaña, Alemania, América del Sur y muchos otros países. Utilice los directorios que proporcionamos en el capítulo 1 de este libro o explore los recursos en el capítulo 6.

No Espere por más Evidencias

Muchas de estas terapias **"alternativas"** necesitan urgentemente más investigación para sacar todo su potencial. El Dr. Robert C. Atkins, a quien muchos de ustedes conocen ya, debido a sus libros de nutrición, lo expuso muy concisamente. Él dijo:

*"Han existido muchas **curas** para el cáncer y todas han sido despiadada y sistemáticamente reprimidas con una minuciosidad tipo Gestapo, por el sistema del cáncer. El sistema del cáncer es el sombrío grupo de la Sociedad Americana del Cáncer, los principales hospitales de cáncer, el Instituto Nacional del Cáncer y la FDA. La parte de sombra es el hecho de que estas instituciones respetadas están muy dominadas por miembros y amigos de miembros de la industria farmacéutica, que se benefician tan increíblemente de nuestra gran obsesión con la quimioterapia".*

Es difícil para la mayoría de los estadounidenses creer que terapias válidas que salvan vidas están siendo **suprimidas deliberadamente**. Simplemente eso no parece posible en los Estados Unidos modernos. Desafortunadamente, la mayoría de los estadounidenses están **totalmente equivocados**. El sistema de cáncer tiene una historia de noventa años de corrupción, incompetencia y **supresión deliberada** de terapias contra el cáncer que realmente funcionan. Esto incluye los fraudes y manipulación de los ensayos clínicos en las principales instituciones con el fin de desacreditar las terapias no tóxicas y naturales. Barry Lynes ha documentado esto en su libro "The Healing of Cancer" (*La Curación del Cáncer)* así como Daniel Haley en su libro "Politics in Healing" (*Política en la Curación).* Véase el Apéndice A para obtener más información sobre estos libros. Como dice Lynes, *"La Sociedad Americana del Cáncer no está interesada en una cura. Se iría a la quiebra".*

La Investigación acerca del Cáncer es Fraude

El dos veces ganador del premio Nobel Linus Pauling resumió muy bien la situación cuando dijo: *"Todo el mundo debe saber que la guerra contra el cáncer, es en gran parte un **fraude** y que el Instituto Nacional del Cáncer y la Sociedad Americana del Cáncer son negligentes en sus deberes, respecto a las personas que les dan su apoyo".*

Según Barry Lynes, "Como mínimo, la Sociedad Americana del Cáncer ... debería ser investigada por el Departamento de Justicia de Estados Unidos por **fraude**, falsa publicidad, **conspiración** y una variedad de otros crímenes de leyes antimonopólicas".

Estrechamente vinculado a la Sociedad Americana del Cáncer, a través de consejeros comunes, está el Instituto Nacional del Cáncer. Financiado por el gobierno y fundado en 1937, esta agencia cuenta actualmente con un presupuesto de más de 4 mil millones de dólares al año. ¿No esperarías que una agencia de este tipo fuera un catalizador para la innovación? ¿No deberían alentar abiertamente cualquier nueva técnica o método que pudiera frenar el número de muertes de la epidemia de cáncer que reclama 10.000 vidas estadounidenses cada semana?

El NCI (Instituto Nacional del Cáncer) es todo lo contrario. Es un guardián represivo del status quo que financia una "red de viejos amigos" comprometido con la quimioterapia y la radiación. Ellos conspiran activamente con otras agencias del gobierno para **hostigar o frustrar** innovadoras terapias alternativas contra el cáncer.

En lugar de servir al público, *"la NCI creó un refugio burocrático para el cientificismo, lleno de procedimientos de **comités, sobornos, colusión con las compañías farmacéuticas y bloqueos interminables** para los verdaderos combatientes innovadores del cáncer"*, como Barry Lynes observa en su libro *"La Curación del Cáncer"*.

Lo que el NCI hace con sus $4 mil millones de dólares de impuestos cada año es una forma de corrupción única en la historia de la ciencia. La NCI distribuye estos miles de millones en ayudas a la investigación y, junto con la ACS (Sociedad Americana del Cáncer, por sus siglas en inglés), marca las tendencias dominantes en la investigación. Increíblemente, el 90% de los miembros colegas del comité de revisión de la NCI, consiguen dinero para su propia investigación. El 70% del presupuesto de investigación de ACS va a las personas o instituciones con las que los miembros de la junta de ACS están personalmente afiliados.

"En cualquier otra rama del gobierno, sería una práctica corrupta que las personas que dan el dinero y las personas que lo reciben sean las mismas", dice el Dr. Irwin Bross, ex-Director de Bioestadística en el famoso Roswell Park Memorial Institute, el hospital para la investigación del cáncer más antiguo del país. Al testificar ante un subcomité del Congreso, el Dr. Bross añadió: **"Se trata de una práctica corrupta, incluso cuando se le llama "revisión por colegas" o "investigación del cáncer"... No vale la pena que ésta trampa que es el NCI sea renovado y simplemente debería ser eliminado".**

No sea Usted una Estadística

Usted no necesita ver más allá de las **estadísticas acerca de las muertes por cáncer.** Las tasas de mortalidad de los seis principales tipos de cáncer mortales- cánceres de pulmón, colon, seno, próstata, páncreas y ovario- o bien han permanecido igual o aumentado durante los últimos **sesenta años.** Si se trata de una "Guerra Contra el Cáncer" **hace tiempo que se ha perdido.**

A diferencia de muchos otros países, los Estados Unidos apoya sólo a **un tipo de medicina.** Debido a esto, a los estadounidenses se les han negado muchos aspectos vitales de la **ciencia y el arte de la curación.** *"Su doctor familiar ya no es libre de elegir el tratamiento que él o ella sienta que es mejor para usted, debe seguir los dictámenes establecidos por los médicos, cuyos motivos y alianzas son tales que sus decisiones pueden no ser del mejor interés para usted"*, dice el Dr. Alan Levin.

Su Derecho a Elegir

El derecho más fundamental de los pacientes- **la libertad de elección médica-** se ha perdido en este país. El derecho del monopolio médico para **ganar dinero,** está antes que su derecho a decidir- en consulta con su médico- cuál terapia para el cáncer sería la mejor para su condición en particular. La siguiente carta elocuente y conmovedora ilustra el **dilema que enfrenta** el paciente con cáncer. El autor es un psicólogo.

"Mi esposa fue diagnosticada con cáncer de ovario terminal hace cinco años. Ella está viva, bien y sana debido al tratamiento para el cáncer no-aprobado y no-convencional".

Estoy escribiendo esto como una carta de protesta y en un intento de educarlo a usted y, posiblemente, salvar su vida o la de su esposa o su hijo. No soy un fanático loco, sino que soy un hombre de 48 años que, hace cinco años, tuvo que decidir qué hacer con la finalidad de tratar de salvar la vida de su esposa. Buscamos e investigamos nuestras opciones y tomamos una decisión informada e inteligente de buscar algo distinto de lo que se ofrecía a través de la medicina tradicional en este país.

Estoy frustrado y muy enojado ya que he tenido que llevar a mi esposa fuera de este país; tuve que pelear contra mi compañía de seguro médico debido a que su tratamiento era "no aprobado", y tuve que pelear para obtener sus medicamentos, ya que son "no autorizados" y están sujetos a decomiso. Ha sido una batalla el poder facilitarle un tratamiento alternativo contra el cáncer.

Ahora sé que hay una guerra financiera en marcha y las víctimas son los millones de personas a quienes les han sido negados tratamientos alternativos contra el cáncer debido a que la AMA o la FDA o alguien ha decidido que nosotros sólo podemos ser sometidos a un tratamiento que es aprobado... No hay derecho a la vida o la libertad en este país cuando se trata de la libertad de elección en la medicina. Sólo existe la coacción y la subversión y la codicia- y personas que mueren. Somos los prisioneros financieros de la AMA y la FDA y nos están matando en nombre de los **tratamientos aprobados.**

Mi esposa casi fue una víctima; y si usted permite que esto continúe, entonces un día usted se convertirá en una víctima también.

Por favor, ayude a hacer algo para traer la verdad, la cordura y la moral de nuevo al Sistema de Salud en los Estados Unidos".

CAPÍTULO 8:
LOS METALES PESADOS
Y LA QUELACIÓN
Por el Dr. Carlos M. García

(En este capítulo, el Dr. García, uno de los expertos más experimentados sobre la Quelación en el mundo, describe los diferentes usos y métodos de esta terapia).

La Terapia de Quelación (key-lay-shun, como se pronuncia en inglés) ha sido aplicada desde el fin de la segunda guerra mundial. Ésta es una terapia extraordinaria para la limpieza arterial. Tiene una habilidad para remover efectivamente la placa, el colesterol y los metales pesados que congestionan, restringen e impiden la circulación de la sangre y el oxígeno a través de kilómetros de vasos sanguíneos dentro del cuerpo.

Mi opinión clínica es que la terapia de quelación es una alternativa segura y efectiva a la cirugía de BYPASS, angioplastia y los estents. En mi experiencia clínica tuve resultados positivos el 85% del tiempo en el que la utilicé.

EDTA y Quelación del Plomo

Algunos de ustedes pueden tener la edad suficiente para recordar la frase "saquen el plomo". Esto resultó debido a las pinturas con base plomo que se utilizaban en toda la flota naval de la Armada de los Estados Unidos durante la Segunda Guerra Mundial. Todas las pinturas eran a base de plomo en aquellos días. Desafortunadamente el plomo tiene la indeseable propiedad de ser capaz de penetrar la piel humana, causando entonces envenenamiento. Para el fin de la segunda guerra mundial, la Armada de los Estados Unidos tenía un "Barco Lleno" de marineros con envenenamiento por plomo. Del EDTA (ácido tetra-acético etileno de di-amina) se sabía que se asociaba al plomo y ayudaba a removerlo de las víctimas intoxicadas con él.

Enfrentados con el dilema de los marineros intoxicados por plomo, la Armada de los Estados Unidos inició el tratamiento con aplicación intravenosa de EDTA. Afortunadamente los marineros respondieron favorablemente. Debido a que ésta era una nueva terapia y había muchos factores desconocidos, a los marineros tratados con EDTA se les dio un seguimiento médico. Para la enorme sorpresa de los doctores, aquellos marineros tuvieron una menor incidencia de enfermedad cardiovascular comparados con los otros que no recibieron la terapia de quelación con EDTA.

¡Tampoco desarrollaron las complicaciones del envenenamiento por plomo!

Esta observación clínica provocó que algunos doctores iniciaran pruebas clínicas para ver los efectos fisiológicos del EDTA sobre voluntarios durante los años cincuenta.

Estos pioneros estaban "escribiendo el libro" y desafortunadamente algunos voluntarios sufrieron daño renal causado por la terapia intravenosa al estar siendo desarrollada. En defensa de estos precursores médicos, podemos mencionar que no tenían la tecnología rudimentaria que, nosotros los médicos, tomamos como un hecho hoy día, tales como un simple examen de sangre para evaluar la función renal. Es este desafortunado incidente en los años cincuenta lo que causó que la medicina tradicional los dirigiera mal, a ustedes, los pacientes, sobre la seguridad de la terapia de quelación con EDTA.

¿Es Segura?

¿Por qué me siento cómodo al hacer la declaración de que la quelación es útil y segura? He supervisado y/o aplicado más de 70 mil terapias de quelación intravenosa. Nunca hubo, ni siquiera una vez, alguna complicación relacionada con falla renal. Yo soy uno de los terapistas con más experiencia del mundo en la aplicación de la terapia de quelación. En algún tiempo yo tuve la clínica de quelación más grande del mundo. Aparentemente tuve el suficiente éxito como para haber sido detectado por nuestro Gobierno y fui **premiado** con una redada por agentes federales en el año 2005. Lo que voy a compartir con usted es mi conocimiento y mi experiencia clínica de primera mano.

EDTA en Acción

Yo no sé el mecanismo exacto de acción de EDTA dentro del cuerpo humano. Yo sé que nadie sabe exactamente cómo trabaja ningún medicamento. Lo que yo puedo atestiguar es que cuando se hace correctamente, alrededor del 85% de los pacientes a los que se les aplica EDTA, tienen una reversión en la presión arterial alta, diabetes tipo II, mala circulación, síndrome de pierna inquieta y disminución en los síntomas después de una embolia. También se ha evitado la necesidad de cirugía vascular e incluso se ha revertido la gangrena. Muchos pacientes han afirmado que la terapia ha incrementado su energía. La terapia de quelación, no es un cura-todo, pero es natural. Yo he hecho personalmente más de 125 diferentes tipos de quelación.

Cuando mi padre, que entonces tenía 78 años de edad, presentó un 75% de oclusión de su arteria carótida, sus doctores le recomendaron cirugía. Traté a mi padre con quelación con EDTA para un total de 85 aplicaciones y le repetí los estudios de la carótida. Los estudios posteriores a la quelación confirmaron que mi padre tenía bloqueado para entonces solo el 30%, que es fisiológicamente compatible con una vida normal.

Mi experiencia no es única; en 1993 dos doctores daneses, Hancke y Flytlie, publicaron un estudio de 470 pacientes. Lo que encontraron fue que el 90% de los 265 pacientes con enfermedad coronaria se mejoraron; 58 de 65 pacientes evitaron cirugía de *bypass* arterial de vías coronarias; 189 de 207 pacientes que requerían nitroglicerina pudieron reducir su consumo y 24 de 27 pacientes que esperaban una amputación evitaron la cirugía y pudieron salvar sus extremidades. Para resumir, sus estudios confirmaron cerca de un 85% de tasa de eficacia.

¿Por qué No Es Utilizada Más Ampliamente?

La pregunta más frecuente que me hacen los pacientes es: ¿Si la quelación es tan buena, por qué no la utilizan más doctores? La respuesta es que el EDTA ha estado en el mercado desde hace tanto tiempo que su patente ha expirado. Por lo tanto el margen de ganancias del Cartel Farmacéutico (Big Farma) es insignificante. Se hace mucho más dinero presionando con recetas para la utilización de medicinas de patente. El cuidado de la salud no es rentable. Sin embargo, ¡El cuidado de la enfermedad si lo es!

¿Qué Es la Terapia de Quelación?

Entonces, ¿Qué es la terapia de quelación? La terapia de quelación es la infusión intravenosa de EDTA, un aminoácido. Su aplicación es muy sencilla. Se inicia con una sencilla canalización en la vena del paciente. Una mezcla de fluidos que incluyen al EDTA es administrada lentamente al paciente. El objetivo es el de limpiar las arterias. Aunque aquí estamos limitando nuestra discusión al EDTA, por favor estén conscientes que la quelación es un proceso normal hecho por la propia naturaleza dentro de nuestros cuerpos cada día. Por ejemplo, cuando la hemoglobina se asocia al oxígeno, la hemoglobina está quelando al oxígeno.

¿Cuáles son los efectos secundarios de la terapia de quelación?

Si se hace correctamente, la terapia de quelación es una manera natural y segura de ayudar a desintoxicarse uno mismo. Los pacientes bajo la terapia de quelación deben de tener una buena suplementación nutricional de manera continua, porque esta terapia va a extraer algunos de los nutrientes del cuerpo. Deben de comer antes y durante la terapia e hidratarse bien.

¿Dónde puedo encontrar un Doctor certificado en quelación?

El sitio web http://www.ACAM.org contiene una lista completa de todos los doctores especialistas en quelación a nivel mundial. ACAM es el acrónimo para el American College for Advancement in Medicine (Colegio Americano para el Avance en la Medicina). ACAM es una de las más grandes organizaciones médicas integrales (holísticas. N. del traductor) dentro de los Estados Unidos, junto con el ICIM, el International College of Integrative Medicine (Colegio Internacional de Medicina Integrativa) http://www.icimed.com.

¿Qué tipo de pruebas debe de hacerse antes de iniciar la quelación?

Una historia clínica completa, estudios físicos y de laboratorio basados en la historia médica del paciente es lo mínimo antes de iniciar la quelación. En Utopia Wellness, mi clínica en Florida, también hacemos un estudio Doppler vascular periférico complementario. Este nos da un parámetro base y nos ayuda a confirmar la eficacia durante el curso del tratamiento.

¿Cuál es el rol de la quelación como un tratamiento contra el cáncer?

Alrededor de 1958 un estudio fue iniciado en un pueblo suizo con 231 adultos viviendo cerca de una autopista muy transitada. En 1961, 59 de los 231 adultos fueron tratados con quelación con EDTA. Se les dio seguimiento durante 18 años confirmando que solo uno de los 59 pacientes tratados con la quelación con EDTA murió de cáncer (1.7%) mientras que 30 de los 172 residentes no tratados (17.6%) murieron de cáncer. Éste es el único estudio de su tipo realizado del que yo tengo conocimiento. En él se sugiere que la quelación con EDTA puede reducir la incidencia de cáncer tanto como en un 90%.

En Utopia yo hago que a mis pacientes con cáncer se les aplique la quelación tanto como para incrementar los niveles de calcio en suero como para también incrementar el flujo de oxígeno a través del cuerpo. Muchos médicos afirmaran que la quelación reduce el calcio en suero. Sí lo hace, pero de lo que muchos médicos no están conscientes es que, conforme los niveles de calcio en el suero bajan, las glándulas paratiroideas se estimulan para segregar calcitonina, que es crucial para la absorción gastrointestinal del calcio.

¿Se han preguntado por qué los estadounidenses tienen tan alto grado de osteoporosis a pesar de ser alimentados forzadamente con comidas suplementadas con calcio? La absorción de calcio requiere más que solo calcio... entonces el efecto importante de la terapia con quelación con EDTA es la de revertir la osteoporosis y facilitar la absorción gastrointestinal del calcio. Este es un ingrediente básico para un sistema inmunológico poderoso tal y como se identificó en la década de los años 10´s por el famoso Dr. Cirujano Dentista Weston Price.

¿Es adecuada la quelación oral?

Muchas veces se me pregunta si la terapia de quelación oral es tan buena como la terapia de quelación intravenosa. Mi respuesta es no, porque no absorbemos el 100% de lo que ingerimos. Nosotros absorbemos cerca del 5%. Usted no será capaz de absorber suficiente EDTA a través de su sistema digestivo para lograr una diferencia clínica significativa. Adicionalmente, hay elementos que se asocian al EDTA que están libremente disponibles en nuestro tracto gastrointestinal. La asociación de estos elementos con EDTA previene su absorción.

¿Qué hay de los supositorios de EDTA?

Esta es otra manera de llevar el EDTA al sistema circulatorio. Desafortunadamente, una vez que el supositorio está en su lugar, la absorción procede a un paso no uniforme. Un ingreso extremadamente rápido de EDTA causa una caída fuerte en los niveles de calcio en suero y surgen complicaciones por hipocalcemia (nivel de calcio bajo), por ejemplo irregularidades cardiacas, dolores musculares, etcétera.

¿Qué preguntas debería yo hacerle al Doctor acerca de la terapia de quelación?

1. ¿Qué cantidad de EDTA administra?
Respuesta: si el paciente está saludable, debería de ser de alrededor de tres gramos

2. ¿Cuánto dura cada sesión?
Respuesta: Debería de durar un mínimo de 2 ½ horas.
Nota: Si el doctor dice de 1 ½ a 2 horas, pregúntele si él usa "medias bolsas". Yo nunca utilizo medias bolsas como mi estándar.

3. ¿Cómo calcula el número de sesiones que yo necesito?
Respuesta: En Utopia nosotros utilizamos estudios vasculares periféricos u otros estudios vasculares.

4. ¿Cómo sé que la quelación está trabajando para mí?
Respuesta: En Utopia nosotros repetimos los estudios vasculares periféricos cuando se llega a entre 25 a 30 aplicaciones. Hacerse los estudios prematuramente dará malos resultados. Las terapias naturales requieren de tiempo para funcionar.

5. ¿Qué tan seguido puedo aplicarme la quelación?
Respuesta: En Utopia lo máximo que administramos es 3 veces por semana, asegurándonos de que hay al menos un lapso de 24 horas entre aplicaciones.

6. ¿Qué pasa si yo tengo enfermedad renal?
Respuesta: la quelación aún puede ser aplicada, pero se requiere más vigilancia, con más análisis de sangre y más frecuente.

Conclusión: Yo pienso que la terapia de quelación es una piedra angular en el mantenimiento de un cuerpo saludable.

¿Qué hay acerca de la toxicidad por metales pesados?

Yo les digo a mis pacientes que la acumulación de metales pesados - arsénico, cadmio, plomo y mercurio – dentro de nuestros cuerpos es potencialmente dañina y peligrosa. Los metales pesados pueden facilitar una disfunción del sistema nervioso central y periférico. Desafortunadamente, a los doctores tradicionales no se les educa en los peligros de la intoxicación por metales pesados.

Una de las preguntas que se hacen más frecuentemente es: "¿Cómo confirmo que tengo envenenamiento por metales pesados?" Muchos doctores se basan en los análisis de cabellos para decidir si un paciente tiene o no toxicidad por metales pesados. El mayor problema clínico que tengo yo con el análisis de cabello es que algunos médicos lo entienden mal o no interpretan correctamente los resultados del análisis. Si la prueba de cabello confirma niveles elevados de metales pesados significa que el cuerpo del paciente es capaz de secuestrar y excretar ese metal pesado específico a través de los folículos de cabello. En otras palabras, la habilidad para detoxificar los metales pesados del cuerpo de uno, usualmente resulta en niveles elevados de metales pesados, confirmado por éste análisis.

La segunda objeción que yo tengo con el análisis de cabello es que no hay una medida cuantitativa del nivel en suero (sangre), que más directamente impacta en la salud. En Utopia utilizamos con prudencia el análisis de cabello y cuando se nos presenta el análisis de cabello como evidencia única y presunta prueba de envenenamiento y toxicidad, nosotros buscamos la confirmación con estudios de sangre u orina.

Entonces, ¿Cuál es la manera apropiada para la evaluación de toxinas por metales pesados? Idealmente, yo preferiría una muestra de sangre y de orina para confirmar niveles elevados. Prácticamente el análisis de sangre para la determinación de toxicidad por metales pesados es sustancialmente más caro que los análisis de orina. En la fase de intoxicación aguda, la evaluación inicial tanto de la orina como de la sangre confirmarán niveles elevados.

Para estos casos nosotros tratamos al paciente con el agente quelante apropiado: DMPS o DMSA para mercurio; EDTA para todos los otros metales pesados y; Desferal para fierro. Estos tratamientos se siguen aplicando durante el período de tiempo que sea necesario, como lo sugieran los análisis periódicos de sangre y/u orina.

Como la mayoría de ustedes saben, cuando la gente es expuesta inicialmente a metales pesados, por ejemplo plomo, se sienten terriblemente. La gente se siente terriblemente porque los niveles en sangre (suero) nos hacen sentir enfermos. Esta es la fase aguda. En un intento por contrarrestar esta agresión, el cuerpo almacena los metales pesados dentro de nuestras células.

Es en este proceso durante el cual nuestro cuerpo contrarresta esta agresión, cuando los metales pesados penetran las células y en el que el daño real ocurre. Mientras el cuerpo mueve los metales pesados de la sangre a nuestras células, los niveles en sangre caen y el paciente se siente mejor. La habilidad del cuerpo para contrarrestar los metales pesados es tan grande que cuando se hace un análisis de sangre, éste puede confirmar niveles no tóxicos. Sin embargo está, de hecho, severamente intoxicado. Aunque no hay síntomas clínicos, fuertes efectos neurológicos pueden aún desarrollarse.

Este era el rompecabezas que se veía con el envenenamiento por plomo en los años cincuenta. Los niños podían comer pintura en base plomo, porque los niños ponen cosas en sus bocas y se sentirían enfermos. Si fuera llevado al doctor inmediatamente, el chico mostraría los resultados de los estudios de sangre confirmando los niveles elevados de plomo en sangre. Un tratamiento se seguiría inmediatamente.

Sin embargo si fuese examinado algunas semanas o meses más tarde, los análisis de sangre del niño no mostrarían envenenamiento por plomo. Clínicamente aparentaría estar recobrándose de una fase aguda de una "enfermedad" no identificada. Este mismo niño en alrededor de un año más tarde, empezaría a mostrar síntomas clínicos de niveles elevados de plomo intracelular. Esto se mostraría como daño al sistema nervioso y un atrofiamiento de su capacidad de aprendizaje.

Entonces, ¿Cuál es la manera correcta para evaluar la intoxicación crónica por metales pesados? Primero, debe de haber una historia que sugiera exposición a dichos metales. Segundo, hay usualmente algunos cambios neurológicos asociados con la exposición crónica toxica que debe de ser confirmado en el examen físico. Yo menciono "usualmente" porque en los Estados Unidos la mayoría de los doctores ignoran el envenenamiento por metales hasta que es eminente clínicamente, por ejemplo, un problema grave. Entonces para la exposición crónica a metales pesados, evaluamos el grado de estos metales a nivel intracelular contrarrestados utilizado una prueba de inducción.

¿Cómo se hace una prueba de inducción?

Nosotros le extraemos sangre al paciente y le pedimos una muestra de orina. Estas son enviadas al laboratorio para un análisis de todos los metales pesados, no solo para plomo y mercurio. Aunque el primer juego de muestras de orina y de sangre confirmen o no niveles elevados de metales pesados, el paciente es iniciado en la terapia con el agente quelante apropiado. Después de alrededor de cinco quelaciones, se obtienen nuevamente muestras de sangre y orina las cuales son enviadas para su análisis.

El propósito de la terapia de cinco quelaciones es para ayudar a extraer los metales pesados que se encuentran dentro de las células del cuerpo. Conforme los metales pesados son quelados dentro de las células, el paciente usualmente empieza a sentirse enfermo como se sintió en la fase aguda. Gradualmente el paciente se sentirá mejor. Al paciente se le continua en las terapias de quelación hasta que los análisis de sangre y orina confirmen niveles de metales pesados extremadamente bajos o no existentes. Una prueba de inducción debería tomar alrededor de dos a tres semanas. Los resultados de los exámenes de metales pesados normalmente se llevan alrededor de dos semanas.

¿Cuáles son los agentes quelantes?

EDTA (etileno di-amina ácido tetracético) fue discutido en los párrafos anteriores. No hay un nivel de plomo dentro del cuerpo humano que sea seguro. La quelación con EDTA debe de ser realizada bajo el cuidado de un profesional médico experimentado. Los síntomas de envenenamiento por plomo incluyen: dolor abdominal y cólico, pérdida cognitiva, neuropatía periférica, dolor en articulaciones, disfunción sexual y anemia.

DMPS (ácido sulfónico dimercaptano propano). Además de asociarse químicamente al mercurio, es útil para el talio, cobre, arsénico y plomo. Es soluble en agua. El azufre que contiene el DMPS provoca que la orina huela como huevos "podridos". Un médico con experiencia debería de determinar la dosis. Este debe ser utilizado solo bajo supervisión médica. El DMPS puede ser formulado como supositorio, por lo que es mi agente quelante preferido cuando trato a niños diagnosticados con autismo.

DMSA (ácido succínico dimercaptano). Es un agente quelante específico para el mercurio, soluble en agua y de administración oral, intravenosa o vía rectal por supositorio. Está a la venta por receta médica. Sin embargo, se encuentra disponible como un suplemento dietético. Un médico experimentado debería de determinar la dosis. Este debe ser utilizado solo bajo supervisión médica.

Desferal es un agente quelante del fierro. Puede ser administrado por vía intramuscular, subcutánea o intravenosa. Un médico competente debe administrar el Desferal. Sus efectos secundarios incluyen: cambios en la visión, anormalidades auditivas, aumento en las pulsaciones del corazón, uñas o labios azules, diarrea, dolor abdominal, estertores, pesadez y falta de aliento. El Desferal no está indicado para la gente diagnosticada con hemocromatosis primaria.

D-Penicilamina. Este agente quelante está aprobado por la FDA como un antídoto para el envenenamiento por cobre y se enlaza con el mercurio también. Un médico experto debería de determinar la dosis. Este debe ser utilizado solo bajo supervisión médica.

¿Qué hay de las amalgamas de mercurio?

Las amalgamas de mercurio presentan otro enigma. Para poderlas remover correctamente usted necesita encontrar un dentista biológico competente. La mayoría de los dentistas no han sido educados para entender el daño potencial que están causando al utilizar mercurio en sus amalgamas. Tampoco han sido capacitados en cómo removerlas apropiadamente. Esto puede ser muy peligroso para su salud.

El Dr. Hal Huggins, un verdadero experto en toxinas dentales, tiene un protocolo específico para remover las amalgamas de mercurio de manera segura. La mayoría de los profesionales dentales no están conscientes de esto. Cada amalgama de mercurio genera un voltaje eléctrico medible. El Dr. Huggins inventó una máquina llamada "amalgametro" que mide este voltaje. Desafortunadamente la FDA no ve el valor que tiene la máquina del Dr. Huggins y aparentemente le ha dado problemas al doctor. ¿Se sorprende usted?

Yo me he removido todas las amalgamas de mercurio y las he sustituido con materiales compuestos. Bill también lo ha hecho, como también mi esposa y nuestros hijos.

Los pacientes me preguntan con frecuencia: "¿Qué materiales compuestos son buenos para mí?" Yo recomiendo que el paciente se haga la "prueba muscular" (Kinesiología aplicada) con los diferentes materiales para poder minimizar la incompatibilidad biológica o fisiológica.

¿Qué hay acerca de las piezas dentales con endodoncia?

Yo recomiendo que todos mis pacientes con cáncer u otras enfermedades crónicas, se extraigan todas y cada una de las piezas dentales con endodoncia. Creo que la supresión inmunológica y las toxinas de las piezas dentales con endodoncia, que ponen en peligro tu vida, exceden con mucho los beneficios cosméticos y las creencias dogmáticas de los dentistas y endodoncistas de que un "diente muerto" vale la pena conservarlo.

Una Recomendación General

Yo siempre comento con mis pacientes los aspectos más importantes para mantener su salud. Hay tres aspectos clave: Un componente emocional, un componente físico y un componente social. Si uno o más de estos están débiles, se dificulta mantener la salud.

Emocional. Encuentra un balance que haga resonancia con tu ambiente. Una de las mejores maneras es encontrar un propósito en tu vida. Para mis pacientes que piensan acerca de su retiro, yo siempre les recomiendo que encuentren un propósito. Aquellos pensionados que no tienen un propósito con sentido en su vida, parecen deteriorarse rápidamente.

Físico. Hay varios factores esenciales: Una dieta predominantemente alcalina; suplementos diseñados para reforzar su sistema inmunológico (refiérase al capítulo 5); Desintoxíquese con una limpieza de hígado, vesícula y una serie de irrigaciones de colon, terapia de quelación y ejercicio regular básico.

Social. Diviértase. La vida es bastante corta. Disfrútela mientras pueda. Rodéese de gente positiva- aquellos que ven el vaso "medio lleno".

Un consejo final: Cuando usted esté buscando un médico o profesional de la salud busque a alguien que vaya a tratarlo como si usted fuera parte de su familia. ¿Cómo hacer eso? Confíe en su instinto. Éste siempre sabe.

Es su salud.
Es su cuerpo.
Es su decisión.
Decida sabiamente.

Buena suerte…

¡Viva Largamente, Muera como Joven!

Gracias por leer este libro. Por favor lea los folletos sobre la prevención y el tratamiento del cáncer y otras enfermedades degenerativas basado en una dieta adecuada y ejercicio apropiado. Evitemos convertirnos en víctimas.

Si usted o un familiar o amigo sufren de dolores de espalda o diabetes, por favor lea esos folletos también.

Si usted está ya involucrado en la batalla por la supervivencia en contra del cáncer, nosotros esperamos sinceramente que le hayamos ofrecido elementos para combatirlo y darle esperanza.

¡Que Dios los Bendiga con una vida larga y saludable!!

Dr. Carlos M. García
Utopia Wellness Center
http://www.Utopiawellness.com
Clearwater, Florida.

Bill Henderson
Autor, "Cure Your Cancer" and "Cancer-Free"
Web site: http://www.Beating-Cancer-Gently.com
E-mail: uhealcancer@gmail.com

APÉNDICE A: RESUMEN DE LAS FUENTES DE INFORMACIÓN

El siguiente es un resumen de todas las fuentes mencionadas en éste libro y algunas otras de interés. Para ir a los sitios web mencionados, dé clic sobre el enlace subrayado (si usted está leyendo éste libro en su computadora). Su navegador se abrirá y lo llevará a la página web. Cuando usted cierre su navegador, inmediatamente regresará al mismo lugar en éste libro. Si usted está leyéndolo de manera impresa, tendrá que escribir la dirección web en la ventana de su navegador.

1. Cancer Is Curable NOW (El Cáncer Es Curable AHORA) --Un DVD de dos horas de duración, D. R. 2011 por Marcus Freudenmann.

Este extraordinario DVD le dará toda el respaldo que necesita para convencer a sus seres queridos que lo que usted está haciendo en contra del cáncer es sensato y lo sanará. Treinta expertos (incluyendo a Bill) comentan acerca de la curación del cáncer utilizando medios naturales. Muchos de ellos son doctores que están dirigiendo clínicas alrededor del mundo. Para el tiempo en que usted lea esto, la película puede estar ya en cinemas. Usted la puede ordenar ahora en http://CancerIsCurableNow.tv/?a=56.

2. The Only Answer to Cancer –Defeating the Root Cause of All Disease (La Única Respuesta al Cáncer – Derrotando la Causa Principal de Todas las Enfermedades) D.R. 2010 por el Dr. Leonard Coldwell.

El Dr. Coldwell ha recopilado extraordinaria cantidad de información sobre la sanación holística del cáncer. La segunda parte del libro es una gran serie de artículos de diferentes expertos.

> 3. The Definitive Guide to Cancer –An Integrative Approach to Prevention, Treatment and Healing (La Guía Definitiva Contra El Cáncer –Un Enfoque Integral para la Prevención, Tratamiento y Sanación). D.R. 2010 por Lise N Alschuler y Karolyn A. Gazella.

Si usted quiere una enciclopedia detallada sobre todos los tipos de cáncer, sus causas y su tratamiento, aquí lo tiene. Muy bien organizado y documentado. El único defecto: Ellos discuten las causas pero ni siquiera mencionan las toxinas dentales, la causa más común de todos los cánceres.

> 4. Rescued By My Dentist –New Solutions to Health Crisis, (Rescatado Por Mi Dentista –Nuevas Soluciones Para Crisis de Salud) D.R. 2009 por el Cirujano Dentista Douglas L. Cook.

Así que, aquí está la adición al punto número 2 anterior. El Dr. Cook ha estado sanando personas al limpiar sus mandíbulas por 55 años. Muchos casos y fotografías de sanaciones lo convencerán de encontrar un buen dentista...

> 5. The Roots of Disease –Connecting Dentistry and Medicine (Las Raíces de la Enfermedad –Conectando la Odontología y la Medicina), D.R. 2002 por el Cirujano Dentista Robert Kulacz y el Dr. en Medicina y Leyes Thomas E. Levy.

Aquí está el único libro que necesita sobre toxinas dentales y todos los tipos de condiciones degenerativas. El Dr. Kulacz fue tan hostigado después de que publicó este informe de sus siete años sanando y corrigiendo los errores cometidos por otros dentistas que tuvo que cambiar su nombre, dejar su profesión y esconder a su familia. Este es el libro que tiene que leer - ya sea que tenga cáncer o no.

6. *Outsmart Your Cancer – Alternative Non-toxic Treatments That Work, (Sea Más Inteligente que su Cáncer - Tratamientos Alternativos No Tóxicos que Si Funcionan) D.R.* 2009 por la Asistente Médico y Consejera Matrimonial, Familiar y de Menores Tanya Harter Pierce.

Tanya Pierce es una investigadora y escritora extraordinaria. Éste libro es una descripción verdaderamente completa de muchos de los tratamientos naturales contra el cáncer más populares. Ella ha dedicado 4 capítulos completos al Protocel y tiene un capítulo completo sobre "Dientes Tóxicos".

7. *Defeat Cancer -15 Doctors of Integrative and Naturopathic Medicine Tell You How (Derrote al Cáncer -15 Doctores en Medicina Holística y Naturopática le Dicen Como) D.R. 2011 por Connie Strasheim.*

Un libro muy útil para evaluar las clínicas de cáncer. La Sra. Strasheim ha viajado por todo el mundo para entrevistar a los directores de las mejores clínicas que pudo encontrar en el tratamiento natural del cáncer. Ella ha editado hábilmente las entrevistas para que sean un relato de lo que esas clínicas hacen. Once de los médicos son doctores en medicina que han roto con el molde de la medicina alopática.

8. *Accidental Cure –Extraordinary Medicine for Extraordinary Patients (Cura Accidental - Medicina Extraordinaria Para Pacientes Extraordinarios) D.R.* 2010 por el Dr. Simon Yu, Sitio web: http://PreventionAndHealing.com.

Éste es el libro por el Doctor en Medicina que describimos en el capítulo 6. Excelente libro.

9. *Extraordinary Healing – How the discoveries of Mirko Beljanski, the world's first green molecular biologist, can protect and restore your health (Sanación*

Extraordinaria - Cómo los descubrimientos de Mirko Beljanski, el primer biólogo "Verde" molecular del mundo, pueden proteger y restaurar su salud) D.R. 2011 por el Dr. L. Stephen Coles.

Como lo presentamos en el Capítulo 7, el Dr. Coles ha hecho un excelente trabajo en la descripción del desarrollo de Prostabel, Ladybel y otros productos de la investigación Beljanski.

10. Dr. Ralph W. Moss. Sitio Web:
http://CancerDecisions.com

Para una gran variedad de información acerca del cáncer, usted no podrá encontrar un mejor lugar que el sitio web de Ralph Moss. Artículos, blogs, reportes detallados sobre cada tipo de cáncer, todos los tipos de tratamientos alternativos --- está todo aquí. El Dr. Moss ha escrito 10 libros sobre cáncer.

11. *Alternatives* newsletter (Boletines Alternativos) por el Dr. David G. Williams. Sitio Web:
http://www.DrDavidWilliams.com

El Dr. Williams es citado extensamente en éste libro. Por más de 27 años él ha viajado por todo el mundo en búsqueda de las mejores curas para todas las enfermedades comunes. Su sitio web tiene un catálogo completo de sus boletines, organizado por temas.

12. *World Without Cancer – The Story of Vitamin B17* (El Mundo sin Cáncer - La Historia de la Vitamina B17) por G. Edward Griffin, actualizado en febrero de 2010.

La primera parte de éste libro presenta una historia detallada y documentada del Laetrile (Vitamina B17) y su uso en el tratamiento contra el cáncer. Describe a detalle la supresión de este compuesto por la Administración de Drogas y Alimentos de los Estados Unidos (FDA, por sus siglas en inglés) y la "amenaza del cianuro" utilizada para justificarla. La segunda parte cubre "Las Políticas de la Terapia del Cáncer". El autor describe una conspiración que involucra a magnates americanos, oficiales Nazis en la Alemania de Hitler y la industria farmacéutica en general. Abróchense sus cinturones. Éste es un libro muy bien escrito pero controversial. Para mayor información sobre el Laetrile/amygdalina/Vitamina B17, vea el Capítulo 7 de éste libro.

13. *The Healing of Cancer* (La Curación del Cáncer) por Barry Lynes, D . R . 1989.

Una tremenda revelación de la historia de la supresión durante 50 años de las terapias alternativas contra el cáncer por el "establishment" médico. El periodista americano Barry Lynes discute varios tratamientos alternativos en éste agudo análisis.

14. Creating *Health – How to Wake up the Body's Intelligence* (Cómo Crear Salud – Más Allá de la Prevención y Hacia la Perfección) por el Dr. Deepak Chopra, D.R. 1987.
Sitio web: http://www.chopra.com

Éste es el libro de mayor "impacto" del Dr. Chopra —el primero en el que creó un nuevo entendimiento de la salud y la enfermedad y el poder sanador de la mente. Él ha escrito desde entonces más de 25 libros, traducidos a 35 idiomas, y ha producido más de 100 series de audio y de video. En 1999, la Revista Time seleccionó al Dr. Chopra como uno de "Los 100 Iconos y Héroes del Siglo". Usted entenderá mejor su trabajo posterior si lee primero este libro. Sus teorías acerca de la interacción mente-cuerpo han sido ya probadas. La prueba científica es cubierta en el próximo libro de esta lista.

15. The Balance Within –The Science Connecting Health and Emotions (El Balance Interno - La Ciencia que Conecta la Salud con las Emociones), por la Dra. Esther M. Sternberg, D.R. 2000.

La Dra. Sternberg es una experta destacada sobre la interacción de los sistemas endocrino e inmune, con credenciales impresionantes que la avalan. Ella nos lleva de los orígenes de la medicina en Grecia, a las primeras escuelas de medicina en Padua, a la investigación moderna en Canadá y en los Estados Unidos. Ella describe claramente como venimos a entender la fisiología del estrés, como la mente influencia el cuerpo y como el cuerpo afecta la mente. Esta área de investigación, en la que la Dra. Sternberg ha sido una de las científicas más prominentes por al menos una década, nos está llevando a nuevos entendimientos y tratamientos de las enfermedades relacionadas con el estrés de la vida moderna.

16. American Holistic Health Association (Asociación Americana para la Salud Holística), Apartado Postal 17400, (Asociación Para la Salud Holística Americana) Anaheim, CA 92817 Tel: (714)779-6152 Sitio Web: http://ahha.org/ahhasearch.asp

En esta página web, usted puede introducir los criterios de búsqueda (código postal, código de área telefónica, estado, especialidad, etcétera) y obtener una lista de doctores "holísticos" con sus especialidades en la región buscada.

17. American Holistic Medical Association (Asociación Americana de Medicina Holística). Sitio web: http://www.holisticmedicine.org/

Usted puede introducir su código postal y encontrar a los miembros de esta asociación que estén más cerca de usted.

18. The Simonton Cancer Center (El Centro para el Cáncer Simonton).
Sitio web: http://www.simontoncenter.com/

El Dr. Simonton es famoso por realizar los primeros estudios sobre el uso de la mente para sobreponerse al cáncer y a otras enfermedades. Usted puede querer leer su libro *Getting Well Again (Recuperando su Salud Nuevamente)*. En él se cubren los procesos mentales esenciales para recuperarse de cánceres avanzados y terminales así como de otras enfermedades graves.

19. WebMD Health. Sitio web: http://my.webmd.com

Un sitio web **muy completo** que cubre todos los aspectos del cuidado de la salud -convencional y alternativa/ complementaria. Este sitio web es un ejemplo perfecto de la información disponible a través de internet. La capacidad de búsqueda, foros de discusión, resultados de investigación, etcétera. **Completo** y que cubre todo. Este es también una muestra de una de **las razones principales por las que escribimos este libro.** La gente ordinaria necesita una guía para la gran cantidad de información disponible. Sin esta guía, ésta búsqueda puede resultar **abrumadora.**

20. American Diabetes Association (Asociación Americana de Diabetes)
Sitio web: http://diabetes.org

Un sitio web completo para los que padecen diabetes. Incluye los dos tipos, diabetes I y II. Se hace énfasis en la **dieta y el ejercicio.** Si usted tiene diabetes o sospecha que la tiene, **vaya aquí.**

21. *The Complete Encyclopedia of Natural Healing* (La Enciclopedia Completa de la Sanación Natural) por Gary Null, actualizado en 2010.

Gary Null ha estado actualizando este libro de referencia desde que fue inicialmente publicado en 1988. Está escrito por un experto para las personas comunes y corrientes. Las listas son por enfermedad, para que pueda buscar sobre lo que le aflige -asma, enfermedad coronaria, artritis, diabetes, alergias, cáncer, etcétera - y tome las vitaminas o hierbas que le son útiles para esa enfermedad específica.

22. Racketeering in Medicine: The Suppression of Alternatives (Chantaje Sistematizado en Medicina: La Eliminación de las Alternativas) por James P. Carter, Septiembre de 1992.

Carter nos describe a detalle como, por años, la Asociación Médica Americana, la Administración de Drogas y Alimentos de los Estados

Unidos y la industria farmacéutica han tratado de desacreditar métodos de tratamiento alternativos que son muchas veces más efectivos, menos costosos y menos invasivos. Él no aborda el tema de manera sensacionalista, pero lo documenta con evidencia sobre cómo los cuerpos de dirección que gobiernan la medicina moderna tienen intereses creados como para suprimir estos tratamientos y asegurarse de que la persona promedio nunca sepa acerca de ellos.

23. *Options –The Alternative Cancer Therapy Book (Opciones* -El Libro de la Terapia Alternativa del Cáncer) por Richard Walters, D.R.1993, publicado por Avery.

Una guía completa de todas las formas de terapia alternativa para cáncer conocidas en el tiempo en que éste libro fue publicado (1993). Walters ha documentado minuciosamente 28 de tales métodos. En mucho más detalle de lo que nosotros lo podemos hacer aquí, él expone la situación de la supresión de terapias válidas de cáncer como una práctica común del "establishment" americano del cáncer por al menos los últimos 60 años.

24. Dra. Lorraine Day. Sitio web:
http://www.drday.com

La Dra. Day es una cirujana ortopédica. Ella estuvo 15 años en el cuerpo docente de la Escuela de Medicina de la Universidad de California en San Francisco. Ella también fue la Jefa del Departamento de Cirugía Ortopédica en el Hospital General en San Francisco.

En su sitio web, usted podrá comprar un video en donde ella describe como se curó a sí misma de cáncer metastatizado de seno. Hay fotografías extraordinarias del tumor del tamaño de una toronja (pomelo) que sobresalía de su pecho. Muchos de sus videos sobre cáncer pueden ser comprados en su sitio web. Los títulos de los videos pueden darle una idea de su maravilloso mensaje de sanación:

"Cancer Doesn't Scare Me Anymore" (El Cáncer Ya No Me Asusta Más) "Drugs Never Cure Disease" (Los Fármacos Nunca Curan la Enfermedad) "Diseases Don't Just Happen" (Las Enfermedades No Solo Pasan) y "Sorting Through The Maze Of Alternative Medicine" (Andando a Través del Laberinto de Tratamientos Alternativos)

No se pierda éste **sitio web**.

25. The Cancer Cure Foundation (La Fundación para la Cura del Cáncer)

Una vez que usted haya leído nuestro libro, necesita explorar el sitio web de ésta fundación. Es una organización no lucrativa dedicada a proveer información sobre terapias alternativas contra el cáncer. En éste sitio, usted encontrará detalladas descripciones de múltiples clínicas alrededor del mundo. Están divididas en "Clínicas en los Estados Unidos", "Clínicas en México", y "Clínicas Fuera de los Estados Unidos y de México". Ellos han estado haciendo esto desde 1976, pero han adaptado su servicio muy eficientemente a la era de internet. Vaya a: http://cancure.org

26. Annie Appleseed Project (El Proyecto Annie Appleseed).

Una dama fenomenal. Ann Fonfa ha tomado la estafeta para todos los pacientes con cáncer de manera muy valiente y vivaz. Usted necesita llegar a conocer a esta dama. En su sitio web, de entre docenas de otras fuentes de información, usted será capaz de leer su diario de tres semanas que escribió durante su tratamiento exitoso contra el cáncer de seno en la Clínica Gerson en Tijuana, México. Ella cabildea constantemente para que se realice más investigación dentro del campo de la Medicina Alternativa y Complementaria (CAM). Ella está abogando por los intereses de ustedes. No se pierda este sitio:

http://www.AnnieAppleseedProject.org

27. Sitio web del Dr. Ron Kennedy.

Éste maravilloso sitio web del doctor contiene un resumen enciclopédico de todos los tratamientos alternativos. Incluso cuenta con un motor de búsqueda en donde puede usted ingresar el código postal y obtener una lista de doctores o dentistas en una o más de las especialidades "alternativas" en la región del país en la que usted vive.

http://www.medical-library.net/sites/adjunctive_therapies_for_cancer.html

28. Terapia de Potenciación de la Insulina (IPT, por sus siglas en inglés).

Si usted tiene cáncer, usted necesita considerar esta forma de quimioterapia de baja dosis. Los efectos secundarios son mínimos y sus efectos se magnifican varios miles de veces al utilizar una inyección de insulina alrededor de unos 30 minutos antes de administrar la droga de la quimioterapia (en una dosis muy baja). Éste sitio web incluye una lista de todos los médicos que están capacitados en esta importante terapia.

http://iptforcancer.com

Otro sitio web sobre la IPT es: http://iptq.com

29. El sitio web de Art Brown.

Art Brown ha escrito un libro similar a éste. Él es un activo participante en varios foros en línea relacionados con tratamientos contra el cáncer. Art es ex-empleado de La Fundación Para La Cura Del Cáncer. Su sitio web es:

http://www.alternative-cancer.net

30. Fundación Nacional de Investigación Contra el Cáncer

En el sitio web muy interesante de Fred Eichhorn, usted encontrará muchos testimonios de sobrevivientes de cáncer –de todos los tipos. Fred trabaja intensamente y cobra muy poco para ayudar a sanar a muchos pacientes con cáncer. Su sitio web es:

http://www.ncrf.org

31. CancerEducation.com

Es uno de los mejores y más completos sitios para información sobre el cáncer. Usted puede ver conferencias dadas por expertos famosos en cáncer. Un ejemplo: Una presentación de 71 minutos de diapositivas y conferencia dada por el Dr. William Fair. El Dr. Fair ha trabajado en el Hospital Memorial Sloan- Kettering Cancer Center en Nueva York por 18 años como urólogo. Él fue diagnosticado con cáncer de colon a principios de los años noventa. Después de dos sesiones con quimio y de dos recurrencias, él se curó a si mismo con métodos "alternativos" y se ha convertido en un fanático acerca de informar a las personas sobre del uso inadecuado de los tratamientos contra el cáncer en el sistema de medicina alopática (convencional).

http://www.CancerEducation.com

32. Life Extension Foundation (La Fundación para la Extensión de la Vida)

Una de las mejores fuentes de información acerca de la prevención de todas las enfermedades degenerativas, incluyendo al cáncer. Ellos publican una revista mensual y (por supuesto) una marca de suplementos. Sus precios no se acercan a los de Our Health Coop, así que use esto como una fuente de información solamente.

http://www.lef.org

33. *Beating Cancer With Nutrition (Venciendo Al Cáncer Con Nutrición)* por Patrick Quillin, actualizado en 2005.

Un libro útil para pacientes con cáncer para entender sus opciones de alimentación y una gran cantidad de excelentes recetas para ayudar a implementarlas. Una nota de precaución: Pat Quillin no ha escuchado de la dieta Budwig de queso cottage/aceite de linaza (vea el Capítulo 5).

34. *The pH Miracle (El Milagro del pH)* por el Dr. Robert Young, actualizado en 2010.

Aquí está la lógica definitiva detrás de la necesidad de su cuerpo de alcalinizarse para mantenerse saludable.

35. Lessons From The Miracle Doctors (Lecciones de Los Doctores Milagrosos) por Jon Barron, actualizado en 2008.

Un libro digital que se puede descargar en línea, de 169 páginas en formato PDF, que está lleno de información sobre cómo mejorar y conservarse bien. Cubre todos los tipos de enfermedades desde el punto de vista de la Medicina Complementaria y Alternativa (CAM). Lea las reseñas en Amazon.

36. El sitio web de Gavin Phillips.

Gavin es un paladín dedicado a las curas alternativas del cáncer. Su sitio web sin fines de lucro: http://www.cancerinform.org tiene una gran cantidad de información para usted sobre porqué necesitamos convertirnos en co-doctores. Primero, necesita leer el artículo que él escribió y que fue publicado en la revista "Clamor" en el 2001.

http://www.cancerinform.org/article.html

37. Direct Labs –Exámenes de sangre hágalo-usted-mismo.

Usted puede hacerse sus exámenes de sangre, incluyendo algunas pruebas de cáncer, sin tener que acudir a un Doctor para que le extienda una "receta" para el laboratorio. Dele un vistazo a éste sitio web:

http://www.directlabs.com/

Cuando usted les llame, ellos lo dirigirán con un laboratorio de exámenes de sangre de su localidad para extraerle la muestra. El laboratorio efectuará los exámenes y le enviará los resultados por correo en un claro español. Si usted prefiere, puede solicitar que los resultados le sean enviados a un doctor.

38. Natural Solutions Foundation (La Fundación de Soluciones Naturales)

Desde el 2004, el Dr. Rima Laibow y el Mayor General Albert Stubblebine III (Fuerzas Armadas de los E.U.A., Retirado) han viajado por el mundo promoviendo la libertad de escoger en los cuidados de la salud. Ellos han convencido a algunos gobiernos de apoyarlos en su lucha en contra del aumento en las limitaciones sobre el uso de suplementos naturales impuestas por la Comunidad Europea en países Europeos. Llamado "Codex Alimentarius", ésta ridícula limitación sobre los suplementos que usted utiliza puede llegar a los Estados Unidos pronto. Para ayudarlos a evitar esto, por favor contribuya a su esfuerzo en:

http://www.HealthFreedomUSA.org

39. "Cancer –Step Outside the Box" (Cáncer -Sálgase de la Caja) por Ty Bollinger

Después de perder a siete miembros de su familia por los métodos convencionales contra el cáncer, Ty Bollinger decidió hacer algo en relación a este flagelo. Él tiene su libro, "Cancer –Step Outside The Box", publicado en el 2006 y actualizado en el 2011, es extraordinario en su discusión detallada tanto de "la enfermedad" (nosotros preferimos llamarla "una reacción") como de su tratamiento.

40. "Reverse Aging" ("Revierte el Envejecimiento") por Sang Whang

¿Quiere prolongar su vida? El Sr. Whang le ha dicho cómo en su libro. Es tan simple como tomar agua "ionizada" con su alta alcalinidad. Ésta es la descripción más completa y convincente de ésta ciencia que hemos visto.

41. Raymond Francis y El Proyecto para Terminar Con las Enfermedades (TPED, por sus siglas en inglés)

Raymond Francis tiene un movimiento mundial en proceso llamado "The Project to End Disease" ("El Proyecto para Terminar Con las Enfermedades"). Para detalles de cómo puede usted ayudar, por favor vaya a http://www.TPED.org. El sitio web personal de Raymond es: http://www.BeyondHealth.com. Él acaba de publicar recientemente su último libro llamado "Never Fear Cancer Again" ("Nunca vuelva a Temerle al Cáncer").

Folleto #1: Detenga Su Envejecimiento con Dieta

"Algún día nos sentaremos a un banquete de nuestras propias consecuencias".
Robert Louis Stevenson

UNA DIETA SALUDABLE

Todos nosotros hemos leído sobre **dietas.** La mayoría de nosotros hemos intentado una o más. La mayoría de ellas han fracasado en términos de beneficio a largo plazo. ¿Por qué?

Las dietas son vistas como **temporales.** "Haré ésta dieta y perderé 10 kg.". ¿Y después qué? Para estar **sano por siempre**, usted simplemente debe adoptar **hábitos alimenticios** que sean saludables. Ninguna otra cosa funciona. Si usted no nos cree, pregúntele a sus amigos. Pregúnteles acerca de alguna dieta con la cual perdieron **permanentemente** xx kg. Haga su propia investigación.

Por ahora, asumamos que **ninguna dieta** vale ni el papel en el que está escrita. **Hábitos saludables de alimentación** es de lo que estamos hablando. Aquí hay dos libros –seleccionados de entre docenas de libros de nutrición y de dietas que hemos leído –que más le ayudarán.

"DIET WISE" ("DIETA INTELIGENTE")

Nosotros queremos comer saludable. **Por siempre**. ¿Qué es lo que eso requiere? Le dimos nuestro consejo para pacientes con cáncer en el capítulo 5. Hay un asunto más del cual debe de estar alerta. **Alergias a los alimentos**.

Consejo de un Verdadero Experto

Una de las personas más interesantes que Bill ha entrevistado en su programa de radio en la web es el **Dr. Keith Scott-Mumby**. Un médico totalmente acreditado en Gran Bretaña por 34 años. El Dr. Keith se mudó a los Estados Unidos hace algunos años. En Gran Bretaña, su especialidad era alergias a los alimentos. Él ha tratado a miles de pacientes, les ha ayudado a descubrir sus alergias a los alimentos y ha renovado sus vidas. Iniciando en 1985, él ha escrito **cinco libros** sobre el tema.

En su último libro, *"Diet Wise –Let Your Body Choose The Food That's Right For You"* ("Aliméntese Sabiamente -Permita Que Su Cuerpo Escoja Los Alimentos Que Son Correctos Para Usted") publicado en el 2007, el Dr. Scott-Mumby ha consolidado toda su experiencia en **un gran libro.** Sólo un par de ejemplos de su experiencia con sus pacientes de este libro debería de convencerlo para que lo lea.

Una de sus pacientes había estado sufriendo de problemas crónicos de salud por 20 años. Ella sentía que comía una dieta saludable con **muchos vegetales.** Una vez que el doctor Keith la convenció de intentar su procedimiento para la **"dieta de eliminación, confrontación y comparación"** ¡Ella encontró que era **alérgica a la lechuga**! Cuando ésta fue eliminada de su dieta, todos los síntomas desaparecieron en menos de un par de semanas.

Otra de sus pacientes había descubierto que era **alérgica a las papas**. Ella pensó que las había eliminado por completo pero algunos de sus síntomas continuaron. Después de un trabajo de investigación se encontró que las **tabletas de vitamina B6** que estaba tomando diariamente, contenían papas como **parte del "aglutinante"** en la píldora. Al dejar de tomar estas píldoras, todos sus síntomas desaparecieron casi inmediatamente.

El Dr. Keith está convencido, después de sus experiencias con **miles de pacientes**, que todos nosotros tenemos reacciones alérgicas al menos a un tipo de alimento. Algunos de nosotros rechazamos **ocho o nueve diferentes tipos de alimentos**. Las reacciones pueden ser detonadas por pequeñas porciones.

En el libro "Diet Wise" ("Dieta Inteligente"), él enlista los **"diez primeros"** alimentos, los cuales uno o más causan reacciones alérgicas en la mayoría de nosotros. Estos son: **trigo, maíz, huevo, leche, té, café, azúcar de caña, levadura, frutas cítricas (normalmente naranja) y queso**.

Con muchos ejemplos convincentes como los ya mencionados, estamos seguros de que usted deseará probar esta **"dieta de eliminación, confrontación y comparación"**. Él explica el procedimiento **en gran detalle.** Una vez que usted ha eliminado todos los alimentos sospechosos más comunes por cinco días, la fase de **confrontación** le permite descubrir los alimentos que han estado causando sus problemas físicos.

Espero que sólo los títulos de unos pocos capítulos de este gran libro le convencerán de que es indispensable que usted lo lea. Aquí están los títulos de algunos capítulos:

Los Mitos de la Medicina Nutricional.
El Efecto Escondido, o "Enmascarado" Explicado.
Sobrecarga Tóxica y Órganos de Destino
Alergias del Cerebro.
Inventario Personal.
Qué Hacer si la Dieta Tiene Éxito.
Qué hacer si la Dieta Falla.
Situaciones Problemáticas que Puede Encontrar en la Dieta de Eliminación…
Metabolismo Desordenado de Glucosa (Hipoglucemia).
Mala Absorción e Intestino Permeable.
Cándida, Levaduras y Hongos.

Hay mucho más en este libro, incluyendo 5 apéndices con recetas útiles, direcciones de agencias de apoyo y material de referencia.

Cómo Obtener éste Libro

Aquí hay cuatro páginas de sitios web que le darán mucha más información reunida por el Dr. Keith Scott-Mumby y dónde puede usted comprar su libro "Diet Wise".

http://www.DietWiseBook.com

Y

http://www.Alternative-Doctor.com

Y

http://www.Alternative-Doctor-Radio.com

Y

http://Healing-Devices.com

Usted encontrará un **tesoro de información** en estos sitios, incluyendo un libro electrónico gratis en la primera de estas páginas, tele-seminarios y boletines en la segunda. Si usted se quiere educar sobre las causas reales de sus problemas físicos y cómo sanarlos - no encontrará una mejor fuente de información en ningún otro lado.

"EL ESTUDIO CHINA"

Cuando Bill leyó el libro "*The China Study*" ("El Estudio China") del Dr. T. Colin Campbell, por primera vez pensó: "Wow, finalmente un libro sobre nutrición basado en ciencia". Las docenas de libros de dieta y nutrición que había leído hasta entonces eran **todos solo una opinión**. Éstos diferían radicalmente en sus sugerencias y estaban en desacuerdo sobre principios básicos. Había contradicciones incluso dentro de los mismos libros. Este libro es **radicalmente diferente.**

El Dr. Campbell es un profesor de nutrición en la Universidad Cornell. Por más de 40 años él ha estado a la vanguardia en la investigación sobre nutrición. Su legado, "*The China Study*" es uno de los estudios más completos sobre la salud y la nutrición que jamás se haya efectuado. Este libro fue la culminación de una asociación de 20 años entre la Universidad de Cornell, la Universidad de Oxford y la Academia China de Medicina Preventiva.

No permita que el hecho de que este libro es **"ciencia revisada por colegas"** lo desaliente. Está escrito en un **estilo muy comprensible**. La diferencia con otros libros de este tipo es que todas las conclusiones del Dr. Campbell están respaldadas con **datos estadísticos**. Muchos de estos datos fueron obtenidos de un estudio de 10 años conducido por él en China y Taiwán. Más de **8,000 personas en 65 condados** estuvieron involucradas en este estudio. Se llevaban registros meticulosos de lo que éstas **personas comían y el estado de salud resultante**. Este es sólo uno de los muchos estudios científicos utilizados para las conclusiones en este libro.

Solo el capítulo del Dr. Campbell sobre "Turning Off Cancer" ("Apagando el Switch del Cáncer") debería de hacerle muy feliz por haber comprado y leído **este libro muy útil**. Así que, ¿Cuáles son sus conclusiones? La principal es que **las personas que comían la menor cantidad de proteína animal eran las más saludables**. Si usted quiere un resumen de sus conclusiones, son estas cinco palabras: **"comida entera-basada en plantas"**.

Entre otra información útil para los pacientes con cáncer, usted descubrirá que el switch del cáncer puede ser "prendido" y "apagado" simplemente ajustando su ingesta de **productos lácteos** y **proteína animal**. Como él lo resalta, estudios de laboratorio han mostrado que estas dos partes comunes de la dieta americana causan cáncer. El cáncer se sana eliminándolas.

Después de leer este libro, Bill y su esposa han limitado su ingesta de proteína animal (carne, pescado, mariscos, pollo, pavo, huevos, etc.) a una ración a la semana. Ellos ya habían eliminado los productos lácteos.

¿No está convencido? Sólo lea el libro y estudie las estadísticas. El Dr. Campbell prueba, **más allá de cualquier duda,** que estas dos fuentes de proteína -junto con el azúcar y los alimentos procesados -son las **causas principales de la epidemia de cáncer** en las, así llamadas, "naciones civilizadas".

Este libro, publicado en 2006, está disponible fácilmente en Amazon.com y en la mayoría de las librerías. Nosotros **recomendamos ampliamente** que lo lea para reforzar su compromiso de cambiar **drástica y permanentemente** su dieta para superar o prevenir el cáncer (y todas las otras condiciones degenerativas).

También hay un DVD disponible sobre el mismo tema, presentado por el doctor T. Colin Campbell, autor de The China Study. Es un documental de 90 minutos llamado "Forks Over Knives" ("Tenedores Sobre Cuchillos"). Está disponible en Amazon.com o en Netflix.

UNA MENTE SALUDABLE

Descubrimientos recientes **prueban** la tesis de que hay una **conexión real "mente-cuerpo".** Los discutiremos más adelante. El **Dr. Deepak Chopra** fue el primer autor en dejar clara esta conexión.

Conozca al Dr. Chopra

El doctor Chopra ha escrito hasta ahora **25 libros** que han sido traducidos a **35 idiomas**. Ha producido más de 100 series de videos y audios. En 1999, la revista Times seleccionó al Dr. Chopra como uno de los **"100 Íconos y Héroes Favoritos del Siglo".**

Bill encontró por primera vez al Dr. Chopra en su libro llamado *Creating Health* (*Cómo Crear Salud*) alrededor de 1990. Un poco después de haber leído este libro, la esposa de Bill, Marge, ordenó un juego de cintas de audio que el Dr. Chopra había hecho, llamados *"Ageless Body, Timeless Mind"* (*Cuerpos sin Edad, Mentes sin Tiempo*). Bill ha encontrado en el Dr. Chopra una excelente fuente de conocimientos sobre la **interconexión** entre la salud física, mental, emocional y espiritual.

Nosotros no podemos mejorar sus palabras, así que lo citaremos de su libro "Creating Health" (*Cómo Crear Salud*).

"Cómo Estar Perfectamente Saludable y Sentirse Joven por Siempre"

LA SALUD ES NUESTRO ESTADO NATURAL. La Organización Mundial de la Salud la ha definido como algo más que la ausencia de enfermedad o dolencia -la salud es el estado de un perfecto bienestar físico, mental y social. A esto le puede ser agregado un bienestar espiritual, un placer por la vida, un sentimiento de plenitud y una conciencia de armonía con el universo que nos rodea. Es un estado en el cual uno se siente siempre joven, siempre optimista y siempre feliz. Tal estado no es sólo deseable pero también muy posible. Y no solamente es muy posible, es fácil de obtener".

Como un **doctor en medicina** experimentado, Chopra vio las limitaciones de la medicina "convencional". La **certidumbre** de la conexión entre las emociones, las actitudes, la conciencia espiritual y la salud física, se derivó de su práctica clínica. Esta "Epifanía" de la "conexión mente-cuerpo" ocurrió hace más de 25 años... a mediados de los años ochenta. Él ha dedicado su vida desde entonces a traer este mensaje a la gente, utilizando todos los medios posibles.

Para entender y apreciar su mensaje, usted necesita leer uno o más de sus primeros trabajos. Todos disponibles en Amazon.com, e incluyen:

Creating Health - How to Wake Up the Body's Intelligence, (Cómo Crear Salud —Cómo Despertar la Inteligencia del Cuerpo), originalmente publicada en 1987, revisión más reciente en septiembre de 1995.

Quantum Healing - Exploring the Frontiers of Mind/Body (Sanación Cuántica- Explorando las Fronteras de la Mente/Cuerpo), originalmente publicada en agosto de 1991.

Perfect Health - The Complete Mind/Body Guide, (Salud Perfecta - La Guía Completa Mente/Cuerpo), originalmente publicada en agosto de 1991.

Debido a que su trabajo cubre un panorama **completo** del universo y todo lo que hay en él, es **presuntuoso** citar **fragmentos**. Permítanos citar una parte de lo que está en la cubierta de su libro "Cómo Crear Salud". Con suerte, esto va a **despertar su interés** por obtener al menos este libro y disfrutarlo.

"Cómo Crear Salud" fue un libro que marcó un parte-aguas, el primero en el cual Deepak Chopra creó un nuevo entendimiento de la salud y la enfermedad y el poder sanador de la mente.

El Dr. Chopra es considerado el vocero preeminente del cuidado de la salud tradicional de 6000 años de antigüedad de la India – Ayurveda. En este libro él mezcla la filosofía médica de oriente y occidente para una mejor, más rica y más completa vista del camino hacia la salud perfecta, un balance entre la mente, cuerpo y espíritu.

El Dr. Chopra es endocrinólogo, ha ejercido su profesión en el área de Boston desde 1971 y fue jefe de personal del Hospital New England Memorial en Stoneham, Massachusetts. Él es ahora el director médico del Maharishi Ayurveda Health Center para el Manejo del Estrés y Medicina Conductual en Lancaster, Massachusetts".

Prueba Científica

Sólo hasta en estos últimos años, investigadores en una gran **variedad de campos** han concluido que las ideas expresadas por el Dr. Chopra concuerdan con la **evidencia científica**. El mejor libro que hemos visto sobre este tema se llama "*The Balance Within -The Science Connecting Health and Emotions,*" ("El Balance Interno -La

Ciencia Conectando la Salud y las Emociones") por la Dra. Esther M. Sternburg.

Publicado en el año 2000, este libro declara categóricamente que el **estrés sí afecta al sistema inmune.** El "establishment" médico ridiculizaba esta afirmación hace tan solo unos pocos años.

La Dra. Sternburg describe su trabajo como sigue:

"La ciencia de las comunicaciones del cerebro-sistema inmune es por su propia naturaleza un campo que hace esto [muestra como un campo de especialización puede ser aplicado a otros para reconstruir el tapiz del cuerpo humano]. Ve al interior hasta el más detallado nivel de la química del cuerpo y al mismo tiempo mira al exterior hacia el más grande interés de la salud y la emoción. Aplica tecnologías que analizan moléculas y genes con técnicas que asemejan el funcionamiento de órganos completos como el cerebro. Vincula disciplinas especializadas de ciencia básica como la inmunología y la neurobiología y une campos especializados de la medicina tales como la psiquiatría y la reumatología. Vincula las ciencias básicas con la medicina clínica y éstas dos con el aporte intangible pero esencial del sentimiento y la emoción. El resultado final es hacer al cuerpo y a la mente completos nuevamente".

Específicamente, moléculas del **sistema inmune** pueden y cruzan la **"barrera sangre-cerebro",** del que previamente se pensaba que era impermeable, como la Gran Muralla China. El resultado es que las citoquinas (un tipo particular de molécula del sistema inmune) **eliminan** de hecho, **neuronas** en el cerebro y contribuyen a la lenta pérdida de memoria que se ve en las personas que padecen demencia –por ejemplo: Alzheimer, Sida, senilidad, etcétera.

Esto significa que **sistemas inmunes debilitados** llevan directamente a **desórdenes degenerativos del cerebro.** Posiblemente muy pronto, este conocimiento nos llevará a logros en el tratamiento de estas enfermedades.

Por otra parte, esta ciencia está encontrando que **"el creer puede hacerte sentir bien".** Ejemplos que todos los médicos han visto, tales como "combatiré este cáncer un mes más hasta que nazca mi nieto" tienen una base científica. Las respuestas a los estímulos de los nervios y hormonas del cuerpo que son controlados por el cerebro, de hecho, **afectan directamente** nuestro sistema inmune.

El trabajo puede ser una experiencia positiva o negativa. El condicionamiento puede ocurrir en cualquier dirección. Si el ambiente es propicio, es de apoyo y gratificante, el **estrés** asociado con el trabajo se transforma en un **estímulo positivo**. Si el lugar de trabajo es hostil y una carga, puede literalmente **enfermarnos del estrés**. Estudios en una variedad de disciplinas prueban esto – endocrinología, bioquímica, inmunología y psicología. La Dra. Sternburg los ha documentado todos de una **manera muy convincente**. La bibliografía al final de su libro registra cientos de estudios que abarcan 14 páginas.

Todos nosotros hemos **experimentado** esto. Es **intuitivo**. Cualquier emoción positiva o negativa afecta las células de nuestro sistema inmune. Los psicólogos han probado una y otra vez que el **estrés negativo** lleva directamente a una **vulnerabilidad incrementada** a infecciones virales. **La pena**, por ejemplo y el estrés soportado por aquellos que cuidan a personas con Alzheimer y otros pacientes terminales, se correlaciona con una función **reducida** del sistema inmune.

Como la Dra. Sternburg lo afirma, era necesario, probablemente, pasar a través de un periodo cada vez de **mayor especialización** de Descartes y Bacon hasta la década de 1960 aproximadamente. Ahora, sin embargo, cada disciplina científica está tan **saturada con detalles** que el enfoque en las partes nos ha causado que **perdamos de vista el conjunto**. En la salud, justo hasta ahora, las disciplinas están empezando a converger para llegar a una **"teoría unificada"**, como se busca en la física para explicar el universo. Aún no llegamos a eso, pero esta teoría incluye definitivamente una **interacción entre las emociones y el sistema inmune**.

Aplicando Este Conocimiento

¿Y qué, dice Usted? ¿Qué gano yo con esto? ¿Qué debería de **hacer yo diferente**? Buenas preguntas todas ellas.

Hay al menos **cuatro cambios importantes** que necesita hacer en su vida una vez que ha obtenido este conocimiento:

> ➢ Cambie su **ambiente de trabajo**, de ser posible, a uno que sea **positivo**. ¿Más fácil decirlo qué hacerlo? Seguro. Pero el día de hoy hay una **flexibilidad** infinitamente mayor sobre donde y cuando se hace el trabajo que **antes del internet**. Sea creativo sobre que hace y donde lo hace. Ocúpese en casa como un afiliado promotor de uno o más sitios web o de internet. Trabaje telefónicamente, si su trabajo lo permite. Cambie la organización de su día con descansos para ejercitarse, meditación o solo para relajarse.

> ➢ Si usted está bien, mejore su sistema inmune con **interacciones positivas** con otras personas y la **alegría de la creación**. Únase a grupos de soporte. **Sea voluntario** en los hospicios locales, organizaciones y hospitales. Iníciese en y pasatiempos que producen retroalimentación positiva – pintura, escritura, golf, tenis, canto, etcétera.

> ➢ Si está **enfermo** estimule su **sistema inmune** y tome una dosis saludable de **suplementos** vitamínicos, minerales y aminoácidos. Aliméntese con una dieta saludable baja en carbohidratos con nuestra versión de la "Dieta Budwig" (Capítulo 5).

> ➢ **Ejercítese** de 30 a 60 minutos diarios al menos **4 días a la semana**. Está probado que el ejercicio regular produce una gran cantidad de sentimientos positivos sobre usted mismo, así como también incrementa su **vigor** y su sistema inmune. Vea el folleto sobre ejercicio para unas sugerencias específicas.

El Resultado

Una vez que usted ha logrado llegar a un estado **mental y físico positivo**, usted lo sabrá. ¿Cómo? Bien, aquí hay algunas **medidas** tanto para su condición física como para su cuerpo que le ayudará a saber cuándo usted esté "allí".

Usted sabrá que su cuerpo ha alcanzado su condición apropiada cuando:

> ➢ Usted puede caminar **dos millas** en menos de **veinticuatro minutos** y puede mantener una conversación al final de su caminata.

> ➢ Usted **no fuma**. Limita el **consumo de alcohol** a no más de una onza y media de whisky o seis onzas de vino por día.

> ➢ Usted **concilia el sueño fácilmente** en la noche. Usted duerme en promedio de siete a siete horas y media cada noche.

> ➢ Su peso cae dentro del **5 por ciento** de su peso corporal ideal. Estas tablas están disponibles en cualquier gimnasio o tiendas de alimentos naturistas.

> ➢ El **porcentaje de su grasa corporal** cae en el rango correcto. Si usted es hombre, el porcentaje de su grasa corporal es de **8 a 12 por ciento**. Si es una mujer, usted tiene de **15 a 18 por ciento** de grasa corporal. [Cualquier gimnasio puede medir su porcentaje de grasa corporal].

Usted sabrá que su actitud mental es saludable cuando:

> ➢ Usted está haciendo exactamente lo que quiere hacer en la vida y se **siente generalmente feliz**.

> ➢ Usted se levanta cada mañana **sintiéndose excelente**, no solamente bien.

> Usted toma **vacaciones regularmente**.

> Usted se da cuenta que es parte de un gran **sistema de soporte mutuo** y regularmente **ofrece su apoyo** a su familia, amigos y compañeros.

> Usted está comprometido con **el valor básico de la vida** y ve que **vale la pena vivirla**.

> Usted cree que tiene una **misión en la vida** y que su misión encaja con un propósito que conecta con la familia del hombre en un universo mayor.

> Usted tiene **sentido del humor**. Se **puede reír de sí mismo** cuando se da cuenta que se toma a si mismo demasiado seriamente.

Otras claves que le ayudan a saber que usted está saludable:

> Usted **se ha hecho cargo** de su salud y del cuidado de la misma. Usted se da cuenta que, igual que la enfermedad, la salud excelente es una **mezcla** hecha de muchos componentes diferentes. Usted reconoce que **es el responsable** por esos componentes.

> Usted ha trabajado para hacer de su **sistema inmune** un aliado. Está afinado delicadamente, listo y capaz de combatir a agentes infecciosos de todo tipo, buscando y **destruyendo** células anormales que pueden conducir a alergias, artritis, diabetes o incluso **cáncer**.

> No solo se confronta con el **estrés promedio** diario de manera **frontal**, usted busca sus propios retos. Aún sus **vacaciones** tienden a ser **retos** físicos.

Usted se ha convertido en un **consumidor informado**. Lee cuidadosamente las etiquetas en todos los alimentos que come y entiende lo que esas etiquetas significan. Usted inteligentemente se convierte en **co-doctor**, buscando conocimientos por su propia cuenta para ayudarlo a **estar y permanecer saludable**

¡¡A Su Salud!!

Folleto #2: Detén tu Envejecimiento con Ejercicio

EJERCICIO SALUDABLE

¿Qué Fue lo Que le Pasó a Jim Fixx?

Estamos seguros que hubo muchos de ustedes que, se preguntaron así como nosotros, cómo un gran corredor y defensor del atletismo para propósitos de salud, **murió de un infarto** tal y como le sucedió a **Jim Fixx** en 1984. Muchos de ustedes están diciendo, "¿Quién es Jim Fixx?"

Lo mencionamos solamente porque ejemplifica el axioma de lo que es conocido por todos, que estar en buena forma física no lo es todo. Jim Fixx nació en 1932, igual que Bill. Publicó un libro en 1977 llamado **"The Complete book of Running"** (**"El Libro Completo Para Correr"**). Él tiene el crédito de **comenzar** la revolución para estar en **buena forma física** en E.U.A. A pesar de esto, murió en 1984 a la edad de 52, practicando el deporte en el que era experto. Tenía las arterias del corazón **obstruidas con aterosclerosis**.

¿Entonces qué? Bueno, el ejercicio saludable **no es garantía** de una vida larga o sana. ¿Puedes ser sedentario y **relajarte**? ¡Claro que no! ¡De ninguna manera!

El ejercicio saludable es una parte esencial para **tener y mantener un buen estilo de vida**. No sólo es bueno para ti. Es esencial. Sin embargo, debe combinarse con hábitos de alimentación saludables, que también son fundamentales (Vea el Folleto #1 anterior).

¿Qué es ejercicio saludable? Ésta es la pregunta que vamos a contestar en este folleto. Primero, no recomendamos **correr o trotar.** ¿Por qué? Es difícil que alguien te **ayude a medir tus progresos,** particularmente al inicio y estar seguros que no te sobrepasas.

También puede afectar las rodillas, tobillos y pies... no solamente de los adultos mayores, de todos.

Un Enfoque Paso a Paso

PRIMER PASO: Inscríbete en un gimnasio. Dos razones: Todo buen gimnasio tiene personas que **supervisan** tus intentos iniciales de **recuperar tu condición física,** y segundo, una vez que empiezas a pagar por algo así como una membresía en un gimnasio, es un **incentivo poderoso** para continuar utilizándola. El precio aproximado es de $40 dólares - $50 dólares al mes.

Este **no** es el gimnasio de tu papá. De hecho el nombre "correcto" para un gimnasio hoy en día es "Club de Salud" o "Centro de Acondicionamiento Físico".

Si no has estado en un gimnasio por un tiempo, ve y echa un vistazo. Quedarás gratamente sorprendido. Un buen gimnasio es **atractivo, ventilado y con aire acondicionado**. No sientes que solamente sea un lugar para fisicoculturistas. Estos lugares son modernos, tranquilos y **computarizados**. Tienen televisiones para ver (con audífonos para el audio) mientras estás en la caminadora o bicicleta aeróbica. Algunos rentan los audífonos para escuchar la TV o puedes llevar tus propios audífonos de radio.

La mayoría de las membresías de un gimnasio manejan un **contrato** por un período de tiempo. Típicamente es por **dos años**. Estas personas no son tontas. Saben, como el Dr. Joe Davis le dijo a Bill cuando inicialmente se unió al gimnasio Ultra Fit, que una vez que te ejercitas regularmente por **tres meses**, quedas **enganchado**. Te sientes y te ves tan bien que continuarás y **le darás prioridad**.

312

Es ideal que te inscribas con un **amigo o pareja**. Se apoyan el uno al otro. Pero **no** cuentes siempre con ello. Tu amigo o tu pareja puede no estar tan motivado como tú lo estás. Planea hacerlo por **ti mismo**. Lleva a tu amigo o pareja, si puedes, pero no esperes por ello. Estamos hablando aquí de **tu vida**.

PASO DOS: consigue un **entrenador** en el gimnasio. Si no tienen entrenadores calificados, busca un gimnasio que lo tenga. Infórmate. Los gimnasios son **competitivos** igual que los negocios. Haz que te **prueben el valor** de su membresía.

El gimnasio puede **proporcionarte un entrenador** para los dos primeros días como parte del contrato. Si no es así, te cobrarán **$20 dólares por hora**. Necesitarás uno solo por las **primeras dos semanas**. Planea gastar **$100** dólares en un entrenador.

Durante ese tiempo, el entrenador realizará una **valoración** de tu nivel de condición física, medidas de tus músculos y porcentaje de grasa. Establecerá un programa para ti, para comenzar con una rutina de ejercicio **completa.** Te van a instruir sobre cómo usar los aparatos de pesas. Otro **pre-requisito.** Van a calcular tu **frecuencia cardiaca máxima** al comenzar a utilizar equipos de ejercicios aeróbicos. Y, lo más importante, van a **monitorear** tus primeros programas de ejercicios para asegurarse que los estés realizando **correctamente.**

Aquí te daremos una **guía general**. Pero **no existe un sustituto** para un entrenador que te ayude a familiarizarte con las **opciones de ejercicios,** para mejorar tu nivel de condición física. El entrenador te mostrará cómo comenzar lo suficientemente **despacio** para que no haya dolor muscular. Sin dolor, no hay beneficios.... ¡**NO**! Tu rutina debe incluir una mezcla de ejercicios de **levantamiento de pesas** (circuito de pesas), **aeróbicos** (caminadora, bicicleta, caminadora inclinada, etcétera) y **estiramientos.**

El gimnasio debe ofrecer **gratuitamente, valoraciones** periódicas - nivel de condición, medidas de músculos, medida del porcentaje de grasa y ejercicios recomendados. Otro **pre-requisito.** No firmes el contrato si no cuentan con esto.

PASO TRES: Únete a una clase de aeróbicos. Este **paso** ayuda al inicio con el aspecto social de ir al gimnasio, el cual es **muy** importante. Necesitas que esto sea una **experiencia placentera.** Necesitas el apoyo de un grupo.

Cualquier gimnasio al que te unas debe tener una **amplia variedad** de aeróbicos, Tae Kwan Do, jazzercise, yoga, etcétera. Clases entre las que puedas elegir. Una opción popular es utilizar una pelota grande de plástico para descansar sobre ella en varias posiciones para **estirar** tus músculos. Esto necesita absolutamente hacerse **con supervisión** cuando estás iniciando.

PASO CUATRO: "¡Sólo Hazlo!"

¿No Puedo Hacerlo en Casa?

Claro que puedes. Pero **no lo harás**. Esas máquinas modernas para hacer ejercicio que ves en la TV son útiles sólo si quieres **otro "elefante blanco"**. Nosotros tenemos una en la bodega. Toma este consejo de dos **campeones de la indecisión.** Sin la presión financiera y social de la **membresía no** te ejercitarás sistemática y regularmente.

En **1961**, la Fuerza Aérea de E.U.A., adoptó un **sistema Británico de ejercicio aeróbico** como su rutina oficial de acondicionamiento físico para todos sus miembros. Teníamos que hacerlo **por nosotros mismos**, en nuestra casa. ¿Qué si lo hicimos? Seguro. **Algunos lo hicimos por un tiempo.**

En **1967**, Bill escuchó una conferencia en la Base de la Fuerza Aérea Randolph en San Antonio por el **Dr. Kenneth Cooper**. En ese tiempo, era Capitán en la Fuerza Aérea. Desde entonces se volvió **famoso** por su clínica de acondicionamiento físico en Dallas, donde trabaja con personas muy enfermas, particularmente con aquellos que tienen **problemas cardíacos.**

La Fuerza Aérea adoptó el programa del Dr. Cooper como su **rutina oficial de ejercicio,** para todos los miembros. Teníamos que hacerlo por **nosotros mismos, en casa**. ¿Lo hicimos? Seguro. **Algunos de nosotros por algún tiempo**.

Créanme, ésta es una rutina en la que hemos caído bastantes veces, que puedes **usar nuestra experiencia para evitarla**. ¿No es eso lo que todos esperamos que **nuestros hijos** hagan? ¿Lo hacen? **Algunos de nosotros lo hemos hecho por un tiempo...**

Bueno, creo que ya tienes la idea. Comienza **ahora** con una **rutina supervisada** de ejercicio. Sin importar tu edad. Sin importar cuánto dinero o tiempo tengas o no tengas. Es la única manera que funciona a largo plazo.

¿Qué es lo que Específicamente Hace Parecer Buena a una Rutina de Ejercicio?

Dejemos que Bill describa su rutina. Él hace esto 3 o 4 veces a la semana. Recuerda que llegó a este nivel en un período de dos años. Al principio hizo una versión **muy modesta**. Tenía **60** en ese tiempo, en 1992.

Su experiencia anterior a esto, con ejercicios regulares de gimnasio, se limitaba a sus días en la Fuerza Aérea y algunos pocos meses cuando estaba a mitad de sus años 50´s. En ese tiempo, no tenía ningún programa social y lo dejó. Su ejercicio dura **como una hora** y se divide en **cuatro partes:**

1. **Calentamiento.** Él se sube a la bicicleta estacionaria durante cinco minutos. Tiene varios niveles de resistencia del pedal. Él usa una que lleva a su pulso hasta alrededor de 120 latidos por minuto y afloja los músculos.

2. **Circuitos de Pesas.** Éstas son máquinas de pesas **computarizadas**. Son 12 de ellas. Cuando Bill entra, pone su número de socio en el ordenador central. Entonces, cuando llega a cada máquina, pone el número de nuevo y la máquina **"recuerda"** la cantidad de peso que utilizó en su **último entrenamiento**.

Esta es la principal ventaja de las máquinas computarizadas de circuito de pesas. No tienes que **recordar** dónde estabas la última vez. También agrega **automáticamente** un cierto porcentaje (varía según la máquina) a tu peso para el tirón negativo (vuelta al INICIO). Las primeras tres y las últimas tres repeticiones son con un peso más bajo para que puedas iniciar y suavemente volver a la normalidad al final (bueno, pero no es esencial).

Además, en cualquier momento, puedes obtener una **copia impresa** de tu historial de entrenamientos - primer entrenamiento, el mejor entrenamiento, el entrenamiento más reciente, etcétera, **con los pesos de cada una**. Bill hace **2 series de 12 repeticiones en cada una** de las 12 máquinas del circuito de pesas. Aquí está su último entrenamiento:

Prensa de piernas 132 lb positivo/ 152 lb negativo
Pierna invertida 84 lb positivo/ 117 lb negativo
Pierna extendida 70 lb positivo/ 98 lb negativo
Prensa de pecho 119 lb positivo/ 166 lb negativo
Aducción de hombro lateral 82 lb positivo/ 103 lb negativo
Apertura lateral 69 lb positivo/ 86 lb negativo
Remo sentado 109 lb positivo/152 lb negativo
Prensa para hombros 50 lb positivo/ 63 lb negativo
Brazo invertido 30 lb positivo/ 42 libras negativo
Tríceps extendido 37 lb positivo/ 46 lb negativo
Abdominal 96 lb positivo/ 120 lb negativo
Espalda extendida 130 lb positivo/ 163 lb negativo

¿Esto te hace sentir cansado solo al verlo? **También tú puedes hacerlo**. Él ha conseguido algo de masa muscular, pero no mucho. Obviamente, las señoras necesitan **menos peso** para mantener su fuerza muscular... pero, también la **necesitan**. No es sólo cosa de hombres.

Sobre todo, lo que esto hace, es aumentar tu tono muscular, fortalecer los tendones, ligamentos y todo lo demás que te ayudará a mantenerte **libre** de problemas en las articulaciones, artritis, diabetes (vea el Folleto # 3 acerca de la diabetes) y todos los otros tipos de enfermedades degenerativas y sus problemas.

3. **Ejercicios abdominales/espalda**. Después, Bill hace un grupo de ejercicios diseñados para fortalecer sus músculos abdominales y lumbares de **la espalda baja**. Estos ejercicios han curado un dolor de espalda crónico que padecía desde sus 50 años. Para el año 1992 cuando comenzó a hacer ejercicio con regularidad, el dolor incluía un **dolor intenso** en su nervio ciático derecho. El nervio ciático va desde la zona de la cadera y baja por la parte posterior de cada pierna.

Hay **cinco tipos** de ejercicios. Cada uno ayuda de una manera diferente. Bill sólo ha tenido **punzadas leves** ocasionales en sus lumbares de la espalda baja desde 1992. Estos suelen ocurrir, después de no acudir al gimnasio más o menos por una semana debido a su gran cantidad de compromisos. Ahora se ejercita **casi todos los días**, donde quiera que esté. Se pueden hacer en el suelo con una manta en cualquier lugar, **en la casa o en una habitación de hotel.** No requieren equipo. Intente hacerlos. ¡Le gustarán!

Abdominales. Acuéstese en el suelo sobre su espalda con los pies apoyados en el suelo (las rodillas levantadas). Con las manos en los hombros opuestos (la derecha en el hombro izquierdo, la izquierda en el hombro derecho), levante la cabeza y los hombros a escasos centímetros del tapete. Vuelva a la posición inicial. Él hace 30-35 de ellos. Usted debe comenzar con **no más de 10.** Aumente **5 más por semana.** Con el tiempo, puede comenzar a levantar más los hombros del suelo (tapete), pero **nunca llegar a una posición de abdominal completo**.

Sentadillas oblicuas. Los músculos oblicuos son muy importantes en la tonificación de los músculos abdominales (que hace desaparecer el dolor de espalda). Corren verticalmente en la parte exterior del abdomen, en ambos lados.

Primero, desde la misma posición de inicio, como para los abdominales parciales anteriores, coloque su tobillo derecho en su rodilla izquierda. Coloque su mano izquierda detrás de la cabeza. Mantenga su mano derecha plana sobre el suelo (tapete). Levante su **codo izquierdo** para tocar la **rodilla derecha**. Una vez más, empiece con 10 repeticiones. Invierta posiciones y eleve el **codo derecho** hasta tocar la **rodilla izquierda**. Añada no más de 5 repeticiones por semana. A medida que adquiera el tono muscular, puede hacer el ejercicio un poco más difícil, colocando la pantorrilla y finalmente su rodilla sobre la otra rodilla, en vez de su tobillo. Bill hace 30-35 de éstos con la rodilla en su otra rodilla.

Levantamiento de piernas. Desde la misma posición de inicio como los abdominales, **levante las piernas** (con las rodillas dobladas hacia el pecho). En la posición más alta, asegúrese de que sus glúteos estén **despegados del tapete** y sus pies estén juntos. **Baje lentamente las piernas** hasta que estén **a 10 pulgadas o menos** del tapete y luego **súbalas de nuevo**. Realice 3 o 4 de ellos para empezar. Añada una por semana. Él hace 20 de estos.

Piernas al pecho. Por último, un ejercicio que una fisioterapeuta le enseñó a Bill hace 21 años. Ella le dijo que si hacía **25 de estos todos los días, nunca volvería** a tener problemas de espalda. **Estaba en lo cierto.**

Comience en la misma posición que en los abdominales. Levante **ambas piernas juntas** (con las rodillas dobladas) hasta que estén **tan cerca de su pecho** como sea posible. Sujételas con ambos brazos y mantenga durante un **recuento de seis segundos**. Bájelas al piso y repita el ejercicio. **No hacer más de 8** para empezar. Añada 1 o 2 por semana. Bill hace 35 de éstos...

Cuando usted se levante del tapete, **sea cauteloso**. Es común sentirse **mareado** en un inicio, mientras su circulación se reajusta a la posición vertical. Siéntese con su **cabeza entre las rodillas** durante un par de minutos, hasta que el mareo desaparezca.

4. Ejercicio aeróbico. Hasta el momento, a excepción del calentamiento, los ejercicios han sido diseñados para **fortalecer y estirar sus músculos.** Algo esencial para su rutina de entrenamiento es una sesión de ejercicio **aeróbico.** La mayoría de los expertos dicen que para la ganancia óptima, es necesario **elevar el ritmo cardíaco a un 80 %** de su máximo y mantenerlo allí durante **al menos 20 minutos.** Haga esto por lo menos 3 veces a la semana.

¿Cuál es su ritmo cardíaco máximo? Usted y su **entrenador** van a darse cuenta de eso en la **primera sesión.** Existe una tabla estandarizada basada en la edad. Pero, al igual que las tablas de peso, hay una enorme cantidad de variación basada en la presión sanguínea, condición cardíaca, nivel de condición física y de **otras variables.** ¡¡No intente esto en casa!!

La parte aeróbica de su sesión de ejercicios, si usted insiste en clasificarlos, es probablemente **la más importante,** Bill utiliza la caminadora. Es la más popular de las máquinas aeróbicas en el gimnasio al que va. Probablemente esto es debido a la **amplia variedad** de rutinas disponibles (y la conveniencia de su ubicación frente a las pantallas de televisión).

Él usa una **opción de frecuencia cardíaca** en las máquinas computarizadas en su gimnasio. Eso significa que puede **establecer la frecuencia cardíaca máxima** que usted y su entrenador han averiguado. También introduce el peso de su cuerpo, la velocidad que desea y el número de minutos del entrenamiento. La máquina entonces **decide la elevación** de la caminadora necesaria para producir la frecuencia cardíaca para usted.

La máquina monitorea continuamente su ritmo cardíaco a través de las agarraderas a las que usted se sujeta durante el entrenamiento. Cuando su ritmo cardíaco ha alcanzado el máximo deseado, la caminadora automáticamente ajusta la elevación para mantenerlo allí. Si la baja a **nivel** (cero grados de elevación) y su ritmo cardíaco actual es **demasiado alto,** se le indicará que reduzca la velocidad (por ejemplo, de 4,0 a 3,5 millas por hora) para que la frecuencia cardíaca máxima pueda mantenerse.

También se incluye en la caminadora (en la bicicleta y la escaladora) una "**prueba de aptitud**". Le ponen ejercicios de cinco minutos utilizando diferentes elevaciones y le dará una lectura de cómo estuvo (mal, regular, bueno o excelente), basado en la frecuencia cardíaca.

Al final del entrenamiento, la máquina pasa un minuto a "enfriamiento", un período a velocidad y elevación reducidas, diseñado para que **gradualmente** su ritmo cardíaco vuelva a la normalidad.

Bill hace **22 minutos, 3 o 4 veces a la semana** con el ritmo cardíaco máximo, fijado en **125 latidos por minuto**. Esa es la máxima "estándar" para una persona de 47 años. Uno de los entrenadores le recomendó ese nivel después de un examen de condición física.

Resumen

La rutina que hemos descrito anteriormente le toma a Bill **casi exactamente una hora**. Él trata de hacerlo en la mañana, pero puede hacerlo en **cualquier momento**. La mayoría de los gimnasios modernos están abiertos 24/7. El nivel que Bill ha alcanzado **requirió cerca de dos años** de progresión gradual. Desde entonces, se ha mantenido en un nivel de condición física de "**mantenimiento**".

Por supuesto que puedes hacerlo tan bien o mejor que él. **Ponte a prueba.** Pero, sobre todo, **no lleves prisa** por llegar a algún nivel particular de acondicionamiento físico. Se trata de un **camino de toda la vida**. Habrá señales en el camino, pero continuarás viajando por él mientras vivas.

Debido al ejercicio, vas a vivir **más tiempo**. Tendrás más **energía y vigor**. Podrás disfrutar de tus **pasatiempos**, vacaciones y **trabajo** mucho más que antes. Básicamente, te **sentirás mucho más joven**.

RECOMENDACIONES GENERALES ACERCA DEL EJERCICIO

Aquí hay una serie de pautas generales para tener en cuenta cuando se hace ejercicio. Tu **entrenador** puede darte más.

1. **Exhala** durante la presión **positiva** de cada ejercicio. Es decir, toma una respiración justo antes de empezar. Para las máquinas de pesas, es obvio cual es el tiempo positivo. **Es el primero que se hace** durante cada repetición, si se trata de las Aperturas Laterales, el Remo o cualquier otro ejercicio. **No contengas la respiración.** Esto evitará una hernia en un músculo del abdomen. La inhalación se producirá normalmente en el jalón negativo. Para **evitar la hiperventilación**, frunce los labios mientras exhalas. Esto lo ralentiza.

En los ejercicios de piso (abdominales parciales, etcétera), el tirón positivo es también el primero que se hace durante cada repetición. Al levantar la cabeza y los hombros, por ejemplo, debes **exhalar.**

Durante la parte de ejercicios aeróbicos de la rutina, es una buena idea adoptar un patrón de respiración rítmica. Por ejemplo, respirar en cuatro pasos en la caminadora, y exhalar en seis pasos. Esto ayudará a desarrollar la **capacidad** de tus pulmones **de transportar oxígeno**.

2. Realiza los ejercicios **lentamente**. No intentes mostrarte como el "Macho/Super-mujer" y hacer cada repetición tan rápido como puedas. Tendrás **mejores resultados** con el mismo número de repeticiones, si las haces lentamente.

3. **Acentúa lo Negativo.** Los expertos dicen que el tirón negativo en cada ejercicio contribuye al 80% de su valor.

Esto no es intuitivo. Es por esto que las máquinas de pesas computarizadas, agregan durante el tirón negativo, un **porcentaje más de peso**. Además, debes conscientemente tomar más tiempo para hacer el tirón negativo que el positivo. Si haces el **positivo** a la **cuenta de dos**, haz el **negativo** a la **cuenta de cuatro**.

4. Aumenta el peso hasta que sientas que **apenas puedes completar** la última repetición en esa máquina. Excepción: **si sientes dolor, ¡deténte!** Es muy simple aumentar el peso en las máquinas de circuito computarizadas. La idea es continuar forzando los músculos a medida que desarrollan la fuerza y la resistencia.

Para los ejercicios de piso, se aplica el mismo principio. Al final de cada serie debes sentirte como si no pudieras hacer otra repetición.

5. Mantén los músculos **bajo tensión** todo el tiempo durante los ejercicios. En otras palabras, **no te relajes entre las repeticiones**. La idea es tonificar los músculos tan rápido como sea posible, **sin dolor**. Eso ocurre cuando **mantienes la tensión** sobre el músculo entre repeticiones.

6. Si pierdes **una semana aproximadamente** (por enfermedad o lo que sea), asume que tu progreso ha sufrido un retraso de **tres semanas**. Cuando inicies de nuevo, trata de regresar a donde estabas **tres semanas antes**. Si pierdes tres semanas o más, asume que estás comenzando desde cero.

NOTA: A medida que llevas a cabo las rutinas de la dieta y el ejercicio de este libro, te sorprenderás gratamente de que los resfriados, la gripe y otras enfermedades comunes a las que estabas acostumbrado, desaparecen silenciosamente de tu vida.

7. En cualquier momento que sientas dolor de cualquier tipo, **DETENTE.** Una rutina de ejercicio que no es bien planeada y

ejecutada, es dolorosa. El dolor advierte que estás exagerando en lo que estás haciendo. Detente. Toma un descanso y vuelve a intentarlo a una menor tensión/nivel de peso. Si el dolor persiste, deja ese ejercicio por completo durante unos días hasta que lo puedas realizar sin malestar.

NOTA: Es una buena idea **pesarte** cada vez que vayas al gimnasio. Sólo recuerda, el **músculo** es más denso que la grasa. Por lo tanto, es una buena idea medir tus nalgas, muslos, brazos, etcétera. Si no estás perdiendo peso tan rápido como quisieras, podría ser porque tus músculos se están "abultando". ¡Esto también es una buena excusa cuándo no se pierde más o menos una libra a la semana!

Además, no te olvides de medir tu cintura (en el punto más grande) periódicamente. Varios médicos nos han dicho, que el mejor indicador de lo que llaman **"Síndrome Metabólico"** (un conjunto de síntomas que conducen a la diabetes y otras enfermedades) es el **tamaño de la cintura**. Para las mujeres, el máximo es de **35 pulgadas**; para los hombres, es de **40 pulgadas**. No hagas trampa. Mide la circunferencia más grande.

¡Mucha suerte y recuerda... **Sólo hazlo**!

Folleto #3: Derrotando a la Diabetes

DIABETES

¿Conoces a alguien qué sufra de diabetes? ¿Sufres de ella? Para muchos de nosotros, o es una u otra.

Un artículo reciente escrito por Erin McClam, distribuido por la "Associated Press" y publicado en el "San Antonio Express-News" remarcaba, que la diabetes había crecido **a un ritmo alarmante** en los Estados Unidos durante la última década. Se ha elevado en un **70%** entre las personas de 30 años. Nacionalmente, la parte de la población diagnosticada con diabetes se incrementó 33 por ciento entre 1990 y 1998.

Lo que todavía es más aterrador, es que un estudio reciente, publicado por el "UK Prospective Diabetes Study", sugiere que por más de 8 años antes de que a la mayoría de los pacientes se les diagnostique con diabetes Tipo II (también llamada "diabetes del adulto"), el páncreas, ya ha perdido su habilidad de controlar apropiadamente los niveles de azúcar en la sangre después de comer, y la resistencia a la insulina ha estado presente por **más de 12 años**.

Hasta hace poco, la diabetes Tipo II se presentaba en personas de 40 años o mayores. Esto ha cambiado de forma dramática. En los últimos años, un número alarmante de niños han sido diagnosticados con diabetes Tipo II. La diabetes Tipo II está siendo diagnosticada con más frecuencia en niños pre-adolescentes y también se ha documentado en niños menores hasta de cuatro años. (American Diabetes Foundation).

¿La causa? Muy simple. **Obesidad**. El problema de la obesidad en el país está bien documentado. El número de norteamericanos considerados obesos se disparó de uno en ocho en 1991, a uno en cuatro hoy en día.

Unos 20 millones de norteamericanos tienen diabetes y el número se espera que aumente a 22 millones para el 2025. Y recuerden, esto es solamente a los que se les ha diagnosticado con diabetes... no los millones que la tienen y que lo desconocen.

De acuerdo a la Asociación Americana de Diabetes, casi el 25% de los méxico-americanos entre las edades de 45 a 74 años tienen diabetes. En San Antonio, donde Bill vivía, los oficiales locales de salud dicen que 120,000 residentes o tienen diabetes o estuvieron en riesgo de desarrollar la enfermedad. En 35 años de observación personal de los habitantes de San Antonio, fue muy difícil para Bill encontrar a un adulto méxico-americano (62% de los habitantes de San Antonio) que no fuera obeso.

Demos una mirada más detallada al por qué usted o sus seres queridos padecen diabetes. No podemos mejorar la explicación dada en la publicación realizada por el Dr. David Williams, (¿Lo recuerdan?) en su boletín informativo "Alternatives" en agosto de 2000. Este boletín junto con un artículo extenso titulado "El azúcar, un lento suicidio" se encuentra disponible en su página web: http://www.DrDavidWilliams.com .

Por décadas, los "obsesivos de la salud", incluyendo a su servidor, han advertido acerca del peligro del incremento del azúcar y/o carbohidratos refinados en la dieta.

Y déjenme les digo, ha sido una batalla cuesta arriba intentando convencer a las personas que consumen mucha azúcar que puede eventualmente conducirlos a la diabetes - especialmente, cuando la medicina convencional continúa asegurando que el azúcar es totalmente inofensiva. Aún al día de hoy, mientras la diabetes alcanza proporciones epidémicas en este país, la mayoría de los doctores continúan predicando que el azúcar en la dieta no tiene conexión con problemas de comportamiento, cambios de humor, depresión o el incremento en la incidencia de la diabetes en el adulto.

"Nuestra FDA dice que el único problema que el azúcar causa son las caries dentales". Y con el apoyo de la Asociación Dietética Americana, la Asociación de Azúcar se ha mantenido en la posición de que solamente con 15 calorías por cucharada, el azúcar es saludable, es un endulzante bajo en calorías no diferente a ningún otro carbohidrato. Nada puede estar más alejado de la verdad. De hecho, décadas de investigación apoyan el hecho que un "diente dulce" invariablemente conducirá a una vida de mala salud y a una muerte prematura.

Los carbohidratos que ingerimos, el cuerpo los convierte en azúcar simple llamada glucosa. Esta glucosa o "azúcar en la sangre", entra en el torrente sanguíneo para ser transportada a través del cuerpo. El azúcar en la sangre es la fuente primaria de energía utilizada por el cerebro, el sistema nervioso y los músculos. Para poder ser utilizada, ésta debe de ir del torrente sanguíneo hacia las células nerviosas y a los músculos. Aquí es donde la insulina entra en escena. Estoy seguro que muchos de ustedes recuerdan de la clase de biología en la preparatoria, que la insulina es la hormona pancreática, que abre las paredes celulares para que el azúcar pueda entrar. Es la llave clave para todo el proceso de energía.

La insulina se secreta en dos fases. Un oleaje pico de insulina se libera inmediatamente después de comer o cuando el azúcar o algo dulce se detecta en la boca y en el sistema digestivo. Un segundo round de insulina se libera un poco después de comer y continúa liberándose gradualmente por algunas horas.

*Para que la insulina trabaje apropiadamente, debe estar presente en cantidades suficientes y las células en tu cuerpo deben ser "sensibles" a sus efectos. Cuando las células no reaccionan a los efectos de la insulina, permitiendo que el azúcar entre a través de las paredes de las células, existe una condición llamada **resistencia a la insulina**. La resistencia a la insulina **no se entiende completamente** en este punto. Sin embargo, sí sabemos que a menudo, la **resistencia a la insulina está directamente*** *relacionada con la obesidad*. Esto es especialmente verdad cuando la persona tiene grasa acumulada en el área de la **cintura o área abdominal.**

Estudios han demostrado que los individuos obesos, no-diabéticos pueden reducir sus niveles de insulina circulante, simplemente **perdiendo peso**. Esta reducción en la cantidad de insulina ocurre **sin ningún cambio** en los niveles de azúcar en la sangre. En otras palabras, **al perder peso,** se puede, muchas veces, superar el problema de la resistencia a la insulina. Esto es verdad porque, con menos grasa complicando la escena, los niveles de insulina existente se vuelven **más efectivos**, al disminuir los niveles de azúcar en sangre.

Del otro lado de la moneda, el exceso de grasa abdominal y la grasa que se ha acumulado **alrededor del hígado**, aumenta la cantidad de ácidos grasos libres en la sangre. Conforme estos ácidos grasos se rompen, **aumentan los niveles de toxicidad**. A su vez, el aumento de toxicidad ha demostrado que hace dos cosas. Primero, **inhibe** la producción de insulina y, segundo, hace a las células de los músculos **menos sensibles** a la insulina que está disponible. El tejido muscular es **crucial** en ayudar a equilibrar los niveles de azúcar en la sangre. Bajo circunstancias normales, más del **80%** del azúcar en la sangre que se libera inmediatamente después de comer, es captada por las células de los músculos.

Un Desafío en Ciernes

Debería ser obvio en este simple ejemplo de biología, que la **regulación de la insulina** es una parte muy importante para mantenerse vivo y sano. Desafortunadamente, un **aumento cada vez mayor en el porcentaje** de la población norteamericana no puede mantener este equilibrio. Y cuando su insulina y su capacidad de regulación de azúcar en la sangre se salen **seriamente de control**, a ésta condición médica se le llama **diabetes**".

Bueno, demasiado hemos dicho ya sobre la causa de este insidioso y silencioso asesino. Veamos como la puede tratar, una vez que usted o su ser querido han sido diagnosticados con diabetes.

Tratando a la Diabetes

El doctor Williams, nos da un **valioso consejo** sobre qué hacer respecto a la diabetes.

*"La mayoría de los doctores fallan al no decirles a sus pacientes que, a pesar de que utilicen las mejores terapias convencionales disponibles, la diabetes tipo II sólo **empeorará progresivamente**. Si tu médico te ha hecho creer, que al tomar la prescripción médica, tu diabetes **sanará** o evitará que progrese, te han mal **informado terriblemente**. Cuando observas los programas de tratamiento actuales, esto no debería ser una sorpresa.*

*La idea completa de tratar la diabetes, es llevar a los niveles fluctuantes de azúcar en la sangre de regreso a la normalidad **tan pronto como sea posible**. Esto debe hacerse inmediatamente después de comer y después **continuar gradualmente** por varias horas, mientras la comida está siendo digerida. En personas no-diabéticas, este proceso ocurre **muy suavemente** porque el cuerpo constantemente ajusta su secreción de insulina dependiendo de los niveles de azúcar en la sangre…*

*…Usando cualquier tipo de **medicamento** [estimulando la producción de insulina y varios tipos de medicamentos más nuevos] proporcionamos un tratamiento de escopetazo, cuando **muy poca insulina es liberada,** los niveles de azúcar en la sangre aumentan, causando la formación de **triglicéridos y almacenamiento de grasa**. Si hay **demasiada insulina**, los niveles de azúcar en la sangre comienzan a caer (hipoglucemia), causando un **sensación de hambre** y la necesidad constante de comer, la cual ocasiona un **aumento de peso y almacenamiento de grasa.***

*… Estos problemas explican el por qué los diabéticos tratados con medicamentos orales… tienen un **aumento de peso de 3 a 6 kg o más**. Y, como lo expliqué anteriormente, este aumento de peso y*

*los depósitos extra de grasa se vuelven parte de un ciclo vicioso, que ocasiona que la diabetes **empeore progresivamente**.*

***De manera adicional**, el efecto de **YoYo (sube y baja)** por una constante fluctuación de los niveles de azúcar en la sangre, contribuye a un incremento de lípidos en la misma, alta presión sanguínea, un aumento en su viscosidad y formación de coágulos, problemas de corazón, ovario poliquístico, dolor neurálgico, degeneración y daño a los pequeños vasos sanguíneos, especialmente aquellos de los ojos, los riñones y las extremidades inferiores.*

*Antes de que ponga total confianza en su medicamento para que cuide de su problema de diabetes, eche un vistazo a esta lista de complicaciones relacionados directamente con una diabetes progresiva. Es de la **Fundación Americana de Diabetes.***

La Diabetes es:
- ➢ **La causa principal de ceguera** *en personas de 20 a 74 años.*
- ➢ **La causa principal de falla renal.**
- ➢ *La **causa principal de amputación de las extremidades inferiores.***
- ➢ *Responsable por el 50 al 60 % de los problemas de impotencia en hombres mayores de 50 años*
- ➢ *Responsable de **daño severo nervioso** en un 60 a 70 % de todos los diabéticos*
- ➢ *La mayor causa de **derrames cerebrales** en los Estados Unidos*
- ➢ *Conocida por aumentar el riesgo a padecimientos del corazón de 2 a 4 veces más de lo normal. (En el estudio UKPDS que mencioné anteriormente, los investigadores encontraron que a pesar de los intensivos esfuerzos que hemos realizado para controlar los niveles de azúcar en la sangre de los diabéticos, el riesgo de desarrollar problemas del corazón no se vio afectado. Los diabéticos sin ningún historial previo de infarto, tuvieron el mismo riesgo alto de infarto que los no-diabéticos con un infarto previo.)*

*La diabetes es una de esas enfermedades que pueden hacer ver al médico tratante **como un gran genio**. Después de prescribir al paciente un medicamento para la diabetes, el doctor puede predecir con **sorprendente precisión, como un reloj**, la cadena de problemas que comenzará a desarrollar en los siguientes años. Mantén en mente la cadena de eventos que sucederán a pesar de que **cumplas perfectamente** con la terapia. En esencia, los doctores pueden predecir el **declive progresivo** -pero no hacen nada para prevenirlo.*

Una Epidemia en Proceso

*El aumento en la incidencia de diabetes crea un **blanco de mercado perfecto** para las compañías farmacéuticas. Sólo observa los hechos y las tendencias.*

*La Diabetes es una **epidemia en crecimiento** en este país, **sin ningún fin a la vista**. La Diabetes manifestada en adultos ha aumentado entre un **600% y un 1,000%** en los últimos 60 años. En la actualidad está creciendo a una tasa **de 6% cada año** y se espera que ese ritmo se acelere.*

*En la actualidad, **uno de cada cinco** niños estadounidenses es obeso. Y ya que la obesidad está directamente relacionada con la diabetes, la **población objetivo** para los productos farmacéuticos para los diabéticos, se extiende claramente hasta a los **niños de cuatro años**. Sí, la diabetes **es el sueño** de una compañía farmacéutica hecho realidad.*

*Como lo mencioné anteriormente, las compañías farmacéuticas son las mejores **vendedoras** en el mundo -pero no te quedes con la creencia de que tienen la fórmula mágica para la diabetes. Eso sería un **error fatal**. La diabetes es una enfermedad en la que tienes que hacer frente a varios **factores subyacentes**.*

331

Fortalece tus Músculos para Ayudar al Control del Azúcar en la Sangre

En primer lugar, el factor más importante es lograr bajar de peso. **En casi todos los casos** *de diabetes tipo II, el cuerpo puede controlar las fluctuaciones de azúcar en la sangre de forma* **natural,** *cuando el* **problema de la obesidad** *es atendido. Obviamente, esto requerirá* **cambios en la dieta** *y al menos* **cantidades moderadas de ejercicio.**

El ejercicio te provee con cuatro beneficios importantes. Éste te
- *aumenta el tejido muscular*
- *quema grasa*
- *aumenta la sensibilidad a la insulina, permitiendo al páncreas producir menos, y*
- *aumenta el ritmo metabólico.*

Endulzantes Artificiales

Un comentario final antes de dejar el tema de la diabetes. No te engañes en pensar que el uso de endulzantes, de marca **Sweet and Low, Equal, etcétera** *"ayudan" a controlar el azúcar en tu sangre. Si eres diabético, el único endulzante artificial que debes utilizar es* **estevia o xylitol.** *Ahora se encuentran* **disponibles ampliamente** *en tiendas de salud. Este es un correo electrónico de la esposa de un diabético al doctor Williams:*

"Mi esposo es diabético. Él toma 4 o 5 tazas de té de arándanos todos los días. Lo endulzamos con **estevia.** *Mantiene su azúcar controlada. Comenzó a tomar el té continuamente hace aproximadamente un año y gradualmente el doctor observó los* **buenos resultados** *que mi esposo* **registró** *en la lectura de su azúcar de todos los días. Le disminuyeron* **su medicamento a la mitad** *y después de unos meses,* **todo.** *La estevia no tiene el mismo efecto en el páncreas como el azúcar o los endulzantes artificiales como Sweet and Low o Equal.*

Dorothy D."

Del Periódico Local

*¿Me recuerda describiendo los altos índices de diabetes entre la población méxico-americana en San Antonio? Lo que sigue es un artículo del San Antonio Express-News por Pablo Elizondo, Comisionado del Condado del Precinto 2 del Condado de Bexar (el condado que incluye a San Antonio). Él lo tituló **"Hazte un favor: Realízate una prueba de diabetes".***

"Yo programé una visita al médico porque tenía una terrible erupción que era muy molesta. Después de que el doctor hizo un análisis de sangre, entró y dijo: "Felicitaciones, tienes diabetes. ¡Al menos, tendrás que hacer lo que te digo o habrá consecuencias!"

Eso fue hace unos cuatro años y la enfermedad ha cobrado su cuota en mí, sobre todo en mi vista.

*Tengo diabetes tipo II; hace años, se llamaba diabetes de adultos. En muchos casos, se puede controlar con la dieta adecuada y ejercicio, pero mi **apretada agenda hace que sea difícil.***

Sé que hay miles de residentes de San Antonio como yo, que tienen trabajos exigentes. Mis días corren hasta tarde por la noche, como cuando estábamos trabajando con el contrato para el nuevo estadio, que requirió de 16 a 18 horas al día.

*Además, tengo mi propia banda, es decir, tengo dos trabajos. Trato de caminar tres millas cada tercer día y comer de manera adecuada, pero hay muchos días en los que **simplemente no puedo hacerlo**.*

Estas son algunas de las excusas que inventamos para no cambiar nuestro estilo de vida. Pero cuando nos fijamos en las posibles consecuencias de la diabetes -ceguera, accidentes cerebro-vasculares, insuficiencia cardiaca y renal, amputación de miembros - es muy obvio: ¡Cambiar el estilo de vida o morir!

El primer paso es concientizarnos. San Antonio tiene una epidemia de diabetes e insto a todos a tomar ventaja de exámenes gratis hoy y los sábados.

Los exámenes son patrocinados por la Alianza Contra la Diabetes del Condado de Bexar. El esfuerzo sucede para tratar de examinar a 25.000 personas en toda la ciudad esta semana. En esta ciudad, hay aproximadamente 80.000 que tienen diabetes - ¡Y ni siquiera lo saben!

La alianza incluye al Instituto de Diabetes de Texas, la Asociación Americana de Diabetes y la Fundación de Diabetes Juvenil que se dedica a la sensibilización, la educación, la prevención y el tratamiento de la diabetes.

Al unir sus fuerzas y convencer a los residentes de tomar el control de su salud, tal vez podamos ayudar a detener la ola de esta enfermedad mortal.

Mi mejor consejo es conocer los factores de riesgo. ¿Tiene familiares con diabetes? ¿Es usted hispano, nativo-americano, asiático o afro-americano? ¿Tiene sobrepeso? ¿Usted tiene una mala dieta? ¿Ama los dulces y consume demasiados refrescos? ¿Bebe demasiado y se ejercita poco?

Entonces, mi amigo, usted es un candidato ideal para la diabetes.

Si amas a tu familia y te amas a ti mismo, necesitas examinarte a la mayor brevedad posible. No hay nada más insidioso para nuestras familias que la diabetes.

Ve las probabilidades. ¿Estás entre los 80,000 que no saben que tienen diabetes? Hazte la prueba hoy. Llama al xxx-xxxx para tiempos y lugares".

El Comisionado Elizondo ha dado un buen consejo. Recuerda, nunca es demasiado tarde para comenzar a tratar tu diabetes con una dieta adecuada y ejercicio. Tu sistema inmunológico milagroso, restaurará el cuerpo que Dios te dio, de regreso a su funcionamiento normal, si le das el apoyo que necesita.

¡¡Bendiciones!!

Folleto # 4: Cure su Dolor de Espalda

PROBLEMAS DE ESPALDA

TMS (Síndrome de Tensión Mioneural, por sus siglas en inglés) -- Una Conexión Interesante Mente-Cuerpo

El dolor de espalda y, en un menor grado, el dolor de hombro y cuello, son quejas comunes. Alrededor del **80%** de la población de los Estados Unidos tiene algún historial de una u otra. Es la primera causa de **ausentismo laboral** en éste país. Ocupa el segundo lugar, sólo después de las enfermedades respiratorias, como razón para una **consulta médica.** Un artículo en la revista Forbes, en agosto de 1986 reportó que son gastados **$56 billones de dólares** anualmente para atender las consecuencias del dolor de espalda y cuello. Usted puede estar seguro de que actualmente es **mucho más.**

Los doctores **no pueden** ver el dolor. Por lo tanto, las teorías de qué **causa** el dolor de espalda y cuello son sólo eso -**teorías**. En el mejor de los casos, una operación para **"arreglar"** una hernia discal en su espina es una suposición de que ésta es la que **está** causando su dolor. Hay gran cantidad de evidencia de que, muchas de las operaciones de espina dorsal efectuadas, son innecesarias.

En **1985**, el Dr. Hubert Rosomoff, un muy conocido neurocirujano y Presidente del departamento de Neurocirugía de la Universidad de Miami School of Medicine, publicó un artículo titulado "¿Producen Dolor Los Discos Herniados?" El Dr. Rosomoff realizó **cirugías de espalda** por muchos años. Sus conclusiones estaban **basadas en la lógica**, como también en su experiencia. Él dijo que una **compresión continua** sobre un nervio causaría que éste **dejara de** transmitir los mensajes de dolor después de un corto tiempo. El resultado es adormecimiento. ¿Cómo podría entonces el disco herniado causar un dolor continuo? Su respuesta. No podría.

Los quiroprácticos hacen "ajustes" en su espalda. No pueden ver el dolor tampoco. En la mayoría de los casos, en nuestra experiencia, los pacientes que sufren de dolor de espalda y que van a ver a quiroprácticos obtienen sólo un alivio temporal. Lo mismo puede decirse de los terapistas de masaje, los que practican el Reiki, el Rolfing, Vudú y…nómbrelo usted.

Para nosotros, el ejercicio ha sido la "fórmula mágica" que nos curó permanentemente el dolor de espalda. Otro cambio útil puede ser la reducción del estrés.

La esposa fallecida de Bill, Marge, tenía espasmos musculares crónicos en sus hombros y cuello que le causaban un dolor casi insoportable. Ningún doctor era capaz de ayudarle. Un terapista físico le dio alguna ayuda, pero sólo temporalmente. Estaba bajo un estrés constante debido a una hija irresponsable y a las travesuras de sus nietos.

Nuestra experiencia nos dice que el siguiente estudio sobre la causa y cura para el dolor de espalda (y dolor de cuello y hombro) es muy cercano a la verdad real. "Tension Myositis Syndrome (TMS)" (EL Síndrome de Tensión Mioneural, como ahora se le conoce, por sus siglas en inglés) es el nombre dado a la mayoría de estos dolores por el Dr. John E. Sarno, en su libro "Healing Back Pain -The Mind-Body Connection". ("Sanando el Dolor de Espalda - La Conexión Mente-Cuerpo"). Publicado en 1991, este libro precedió a la mayoría de las investigaciones sobre la interacción de la mente y el cuerpo, documentadas por el Dr. Sternberg y cubiertas en el Folleto # 1 sobre la Dieta. La primera edición del libro del Dr. Sarno en 1984 precedió a las ideas inspiradoras acerca de la conexión mente-cuerpo del Dr. Chopra.

¿Qué causa el dolor de espalda y cuello?

El Dr. Sarno dice que la causa son emociones reprimidas. Además, que el dolor actúa como un camuflaje para no tener que enfrentarnos con el dolor psicológico de hacer conscientes estas emociones reprimidas. No podemos descartar esta teoría y esperamos que usted tampoco lo haga. Su conclusión es el resultado de tratar a miles de pacientes, durante 26 años, que sufrían de dolores de espalda y cuello. La experiencia del Dr. Sarno inició como director de servicios de pacientes externos en el Instituto de Medicina de Rehabilitación Howard A. Rusk en el New York University Medical Center. Él dice:

"El entrenamiento médico convencional me enseñó que estos dolores eran debidos primordialmente a una variedad de anormalidades estructurales en la espina dorsal, las más comunes son desórdenes artríticos y en los discos o un vago grupo de condiciones musculares atribuidos a una mala postura, poco ejercicio, ejercicio en demasía o cuestiones similares.

… La experiencia al tratar estos pacientes era frustrante y depresiva; uno nunca podía predecir el resultado. Además, era problemático el darse cuenta que el patrón de dolor y lo que se encontraba en el examen físico, muchas veces no se correlacionaba con la razón que se presumía originalmente para el dolor. Por ejemplo, el dolor podría estar atribuido a cambios artríticos degenerativos en la parte más baja de la espina, pero el paciente podía tener dolor en lugares que no tenía nada que ver con los huesos en esa área. O alguien podía tener un disco lumbar herniado a la izquierda y tener dolor en la pierna derecha.

Junto con la duda acerca de lo acertado de los diagnósticos convencionales, vino la comprensión de que el tejido primario involucrado era músculo, específicamente los músculos del cuello, hombros, espalda y glúteos. Pero aún más importante era la observación de que el 88% de las personas consultadas tenían antecedentes de cosas como tensión o dolores de migraña, acidez, hernia hiatal, úlcera estomacal, colitis, colon espástico, síndrome de intestino irritable, fiebre de heno, asma, eczema y una variedad de otros desórdenes, los cuales se sospechaba fuertemente que estaban relacionados con la tensión. Era lógico concluir que su dolor muscular podía ser también inducido por la tensión. Es por ello lo de Síndrome de Tensión Mioneural (TMS) (Mio significa 'músculo;' El Síndrome de Tensión Mioneural (o Miositis) se define aquí como un cambio del estado en el músculo que duele).

¿Qué es lo que los doctores piensan de este diagnóstico? Es probable que la mayoría de los médicos no estén conscientes de ello. He escrito un sinnúmero de artículos médicos y capítulos para libros de texto sobre esta materia, pero sólo han llegado a un número limitado de audiencia médica, principalmente médicos que trabajan en el campo de la medicina física y rehabilitación. En años recientes se ha hecho imposible el que sean aceptados para su publicación, artículos médicos sobre el TMS, sin duda porque estos conceptos van en contra del dogma médico contemporáneo. Para aquellos médicos que puedan ver este libro, yo subrayaría que es más completo que ninguno de los artículos que he publicado, y que será útil para ellos a pesar del hecho de que está escrito en términos sencillos para una audiencia general.

El propósito principal de este libro es el de concientizar a nuestros lectores, tanto dentro como fuera del campo de la medicina, debido a que estos síndromes de dolor común representan un gran problema de salud pública que no va ser resuelto hasta que haya un cambio en la percepción médica de su causa.

Habiendo expresado el propósito de este libro, sería menos que sincero si yo no reporto que muchos de los lectores de su predecesor, Mind Over Back Pain (Mente Sobre Dolor de Espalda), reportaron una disminución o solución completa de sus síntomas. Esto comprueba la idea de que es la identificación con y el conocimiento del problema médico, los que son los factores terapéuticos críticos.

[Aquí está sólo un ejemplo de los muchos pacientes del Dr. Sarno].

La paciente era una mujer de mediana edad con una familia ya grande; ella había estado esencialmente recluida en su cama por cerca de dos años cuando vino a verme. Había sufrido de dolor de espalda baja y dolor de pierna por años, se había sometido a cirugía en dos ocasiones y gradualmente se había deteriorado hasta el punto en donde su vida estaba restringida casi enteramente a su recámara del segundo piso.

Fue internada en el hospital en donde no encontramos evidencia de un problema estructural crónico, pero sí manifestaciones severas de TMS. Y no fue ninguna sorpresa que la evaluación psicológica reveló que ella había sufrido un terrible abuso sexual y psicológico cuando era niña y que tenía furia, para ponerlo de manera suave, y que no estaba consciente de ello. Era un tipo de mujer agradable, maternal y era de la clase de mujer que automáticamente reprimiría el enojo. Así que eso se cultivó en ella por años, reprimido por el síndrome intenso de dolor.

Su recuperación fue tempestuosa, ya que, al salir los detalles de su vida, ella empezó a reconocer su furia y experimentó una variedad de síntomas físicos -cardiocirculatorios, gastrointestinales, alérgicos -pero el dolor empezó a disminuir. Se sometió a una psicoterapia intensa, individual y de grupo. Afortunadamente ella era muy inteligente y entendió rápidamente los conceptos de TMS. Mientras el dolor se reducía, el personal le ayudó a tener nuevamente movilidad. Después de 14 semanas de su admisión, se fue a casa prácticamente libre de dolor y lista para resumir su vida una vez más".

NO Todo Está en Tu Mente

El Dr. Sarno no está diciendo, "todo está en tu mente", lejos de ello. Él señala que el dolor puede ser una **fuerte señal de** advertencia de problemas físicos reales. Su doctor debería descartar estos problemas antes de que usted empiece a sospechar que es TMS.

En el último capítulo de este libro, el Dr. Sarno incluye 10 extensas cartas de sus pacientes. Están cargadas de emotividad y son muy convincentes. No tenemos espacio aquí para citarlas todas. Hemos seleccionado una que es muy **típica**. Recuerde, el Dr. Sarno estaba haciendo este trabajo a principios de la década de los ochenta.

Ninguna de la información científica que al día de hoy está confirmando la conexión física mente-cuerpo, estaba disponible entonces. He aquí la carta:

"Estimado Dr. Sarno:

Le quiero agradecer por lo mucho que me ha ayudado en mi salud y por lo tanto en mi calidad de vida….

Había estado sufriendo de dolor de espalda intenso (tanto de la parte alta como baja, incluyendo ciática) por siete años para cuando yo le llamé. También regularmente tenía dolores intestinales severos, dolores agudos intensos en mi pecho; dolor en mis rodillas, tobillos, codos, muñecas, nudillos y en un hombro.

*Todo este dolor, especialmente el de espalda, **limitaba enormemente** mi habilidad para trabajar y jugar. No podía barrer el piso, lavar trastes, levantar bebés (o para este caso, cualquier cosa que pesara más de 1.5 kg, hacer deporte, etcétera). Me dolía aun cuando me cepillaba el cabello.*

*Yo había sido una persona muy fuerte, activa, con una gran necesidad de esforzarme físicamente -A lo que yo (y todos los demás) **culpaba como la causa** de mis problemas de espalda.*

*En la primera visita a mi doctor, se me dijo que **disminuyera** tanta actividad como me fuera posible, que **no hiciera nada** que me doliera y que probablemente un gran número de cosas me dolerían.*

Seguí ese consejo. En los siguientes siete años, llegué a ser una 'experta' en las supuestas causas y curas para el dolor de espalda, pero sin resultado alguno. Asistí a catorce sesiones de acupuntura, diecisiete sesiones de quiropráctica, diecisiete sesiones de 'balance corporal', trece sesiones de Rolfing, varias sesiones de terapia física, utilicé una 'unidad neuro-bloqueadora TENS,' (Estimulación Transcutánea Nerviosa Eléctrica, N. del traductor por sus siglas en inglés) asistí a una clase de ejercicios para malestar de espalda, me hice miembro de un Spa de salud, nadé y utilicé un jacuzzi y sauna, me dieron muchos masajes, etcétera, Un doctor me dijo que podía ser síndrome de 'fibromialgia primaria' e intentó ponerme en un régimen con L-Triptófano y B6.

Todos estos tratamientos parecieron ayudarme un poco en el momento, pero aun así, continuaba teniendo un dolor increíble.

Después de mi conversación con usted, consideré el ver a un psicoterapeuta, pero decidí intentarlo primero por mí misma. Me di cuenta de que no había un gran problema principal causando tensión, pero en lugar de ello, cualquier pequeña cosa en mi vida diaria que había aprendido a temer y/o que causara tensión, iniciaba mi ciclo de dolor, más tensión, más dolor, etcétera. Si la causa era un conflicto psicológico no resuelto, me percaté de que la mayoría de las veces no tenía que resolverlo para que el dolor desapareciera, sino que en lugar de ello, éste desaparecía al sólo estar consciente que ésta era la fuente de mi dolor. Pero ahora encuentro que resuelvo las cosas más rápidamente que antes.

*Estaba tan sorprendida y feliz con la habilidad de cambiar un **espasmo molesto** a una señal de que algo me estaba afectando (emocionalmente o mentalmente) y entonces **disolver el dolor** completamente era cuestión de un minuto o menos.*

*Me tomó cuatro meses el tener el proceso bajo un buen control **y en menos de un año**, era capaz de decirle a mi familia y amigos, "sí, mi espalda **está bien** finalmente. ¡Estoy libre de dolor!"*

*Al mismo tiempo que liberé el dolor de mi espalda, así también **cada una de las partes del cuerpo** que yo le mencioné anteriormente. Finalmente pude trabajar y jugar de nuevo como no lo había hecho por siete años. ¡Qué descanso!*

Estaré siempre agradecida con usted, Dr. Sarno, por haber tenido la amabilidad y el coraje de hacer lo que ha estado haciendo por más de 20 años -ayudando a la gente a liberarse permanentemente del dolor inhabilitante.

Gracias."

Historia Antigua

La mayoría de nosotros que lee lo anterior por primera vez va a considerar esto como una nueva idea. ¡**No se Equivoque**! El Dr. Sarno recalca que Hipócrates mismo, hace 2,500 años, aconsejó a sus pacientes asmáticos el tener cuidado con la ira.

*"En el siglo XIX, el famoso neurólogo francés Jean-Martin Charcot le dio nueva vida al principio de la interacción mente-cuerpo cuando compartió con el mundo médico sus experiencias con un grupo interesante de pacientes. Etiquetados como histéricos, estos pacientes tenían síntomas neurológicos dramáticos, como parálisis de un brazo o pierna, **sin ninguna evidencia de enfermedad neurológica**. ¡Imagínense el efecto sobre su audiencia médica, cuando él demostró que la parálisis **se podía eliminar** cuando el paciente estaba **hipnotizado**! Uno no podía pedir una demostración más convincente de la conexión mente-cuerpo".*

El Dr. Sarno describe el "establishment" médico actual como si estuviera bajo la servidumbre de **René Descartes (1596-1650)**. Las teorías de Descartes sobre la **separación** de la mente y el cuerpo impulsan la mayoría de los pensamientos médicos actualmente. El cuerpo es **el ámbito de todos los médicos** y de toda su tecnología. La mente es **el ámbito de los psicólogos y los psiquiatras**. Un número importante de doctores, algunos en los Estados Unidos y la mayoría de ellos en Europa y otros países **han ido más allá** de este enfoque a partir de 1991, cuando el Dr. Sarno lo escribió.

Este tipo de mentalidad aún persiste en muchos doctores. Esto ha llevado a confiar en las **"curas" químicas** de enfermedades de la mente y el cuerpo. Esto, por supuesto, les encanta a las compañías farmacéuticas. Muchos médicos aún tratan los síntomas en lugar de buscar las causas.

En cuanto a la **"interacción mente-cuerpo"**, aún hoy la consideran folklore o **vudú**.

La Confirmación Está Aquí

En cuanto a la aceptación por el "establishment" médico, **poco ha cambiado** en los años que han pasado desde las observaciones del Dr. Sarno ya mencionadas. Sin embargo, somos **afortunados**. Tenemos disponible la **confirmación** de las teorías del Dr. Sarno en forma **de evidencia física**. La Dra. Esther Sternburg, (Folleto #1) lo ha documentado en su libro bellamente escrito, "El Balance Interno". Sólo escuche lo que la respalda. Ella es la Directora del Programa Molecular, Celular y de Comportamiento Integrativo de Neurociencias y Jefa de Sección de Neuroendocrino-Inmunología y Comportamiento en el National Institute of Mental Health (Instituto Nacional de Salud Mental) y National Institutes of Health (Institutos Nacionales de Salud). A pesar de la dificultad que tiene la Dra. Sternberg de imprimir su título en su tarjeta de presentación, la debemos de **escuchar cuidadosamente**. Vuelva a leer en la sección sobre su libro en el Folleto # 1 sobre la Dieta.

Si usted ha sido diagnosticado con cualquiera de las siguientes condiciones, ésta información sobre **TMS es importante para usted**: dolor de espalda, cuello u hombro; disco desviado; acidez; hernia hiatal; úlceras; úlceras pépticas; síndrome de intestino irritable; colon espástico; constipación; gases; fibromialgia; rinitis alérgica (fiebre de heno); herpes; artritis reumatoide; bursitis; diabetes; lupus eritematoso; esclerosis múltiple; palpitaciones del corazón; prolapso de la válvula mitral; y arterosclerosis.

Lleve el libro del Dr. Sarno a la cama con usted. **Léalo con una mente abierta.** Levántese determinado a hacer todo lo que puede para superar el componente mental/emocional de su "enfermedad". No estamos minimizando la seriedad de su condición médica. Nosotros sólo le estamos alentando a probar esta técnica que ha funcionado para **muchos otros pacientes,** sin la necesidad de químicos, con todo su **costo y sus efectos secundarios.**

¡Tenga Salud y Dios lo Bendiga!

Índice

.

CPSIA information can be obtained
at www.ICGtesting.com
Printed in the USA
BVHW07s0456290918
528819BV00001B/12/P